人間 石川誠を語る

証言で辿るリハビリテーション医 石川誠さんの軌跡

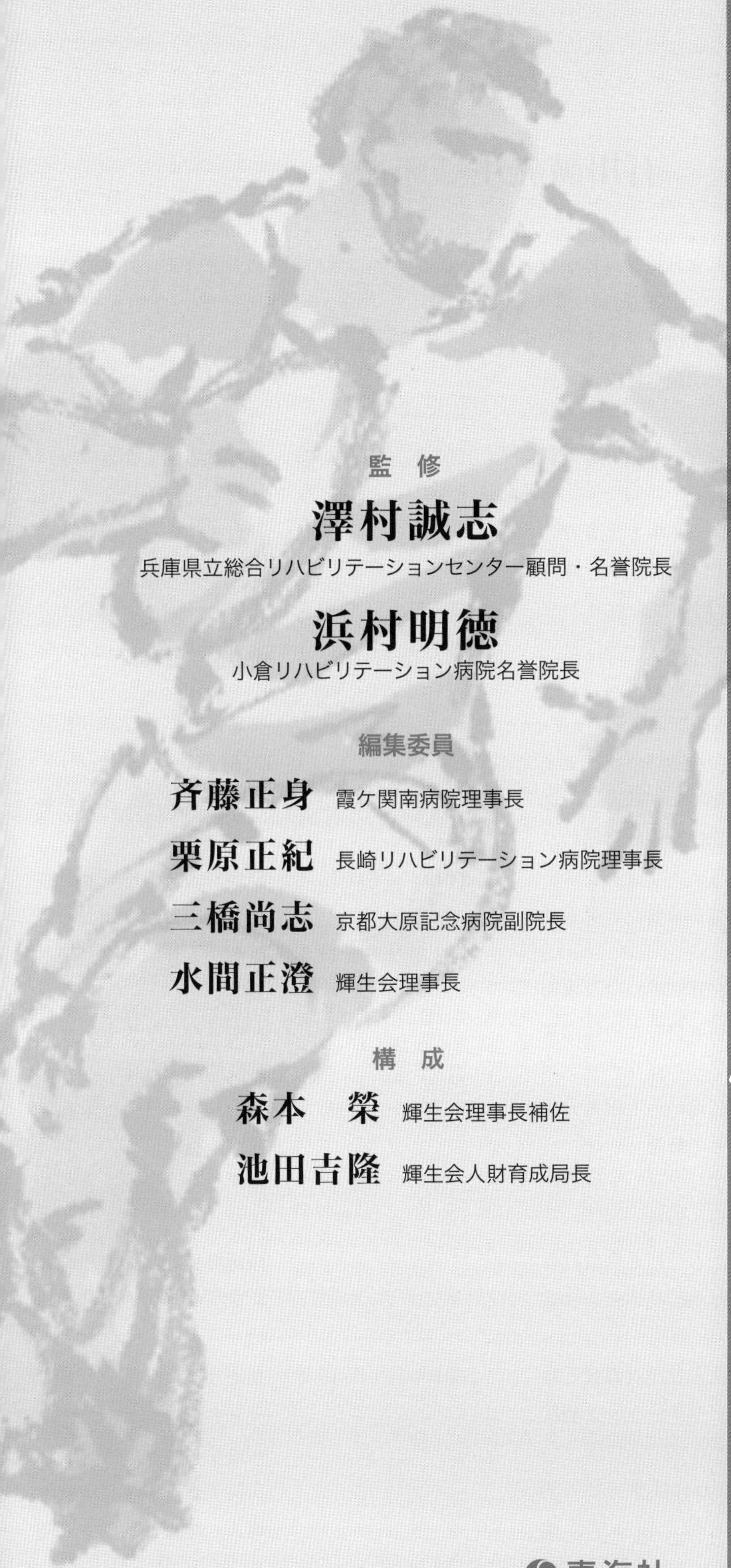

監　修

澤村誠志
兵庫県立総合リハビリテーションセンター顧問・名誉院長

浜村明徳
小倉リハビリテーション病院名誉院長

編集委員

斉藤正身　霞ケ関南病院理事長
栗原正紀　長崎リハビリテーション病院理事長
三橋尚志　京都大原記念病院副院長
水間正澄　輝生会理事長

構　成

森本　榮　輝生会理事長補佐
池田吉隆　輝生会人財育成局長

SEIKAISHA 青海社

石川誠先生ご略歴

1965年（昭和40年）　東京都立日比谷高等学校卒業

1973年（昭和48年）　群馬大学医学部卒業
群馬大学医学部脳神経外科研修医

1975年（昭和50年）　佐久総合病院脳神経外科医局員
若月俊一先生と出会う

1978年（昭和53年）　虎の門病院脳神経外科（虎の門病院分院リハビリテーション担当医員）
看護を一から学ぶ
退院後のフォローアップ，外来，往診（ボランティア活動），訪問活動を通じて急性期―維持期のリハビリテーションシステム構築が重要だと考え始める。

1984年（昭和59年）　リハビリテーション専門医資格取得のため毎週東京大学リハビリテーション部に通い，上田敏先生のもとで修業

1985年（昭和60年）　リハビリテーション専門医資格を取得

1986年（昭和61年）　医療法人社団近森会近森病院リハビリテーション科長

1989年（平成元年）　医療法人社団近森会近森リハビリテーション病院院長
「われわれはサービス業だ，可能な限り早く始め，できるだけ早く良い状態で，自宅へ帰す。チームでやる。自分たちの給料は自分たちで稼ごう」が合言葉。

1991年（平成3年）　澤村誠志先生が近森リハ病院を訪れ，出会う。
澤村先生から浜村明徳先生を紹介される。

1998年（平成10年）　たいとう診療所開設

1999年（平成11年）　訪問看護ステーションわっか開設
桜新町リハビリテーションクリニック開設

2000年（平成12年）　医療法人財団新誠会理事長

2001年（平成13年）　訪問看護ステーション桜新町開設

2002年（平成14年）　医療法人社団輝生会理事長
初台リハビリテーション病院開設109床

2002年から2005年　初台リハビリテーション病院院長

2003年（平成15年）　在宅総合ケアセンター元浅草設立
桜新町リハビリテーションクリニック通所リハ開始

2004年（平成16年）　在宅リハビリテーションセンター成城設立
初台リハビリテーション病院チームマネジャー制導入，全館オープン173

床
2006年（平成18年） 在宅総合ケアセンター元浅草　通所リハ開始
2007年（平成19年） 成城リハビリテーションクリニックデイサービス成城
2008年（平成20年） 船橋市立リハビリテーション病院開院　訪問リハ開始
2009年（平成21年） 輝生会本部設置　人事局，事務局，教育研修局
2010年（平成22年） 成城リハビリテーションクリニック
2012年（平成24年） 初台リハビリテーション病院通所リハ開始
船橋市立リハビリテーション病院通所リハ開始
2013年（平生25年） 船橋市立リハビリテーション病院院内保育所開設
在宅リハビリテーションセンター成城から総合ケアセンター成城へ改称
2014年（平成26年） 船橋市リハビリセンター設立
2016年（平成28年） 成城リハケア病院開院
2018年（平成30年） （医療法人社団輝生会会長）

2000年（平成12年） 全国回復期リハビリテーション病棟連絡協議会設立準備委員会を発足
2001年（平成13年） 全国回復期リハビリテーション病棟連絡協議会設立総会
大田仁史初代会長/石川誠常務理事
第1回研究大会（東京）石川誠大会長
2002年（平成14年） 第1回研修会開催　機関誌創刊
第1回回復期リハビリテーション病棟実態調査（以降毎年度実施）
2003年（平成15年） Webサイト開設，看護研修会開始
第3回リハ・ケア合同研究大会開催（東京）
石川誠大会長　医師研修会開催
2004年（平成16年） リハスタッフ研修会開始
2005年（平成17年） 研修会を全職種研修会と改称
MSW研修会開始　病棟管理者研修会開始
2007年（平成19年） 回復期リハ看護師認定コース開講
2010年（平成22年） JJCRS創刊
2011年（平成23年） 回復期セラピストマネジャーコース開講設立10周年祝賀会
2012年（平成24年） 一般社団法人回復期リハビリテーション病棟協会設立
石川誠初代会長　理事30名監事2名体制事務局を東京都渋谷区に置く
2014年（平成26年） 厚生労働省指定リハビリテーション専従研修会開始
2017年（平成29年） 事務局を東京都内神田へ移転

発刊に当たって

石川誠さんは，常に障害ある人々の立場に立ち，One for All , All for One を合言葉に，リハビリテーションにおけるチーム医療実践の下に創られた「回復期リハビリテーション病棟」や，「在宅障害者のための総合ケア体制の確立」，そして，「地域リハビリテーションの推進」を３本柱として，石川誠さんご自身が先頭に立って，数々の挑戦を重ねて，後世に残る多くのご功績を残されました。

石川さんと長い間懇意にさせていただいたものたちで，石川さんの日本のリハビリテーション医療に果たした功績を明らかして，その栄誉をたたえたいと編集委員会を作り，本書の出版を企画したところ，想像をはるかに超える方がたからご賛同をいただき，玉稿をいただくことができ，心からお礼を申し上げます。

本書の企画の背景には，石川さんが企画・実践してくれた類を見ない功績をわが国の地域リハビリテーションの歴史の記録として是非残したいと，25 年前当時に「夢にかけた男たち」を出版された編集者三輪敏さんと工藤良治さんの現在も変わることのない熱心なお申し出に感動し，諸手をあげて賛同いたしました経緯によるものです。

石川さんは，リハ医としての佐久総合病院で地域医療に目覚め，虎の門分院での看護師のリハ活動に学び，自らのゆるぎない理念のもとに理想的なチームワークによるリハモデルとなる近森リハビリテーション病院を構築し，実践しました。その中でも，算術医療に徹し，診療報酬を理解するために，自ら会計の勉強をし，病院の収支を細かく分析し，経営状態を把握しておられ，研修に参加されていた厚生官僚に情報公開をし，それによって密接な信頼関係を構築されました。石川さんに平成３年にお会いし，初対面ながら石川さんのこの卓越した企画力，実践力に驚き，わが国のリハビリテーション医療の将来に生かしたいと決断し，1993 年日本リハビリテーション病院協会会長に就任した時に，石川さんを理事から診療報酬検討委員長，そして副会長に任命し，同じ地域リハビリテーションの実践を行っている盟友浜村明徳さんとチームを組んでいただきました。その結果，いち早く回復期リハビリテーション病棟を立ち上げ，リハビリテーション砂漠の東京で 16 年の間に初台リハビリテーション病院，船橋市リハビリセンターを始め，５か所の理想的な地域リハビリテーションの拠点をつくりにあげられました。その経過の中で，石川さんと関係が深かった各学会，厚生労働省職員，地域住民との祭りを通じての交流，職員との飲み会，スキー，鮎釣り，クロスカントリーなどあらゆる活動の角度から石川像を映し出そうと編集委員の皆さんと輝生会のご協力により「人間石川誠を語る―証言で辿るリハビリテーション医石川さんの軌跡」としてまとめていただきました。

最後には，監修を担当した私と浜村明徳さんと，35 年以上ずっと近くで右腕として石川さんを支えてこられた森本榮さんと 3 人で，鼎談で楽しいひと時をすごさせていただきました。この中で浜村さんの石川さんとの最後の別れで，石川さんの目で残されたメッセージが気になると言われました。私の勝手な憶測では，石川さんは体調さえよければ，この 16 年間の回復期リハビリテーション病棟に続いて，生活期・終末期リハビリテーション，地域リハビリテーションの最後の連携の拠点として，心血を注いで築き上げた元浅草や成城のような「在宅総合ケアセンター」を全国に広げたいと固く念じしておられたかと思います。しかし，これには，チームワークの地域の拠点となるセンターの設置などの問題が山積しています。この問題の基本的解決には，厚生労働省，日本医師会のリーダーシップと協働が不可欠であります。コロナの感染拡大により表面化したかかりつけ医の地域医療に果たす役割，教育制度，そして，軽度の感染者の生活期リハや，重症化の恐れのある終末期リハへの人間としての尊厳の保障など，日本医師会の果たすべき役割が問われていると思います。

幸いなことに日本医師会〈江澤和彦常任理事〉は，かかりつけ医への期待として，全人的な視点を持つ医療機能，地域住民との信頼関係の構築を目的とした社会的機能を持ち，穏やかな大往生を創造すること，「尊厳の保障」こそが，医師会の目指す地域リハの最大の使命であると明言しておられます。この日本医師会の理念を実現するためには，厚労省の協働作業が不可欠です。特に縦割り行政の弊害により，バラバラに分かれた在宅医療，訪問看護，訪問リハ，訪問介護など多様な医療・介護サービスを 24 時間一元的に提供する連携拠点の整備など，問題であるが早期解決を目指すべき課題が見えてきます。

私たちは，この 26 年間にわたり石川さんが心血注いで実践して残してくれたメッセージ「在宅障害者のための総合ケア体制の整備：在宅総合ケアステーション」モデルの実践的研究を，無駄にしてはなりません。

厚労省，日本医師会の」協働のもとに，回復期リハビリテーション病棟に続く在宅障害者の生活期および終末期のリハを進め。ひいては，世界に見本となるような日本独自の地域共生社会の構築に向かって，前進して行こうではありませんか。

2023 年 1 月 25 日

兵庫県立総合リハビリテーションセンター顧問・名誉院長

澤　村　誠　志

目次

第 1 章

石川誠さんの業績―
―回復期リハビリテーション病棟を中心に

本書「人間石川誠を語る」は，石川さんがどれほどの人物であったかを知っていただくために編纂されました。本章（第 1 章）では日本福祉大学名誉教授二木立さんに，石川さんの業績を膨大な資料を基にまとめ上げていただいています。この資料は，2022 年 2 月 4 日，5 日に開催された回復期リハビリテーション病棟協会研究大会東京大会（大会長・初台リハビリテーション病院院長 菅原英和）にて追悼講演された内容になります。

この大会は石川さんがお元気なころに開催が決まり，大会名誉会長として講演も予定されていました。残念ながら，その講演の願いは叶わずご逝去されました。失意の中，関係者一同が石川さんの功績を世に示したいと二木立名誉教授に追悼講演を依頼しました。

第 1 章の二木論文はその依頼を受け，短期間でまとめあげていただいた歴史に残る渾身の講演論文であります。二木名誉教授ご自身も壇上で感極まり，嗚咽とともに講演を終えられました。

Contents

石川誠さんの業績
回復期リハビリテーション病棟を中心に

二木　立（日本福祉大学名誉教授）

「一人では何もできません。しかし，先ず一人が始めなければならないのです」

（岸田國士『泉』角川文庫，1951，276 頁）

はじめに
―『回復期リハビリテーション』石川誠さん追悼号を読んで

私は『回復期リハビリテーション』20 巻 3 号（2021 年 10 月）の「追悼　石川誠」（以下，「追悼号」）を読んで，石川さんの業績が実に多面的であること，および石川さんがいかに多くの人びとから信頼され，愛されていたかに，改めて圧倒されました。本講演では，石川さんのたくさんの業績のうち，回復期リハビリテーション病棟に限定して，お話しします。

「追悼号」で多くの方が指摘しているように，石川さんの最大の業績・功績は回復期リハビリテーション病棟の原型を提唱し，それの制度化と普及と質の向上を主導したことであり，石川さんは回復期リハビリテーション病棟の「生みの親」と言えます（澤村，大田，浜村。「追悼号」9-11 頁）。

しかし石川さんは謙虚な方で，論文でこのことを書いたことほとんどありませんでした。しかも回復期リハビリテーション病棟が 2000 年に創設されてすでに20年以上経つため，若いリハビリテーション関係者には石川さんの業績も，回復期リハビリテーション病棟が創設された経緯も知らない方が増えていると聞いています。本講演では，石川さんの論文・講演録・インタビュー，日本リハビリテーション病院協会や厚生労働省の各種報告書，リハビリテーション関係者や厚生労働省担当者の証言記録，および当時の事情を知る人びとへの聞き取り調査に基づいて，この「歴史の空白」を埋め，石川さんの追悼に代えたいと思います。講演では，リハビリテーション関係者の「必読文献」と私が考える石川さんの 3 論文も紹介します。

以下，見出しに示した 7 つの柱を建てて述べます。これにより，回復期リハビリテーション病棟制度化の経緯と石川さんが果たした役割を示すだけでなく，回復期リハビリテーション病棟がリハビリテーションの枠を超えて，日本の医療政策，特に医療提供体制の改革に貢献したことを明らかにします。最後に，石川さんの 2019 年の「遺言」的講演と昨年（2021 年）5 月に亡くなる直前の 2 つの言葉を紹介します。

1　回復期リハビリテーション病棟につながる近森時代の 3 つの業績

まず，後に回復期リハビリテーション病棟に結実した，石川さんの医療法人近森会・近森リハビリテーション病院時代の業績を 3 つあげます。

第 1 の業績は，1986 年に近森病院に赴任し，同病院でリハビリテーションを開始すると同時に，「地域リハビリテーション」も始めたことです。その 3 年後の近森リハビリテーション病院開設は，石川さんにとって「医療法人近森会の［地域］リハビリテーション医療システム」づくりの一環だったと言えます（石川ら 1995，石川 1996a）。

私が特に注目したのは，石川さんが1996年の論文で「地域リハビリテーションは医療機関を含めたトータルなリハビリテーションシステムの中に位置づけて実践するものではないか」と書いていることです（石川 1996a）。私も，1980年代に，当時勤務していた東京の代々木病院での脳卒中患者のリハビリテーションの経験に基づいて，「地域ケアシステムの中で病院は中心的な役割をもつ」と主張していたので大いに共感しました（二木・上田 1987：209 頁）。

第２の業績は，1989 年に近森リハビリテーション病院を開設し，都市型のリハビリテーション専門病院のモデルを作りあげると共に，病院全体でのPPC（progressive patient care. 段階別患者看護）と PT・OT・ST の病棟配置を実現・実施したことです。PPC は 1992 年に「独自の看護業務調査」を行って導入し，PT・OT・ST の病棟配置は 4 年がかりで 1996 年に実現しました。病棟内 PPC や PT・OT の病棟内訓練の先例はありました（二木 1980，1987，大川・上田 1990）。例えば，私が勤務していた東京・代々木病院では，1978 年に 30 床のリハビリテーション病棟を開設した時，患者が個室→重症部屋→軽症部屋に移行する病室単位の PPC を採用しました。しかし，両方を病院全体で導入したのは全国初と言えます。この点については，河本のぞみ・石川誠『夢にかけた男たち』（1998）が活写しています。

第３の業績は，石川さんが，「非営利組織としての医療経営」の成果（利益ではなく使命の達成）について原理的に考察すると共に，職員一丸となって近森リハビリテーション病院の経営改善に注力し，同病院の経営を黒字化したこと，しかも自院の経営情報を雑誌論文で公開したことです（石川 1996a）。私はこの基礎にあるのは，石川さんの超絶経営能力と徹底した情報公開の精神だと思います。

この点についての私自身の経験は「追悼号」の「第２の思い出」として以下のように書きました。<その後，石川さんにお会いしたのはほぼ 10 年後の 1994 年 10 月 15 日に，近森リハビリテーション病院で講演をさせていただいた時です。私は講演前に石川さんにお願いして，同病院の診療実績や経営実績等の資料を送っていただいたのですが，詳細なデータに加えて的確な経営分析がなされていることに舌を巻き，同病院にはよほど優秀な事務幹部がいるのだと想像しました。そこで石川さんにお尋ねしたところ，すべての資料は石川さん個人が作成されたとのことで，石川さんの情報収集・分析能力に驚嘆しました。しかも，石川さんからはそれらの情報の「何を使われてもご自由です」と言われてまた驚きました。当時は，各病院の経営情報は「秘中の秘」と言われていた時代で，石川さんの徹底した情報公開の姿勢に清々しさを感じました。>（「追悼号」12 頁）

鈴木康裕氏（厚生省老人保健福祉局老人保健課筆頭課長補佐・当時）も，近森リハビリテーション病院を見学した時，石川さんが「まったく隠すことなく，あらゆるデータとご自分の分析と将来ビジョンを，ものすごい熱量で語り続け」たと述懐されています（「追悼号」15 頁）。この面での石川さんの必読文献は**「リハビリテーション医療経営の考え方」**です（石川 1996b）。

ただし，当時石川さんは病院の「雇われ」院長であり，石川さんの先駆的活動を「黒子に徹して」（河本ら 1998）支えたのが近森正幸理事長であることを忘れるわけにはいきません。近森理事長は，リハビリテーション病院開設と並行して，近森病院（本院）を「選択と集中で急性期病院機能を絞り込み，医療の質と労働生産性向上を図」り，近森会を「高度急性期から急性期，リハビリテーション，在宅まで 792 床」

の「全国リーグ」の病院グループに成長させました（中村ら2017，近森2021）。

2 回復期リハビリテーション病棟の萌芽―2つの歴史的報告書

次に，回復期リハビリテーション病棟の萌芽とも言える2つの歴史的報告書について述べます。それらは，日本リハビリテーション病院協会編の「リハビリテーション医療のあり方（その1）」（1995）と「その2」（1996）です。

この報告書は，発表直後はリハビリテーション病院業界で大きな注目を浴び，石川さんをはじめ多くの指導的リハビリテーション医が著書や論文で，なんども引用しました。しかし，その後は長く「幻の文書」になっていました。私は本講演のために多くの方に問い合わせてようやく両報告書を入手し読んだのですが，その先駆性に驚嘆し，歴史的文書と感じました。以下，回復期リハビリテーション病棟の萌芽と言える提案に限定して紹介します。

「その1」の第1部「リハビリテーション医療施設の位置づけ」は「リハビリテーションケアユニット」を提唱しました。それのポイントは，「病棟及び訓練室を含めて医師・看護師・PT・OT等のスタッフを一つのユニット」とすること，及び充実した看護体制（患者：看護要員＝2：1以上の人員）です。

「その2」の第1部「リハビリテーション医療施設の位置づけ」は「その1」を発展させ，「リハビリテーション専門病床群（仮称）」を提唱しました。ここでは，新たに次の2つの「概念」が示されました。「①可能な限り発症から早期に，回復期の総合的リハビリテーション医療をチームアプローチのもとで開始する病床群とする。②あくまで自宅復帰を目指す病床群であり，さらに効果的・効率的なリハビリテーションによって在院日数の短縮化に努力する病床群とする」。そして，それの「具体像」として，手厚い看護体制（看護師・補助者を加えて1.5対1），PT・OT・ST・MSWの「病棟配属」，ナースステーションの「スタッフステーション」への変更等が提案されました。

そして，これらの「概念」と「具体像」の多くは2000年の回復期リハビリテーション病棟で実現しました。

実は，両報告書の本文には，石川さんの個人名も，近森リハビリテーション病院の名前も出てきません。しかし，これらの提案は，石川さんの近森リハビリテーション病院での実践と実績をベースにしていました。その根拠は以下の5つです。

①石川さんは，提案を行った両報告書第1部を担当した「診療報酬等対策委員会」委員長でした。②報告書に書かれている「老人のリハビリテーション医療の流れ図」は，石川さんが個人論文で何度も示していた，いわば十八番の「医療法人近森会のリハビリテーション医療システム」図とほぼ同じでした（石川1995，1996a，b）。③「その2」で提案されたリハビリテーション専門病床群の「概念」「具体像」は近森リハビリテーション病院をモデルとしていました。④石川さん自身も，論文で1回だけ，「筆者はリハビリテーション専門病床群制度の創設を主張している」と書いていました（石川1997b）。⑤これは，ごく最近入手した資料ですが，「リハビリテーション医療のあり方（その1）」発表直後の1995年6月に開かれた上記診療報酬等委員会に石川さんが近森リハビリテーション病院院長名で提出した「入院リハビリテーション施設基準のあり方」に，「回復期リハビリテーション強化病棟（病床群）のあり方」が詳細に示されており，しかもそれの「施設基準」（人員配置，看護体制等）は近森リハビリテーション病院をモデルにしていました。

当時の厚生省担当者――老人保健福祉局老人

保健課長の西山正徳氏と同課筆頭課長補佐の鈴木康裕氏――も，後に回復期リハビリテーション病棟制度化前に，近森リハビリテーション病院を訪問し参考にしたと証言しています（西山2019，鈴木「追悼号」15頁）。

石川さん自身も2017年と2018年のインタビューで，介護保険制度開始前に，「厚生労働省の方がたくさん」「何十人（！）もいらして」近森リハビリテーション病院を見学し，「介護保険を使う前にできるだけリハビリでよくして，あまり重度にならないような仕組みが必要」で，そのためには「近森リハビリテーション病院のような病棟を制度化すればいいんじゃないかというので，回復期リハ病棟が生まれた」と述べています（石川2017，2018）。

石川さんや日本リハビリテーション病院協会は，当初，医療法第4次改正でリハビリテーション専門病床を位置づけることを目指しましたがそれは時期尚早・困難とされ，1997年以降は診療報酬上の特定入院料としての位置づけを要望しました。残念ながらそれは1998年改定では実現しませんでしたが，石川さんはその後もリハビリテーション専門病棟の必要性を，論文で，および厚生省担当者に直接，粘り強く訴え続けました。この点についての必読文献は**「回復期リハビリテーション病棟成立の背景」**です（石川2001）。

3　回復期リハビリテーション病棟の制度化は1999年後半に一気に進んだ

三番目に，回復期リハビリテーション病棟の制度化は1999年後半に一気に進んだことを述べます。この点について，石川さんの第一の「戦友」である浜村明徳さんが，以下のように証言しています。「…流れが変わったと感じたのは，1999年。そして，そのときの暮れ，まさに誕生の直前ですけれども，『浜村，回復期リハビリテーション病棟，開設されるのは間違いないよ』と［石川さんから―二木］電話がかかってきたのを覚えています」（浜村ら2021）。

ここで私が強調したいのは，回復期リハビリテーション病棟の制度化には2つの政策的追い風があり，石川さんはそれらに機敏に対応したことです（石川2001＋私の文献調査）。

第1の追い風は，2000年度に開始された介護保険制度の検討過程では，「リハビリテーション前置主義」が掲げられたことです。例えば，医療保険福祉審議会老人保健福祉部会・高齢者保健事業の在り方に関する専門委員会「高齢者保健事業の在り方に関する意見」（1999年7月）の「地域リハビリテーション対策について」の項で，「『寝たきりは予防できる』ということに関する普及啓発に加えて，リハビリテーション前置主義（脳卒中など要介護状態の原因となる疾患にかかった者が，病状が安定する時期にいたるまでの過程において適切なリハビリテーションをうけられるようにすることを重視する立場）の実践に重点を置き（以下略）」と書かれました。

石川さんは，これに早くから着目し，1997年から，介護保険における「リハビリテーション前置主義」を実施するためにはリハビリテーション専門病棟が必要であることを精力的に主張しました（石川1997b，1998，1999a，2022：13-14頁）**【注1】**。

第2の追い風は，医療審議会「医療提供体制の改革について（議論のためのたたき台）」（1998年12月）が「参考資料1」で，「急性期病床」と「慢性期病床」の中間に，診療報酬面で「リハビリテーション施設等」を位置づけたことです。

このことは報告の本文にはまったく書かれず，図にチラリと書かれていただけだったので当時ほとんど注目されず，私も気づきませんでした。しかし，石川さんはすぐこれに注目し，日本リハビリテーション病院・施設協会として，厚生省に「特定入院料として回復期リハビリテーション治療病棟の新設を要望」しました（石川 1999a）。

私は，2000 年度診療報酬改定で特定入院料の1つとして，回復期リハビリテーション病棟が新設されたのは西山正徳老人保健福祉局老人保健課長の「豪腕」によるところが大きいと判断しています。実は，第1の追い風とした「リハビリテーション前置主義」は厚生省内でも合意されていなかったのですが，西山氏はそれの徹底も主張していました（西山 2001）。そして，西山氏を中心とした厚生省老人保健福祉局の担当者と石川さんは強い信頼関係で結ばれていました。その大前提は，石川さん及び日本リハビリテーション病院協会が，厚生省の求めるデータを，都合の悪いデータも隠し立てせず，すべて迅速に提供していたことです（鈴木，園田。［追悼号］15，54 頁）。

当時日本リハビリテーション病院協会会長だった澤村誠志先生も「石川先生の厚労省との強い信頼関係を基本に，2000 年 4 月，介護保険と同時に回復期リハビリテーション病棟が出発した」と述懐されています。澤村先生は，「日本整形外科学会などで義肢装具の制度改革や義肢装具士の国家資格を獲得するため常に中央省庁との良好な連携を保つ必要性を感じ」ており，石川さんにそのノウハウを伝授したそうです（澤村「追悼号」8 頁，石川 2018）。

先ほど述べた石川さんの「戦友」の浜村明徳さんは，回復期リハビリテーション病棟の「3 本柱の『ADL の向上，寝たきりの防止，家庭復帰』に，機能訓練だけととらわれず，これからのリハ医療のあり様を整理した石川さんの先見性が見て取れる」と評価しています（「追悼録」10 頁）。私もまったく同感です。

なお，回復期リハビリテーション病棟で使用が義務づけられた詳細な「リハビリテーション総合実施計画書」には，大川弥生さんの研究が寄与しました。しかもこれは，後の ICF（国際生活機能分類）の原型となった 2000 年の「WHO 国際障害分類改定案」を踏まえていました（大川 2001，則安・他 2001）。

4　回復期リハビリテーション病棟は「小さく産んで大きく育」った

今から考えると信じがたいことですが，回復期リハビリテーション病棟は，2000 年度診療報酬改定ではほとんど注目を集めませんでした。例えば，専門誌（『社会保険旬報』）における診療報酬改定に対する厚生省担当者・関係団体の談話で，それに言及・「注目」したのは西澤寛俊全日病副会長だけでした（西澤 2000）。

石川さん自身も，当初から「小さく産んで大きく育てる」ことを考えていたようです。実は，回復期リハビリテーション病棟の新設直後は，施設基準が「厳しすぎる」との指摘が多かったし，私も，「承認基準（人員と構造設備）が一般の慢性期病床よりはるかに厳しくなるのは確実であり，その承認を受けられるリハビリテーション病院はごく限られる」と予測しました（二木 2000）。それに対して，石川さんは逆に，施設要件は日本リハビリテーション病院協会の「要望案よりも低く設定された」と判断していました（石川 2000，2001）。

このように回復期リハビリテーション病棟の施設基準はきわめて厳しかったため，それの算定病院は当初伸び悩み，2001 年 1 月にはわずか 64 病院（72 病棟 3326 病床）にとどまりました。このような「いまだ全国的普及には程遠い状況」にあったにもかかわらず，石川さんは「全国回復期リハビリテーション病棟連絡協議会設立準備会」代表として，協議会の設立に奔走しました。そして協議会は 2001 年 1 月に設立され，大田仁史先生が会長，石川さんは常務理事に就任しました（川上 2001）。

その後，石川さんは常務理事，会長，相談役として協議会を牽引しました。驚くべきことに，石川さんは回復期リハビリテーション病棟連絡協議会（2012 年から回復期リハビリテーション病棟協会）での 2002〜2018 年の診療報酬・介護報酬改定の解説をほぼ一人で行い続けました（『回復期リハビリテーション』各号）

ここで私が強調したいことは，石川さんが早くから，回復期リハビリテーション病棟の質の向上を強調していたことです。2005 年からは，論文で常に「量的整備」と「質的整備」の両方を強調し始めました（石川 2005）。しかもそのことを一般的に強調するのではなく，回復期リハビリテーション病棟とそこで働く職員のレベルアップのための「研修会」を――大規模なものから「車座」講習会まで，幹部向けのものから各職種別のものまで――精力的に開催し，そのほとんどで「基調講演」を行いました（『回復期リハビリテーション』各号）。

5 回復期リハビリテーション病棟は急性期・慢性期の病床区分を変えた

ここで視点を変え，私が専門とする医療政策研究の視点から，回復期リハビリテーション病棟が厚生省の急性期・慢性期という病床の伝統的 2 区分を変えたことを指摘します。

厚生省は，2000 年の第 4 次医療法改正では，旧一般病床を「新・一般病床（急性期病床ではありません）」と「療養病床（慢性期病床）」に二分しただけで，その中間の病床を位置づけませんでした。現在でも，医療法上はこの点は同じです。

しかし，「医療提供体制の改革の基本的方向」（2002 年 8 月）の「参考・病院病床の機能分化（イメージ）」図（今回も本文ではありません）では，急性期と長期療養・在宅療養の中間に初めて「回復期リハ」を位置づけ，しかもそれは一般病床と療養病床の両方を含むとしました。これ以降，病床の機能別 3 区分が定着し，2015 年の地域医療構想につながったのです

中間的病床は一時「亜急性期」とされましたが，現在は「回復期」とされ，回復期リハビリテーション病棟と地域包括ケア病棟等が含まれるとされています。しかも，2025 年に向けて高度急性期・急性期・療養病床の削減が目指されているのと逆に，回復期病床のみは，2013 年の 11.0 万床から 2025 年の 37.5 万床への大幅増加が目指されています（二木 2015）。

回復期リハビリテーション病床は，民間病院中心に激増し続け，2021 年 3 月で 91,030 床になり，一般病床・療養病床総数（1,176,863 床）の 7.7％を占めるに至っています。石川さんは，すでに 2001 年に，「回復期リハ病棟は医療施設の機能再編成の切り札的存在」と予言し，「理論的根拠は乏しいが，筆者の推計では，人口 10 万人に 80 床程度（全国に約 10 万床）の回復期リハ病棟が機能することが必要と考え」ていました！（石川 2001）。その先見性は驚嘆的です。

なお，石川さんは，2003 年からは「全国に人口当たり最低でも 50 床［合計 6 万床―二木］が必要」と「下方修正」し，これが回復期リハビリテーション病棟連絡協議会の公式の「整備目標」にもなりました（石川 2003）。そして，この目標は石川さんが2007 年に行った予測通り，2011 年に達成されました（60,206 床）（石川 2007）。

6 回復期リハビリテーション病棟の誕生と驚異的増加は民間病院の活力の現れ

もう一つ，医療政策研究の視点から，回復期リハビリテーション病棟の意義を述べます。それは，回復期リハビリテーション病棟の誕生と驚異的増加は民間病院の活力の表れと言えることです。

私は，日本の医療提供体制の研究に基づいて，以前から，以下の2つを指摘しています。1つは，「日本の医療・福祉改革は，厚生省が法律を通し，医療・福祉施設がそれに従うという単純な上下関係にはなく，一部の医療・福祉施設が先進的活動を展開し，それを厚生省が後追い的に政策化してきた側面も無視できない」ことです（二木2001）。もう1つは，医療機関の「活力」には「創造的活力」と危機に際して「生き延びる」という意味での活力の2つがあり，創造的活力を持つ医療機関はごく限られているが,「生き延びる」という意味での活力はほとんどの医療機関が持っていることです（二木1991，2012）。

私はこのことは，リハビリテーション医療で特に顕著だと判断しています（二木2011）。その典型が回復期リハビリテーション病棟と地域リハビリテーションです。

人並み外れた「創造的活力」を持っていた石川さんは，リハビリテーション医療の枠を超えて，民間病院全体の救世主になったと言えます。仮に回復期リハビリテーション病棟が制度化されていなかったら，民間中小病院の相当数は現在とは桁違いの経営困難にあえぐか，閉鎖・施設への転換を余儀なくされていたと言えます。

7 補足：回復期リハビリテーション病棟の2つの副次的効果と「生活リハビリ」

本文の最後に，補足的に，3つのことを指摘します。それらは回復期リハビリテーション病棟の2つの副次的（波及的）効果と，石川さんが1995年から「生活リハビリテーション」という用語を使っていたことです。

(1) 第1の副次的効果：理学療法士・作業療法士過剰時代の到来の先送り

2000年前後には理学療法士・作業療法士は21世紀前半に過剰になると予測されていましたが，回復期リハビリテーション病棟創設で両者の需要・職場が激増し，過剰問題は先送りされました。

医療従事者の需給に関する検討会の理学療法士・作業療法士需給分科会の2000年11月「意見書」は，「需要と供給は平成16年［2004年］以降2年から3年に均衡に達し，理学療法士，作業療法士が過剰になると予測していました。石川さんが中心になってまとめた「リハビリテーション医療のあり方（その1）」はその5年前（1995年）に，「今後急速にPT・OT等のスタッフは養成されて，むしろ供給過剰になってくる懸念さえ抱かれている。雇用難を理由に低レベルのリハビリテーション医療の制度を作ることは禍根を残す」と先駆的に指摘していました。

それに対して，理学療法士・作業療法士需給分科会の2019年4月の「理学療法士・作業療法士の需給推計について」は，「PT・OTの供給数は，現時点においては，需要数を上回っており，2040年頃には供給数が需要数の約1.5倍となる結果となった」と述べました。

(2) 第2の副次的効果：旧「老人病院」の質の向上

1990年代までは本格的（治療的）リハビリテーションは一般病床で行うのが常識でした。それに対して，石川さんは療養病床の方が経営効率が良いことを発見し，1995年1月に近森リハビリテーション病院の**全病床を一般病床（特3類）から療養病床に転換**しました（川添昴1995）。そのためか，「リハビリテーション医療のあり方（その1）」では，病棟は「療養型病床群を最低基準」とするとされました。ただし，これは物理的基準で，すでに述べたように看護体制は2対1とされました。これは回復期リハビリテーション病棟でも踏襲されました。

石川さんはまだリハビリテーション専門病床群（仮称）の構想段階から，「この新たな制度には療養病床に取り組んでいる病院の参入が不可欠だ」と力説していたそうです（斉藤「追悼号」11頁）。それが大きな誘因となって，かつて「老人病院」と言われていた収容型の療養病床の相当部分が回復期リハビリテーション病棟に衣替えし，老人医療の質が向上したと言えます（藤田「追悼号」66頁）。

先に述べたように，回復期リハビリテーション病床の一般病床・療養病床合計に対する割合は7.7%です。しかしこの割合は一般病床と療養病床とで大きく異なり，一般病床では4.5%ですが，医療療養病床ではそれの割合は19.0%に達しています（回復期リハビリテーション病棟協会2021，厚生労働省「病院報告」から計算**【注2】**）。

(3) 石川さんは1995～1997年に「生活リハビリ」を用いていた―私の最近の発見

私は，最近，「『維持期リハビリ』から『生活期リハビリ』への用語変更の経緯を探る」という論文を発表し，それの執筆過程でこのことを発見しました（二木2022）。「維持期リハビリテーション」という用語は，厚生省が1996年以降，介護保険制度創設を見込んで意識的に使い始めました。しかし，この用語は，2010年以降，厚生労働省主導で徐々に「生活期リハビリテーション」に変更されました。

それに対して石川さんは，1995-1997年に「維持期リハビリテーション」のうち在宅でのリハビリテーションを**「生活リハビリテーション」**と名付けていました（石川1995，1996，1997）。しかも，「維持期リハビリテーションとは，生活障害のある高齢者や障害者がその生活の拠点において継続的に安全でかつ安心でき，質の高い生活が送れるようリハビリテーションの立場から支援していく活動」と定義しました（石川1996a）。これは，その後の「生活期リハビリテーション」に通じる先駆的説明と言えます（二木2022）。

おわりに―石川さんの2019年の「遺言」的講演と最期の言葉

石川さんの「遺言」的講演とは，回復期リハビリテーション病棟協会第33回研究大会の基調講演**「『情熱』を推進力として改革を積み重ねる回復期リハ病棟」**です（石川2019）。これは私が推奨する石川さんの第3の必読文献なので，少し詳しく紹介します。

石川さんはまず，回復期リハ病棟での実践に必要なリハ・マインドとして，以下の5つのスピリッツをあげました。①正しさを追求する精神，②チャレンジ精神，③損得抜きの精神，④障がいをもっている方々とともに歩む精神，⑤チームアプローチ。

次いで，5つのスピリッツで取り組むべき今後の大きな課題として，以下の4つをあげました。①人材育成，②チームアプローチの追求，③退院後のリハサービス支援，④地域社会へのアプローチ。その上で，「この4つをやっても決して収入が上がるわけではない。しかし，これをやらなければ，将来先細りになる。目先の利益にとらわれず，まさに損得抜きで実践する必要がある」と力説しました。

講演の終わりに，石川さんは「『鉄は熱いうちに叩け』というが，私は『鉄は“熱くして”叩け」と申し上げたい。スタッフが熱くなって燃えなければ，回復期リハ病棟はうまくいかない」と情熱的に語りかけました。水間正澄輝生会理事長によると，「鉄を熱くすること」は石川さんの「口癖」だったそうです（石川・水間2022：序文）。

もう1つ皆さんにお知らせしたいのは，石川さんが亡くなる前に話した最期の2つの言葉です。1つは，「やりきった。思い残すことはない」で，これは輝生会の水間理事長と森本支援局長に（笑いながら）語った言葉だそうです（森本，水間。「追悼号」28，40頁）。人に決して弱みを見せることのなかった石川さんらしい「辞世の句」といえます。

しかし，私は石川さんが，亡くなる数日前に輝生会看護担当顧問の小林さんに述べた「僕自身もこんなに早く終わりが来るなんて，思ってもいなかった……」にも注目し，胸を打たれました（「追悼号」42頁）。この言葉には，石川さんが死の準備をすべてし終わったあとでも，なお無念の気持ちを持っていたことが現れています。

リハビリテーションに携わる皆さんは石川さんの「遺言」的講演と無念に思いを馳せてリハビリテーション医療を，病院と地域の両方で発展させていただきたいと思います。私も，研究者として皆さんの側面支援を続けます。

【注1】「リハビリテーション前置主義」は介護保険開始時には制度化されなかった

現在でも，介護保険の制度設計で「リハビリ前置主義」とされたとの説明が散見されますが，これは不正確です。本文で述べたように，介護保険の検討過程では「リハビリテーション前置主義」が掲げられましたが，結果的に「議論は低調に終わった」ため，「実効性があがるような具体的な施策が講じられることはなかった」と『介護保険制度史』（2016）は述べています。この本は，山崎史郎氏や香取照幸氏等，「介護保険制度の創設にかかわった者たちが，その基本構想から法改正までを書き綴った通史」―私から見ると事実上の「正史」です。

この本によると，厚生省の高齢者介護対策本部事務局が，「モラルハザード」への対応策として注目したのが「リハビリ前置主義」であり，その「出発点となったのは，ドイツ介護保険法において『予防とリハビリテーションの優先』の規定（第5条）が置かれ，さらに『自己責任』として，被保険者が予防・リハビリに努めることが義務づけられていた（第6条）こと」だそうです。さらに，この本は「『予防・リハビリ』をめぐる議論・検討が低調であった背景には，当時は介護サービスの方が焦眉の急であったことや，『廃用症候群』について社会的な認識が高まったのは介護保険制度施行後であり，現場や行政の認識も当時は十分でなかったことなどがあげられる」とも説明しています。

石川さんはこのような厚生省の動きを熟知していたためか，介護保険制度が開始された2000年前後からは，一時「リハビリテーション前置主義」について触れなくなりました（石川1999b，2000，2001）。

「リハビリテーション前置主義」が，介護保険の制度改革で再び注目されたのは，介護保険開始後10年を経た，2010年11月の社会保障審議会介護保険部会「介護保険制度の見直し意見」に「リハビリテーションについては（中略）リハビリ前置の考え方に立って提供すべきである」との表現が盛り込まれてからです。実は，「意見（素案）」には「リハビリテーション前置主義」は含まれていなかったのですが，斉藤正身委員が2011年11月25日の第37回介護保険部会でそれを盛り込むことを強く主張し，加筆されました（斉藤2011）。

これを契機にして，厚生労働省の高官や大臣も国会答弁でこの用語を肯定的に用いるようになりました。国会会議録検索システムで検索したところ，「リハビリテーション前置主義」を最初に用いたのは宮島俊彦老健局長で，2011年2月25日の衆議院予算委員会で，「リハビリテーションについては，昨年の社会保障審議会の介護保険部会におきまして，まず，高齢者の心身の低下のときは自立をより高めるリハビリ前置の考え方が大事だと（中略）いうような指摘もあります」と述べました。さらに，2014年10月30日と11月11日に，塩崎恭久大臣もこの用語を肯定的に用いました。

【注2】医療療養病床のうちの回復期リハビリテーション病棟の割合の計算方法

○2020年の回復期リハビリテーション病床：90,660床（A）

○同回復期リハビリテーション病床中の療養病床割合：59.2％（B）

○2020年の医療療養病床：282,931床（C）

（A×B）÷C＝90,660×0.592）÷282,931＝19.0％

文献（「追悼号」以外は著者あいうえお順。ゴチックは私推奨の石川さん「必読文献」）

『回復期リハビリテーション』30巻3号（78号）「追悼　石川誠」2021年10月。

石川誠・他「地域リハビリテーションの計画と実践　近森リハビリテーションの取り組み」『公衆衛生』1995年9月号（59（9））：601-604頁。

石川誠「地域リハビリテーションにおける現在の課題」『理学療法ジャーナル』1996年7月号（30（7））：452-458頁。<1996a>
石川誠「リハビリテーション医療経営の考え方」『理学療法ジャーナル』1996年8月号（30（8））：575-582頁。<1996b>
石川誠「これからのリハビリテーション医療」（特集・第3次医療法改正と病院）『病院』1997年1月号（56（1））：35-40頁。<1997a>
石川誠「地域リハからみた公的介護保険」『リハビリテーション研究』1997年5月号（91号）：32-38頁。<1997b>
石川誠「介護保険とリハビリテーション関連サービス」『総合リハビリテーション』1998年3月号（26（3））：223-227頁。
石川誠「リハビリテーション病床の機能分化と地域リハビリテーション広域センター」『病院』1999年6月号（58（6））：533-537頁。<1999a>
石川誠「介護保険の仕組み」。日本リハビリテーション病院・施設協会編『介護保険とリハビリテーション』三輪書店，1999，14-25頁。<1999b>
石川誠「介護保険時代のリハビリテーション医療」。日本リハビリテーション病院・施設協会編『介護保険とリハビリテーションⅡ実践報告集』三輪書店，2000，6-9頁。<2000a>
石川誠「平成12年度診療報酬改定の意義と第4次医療法改正」『医学のあゆみ』2000年10月28日号（195（4））：270-273頁。<2000b>
石川誠「回復期リハビリテーション病棟成立の背景」『理学療法ジャーナル』2001年3月号（35（3））：161-166頁。
石川誠「リハビリテーションの流れの中の回復期リハビリテーション病棟」。日本リハビリテーション病院・施設協会，全国回復期リハビリテーション病棟協会編『回復期リハビリテーション病棟』三輪書店，2003，12-20頁。
石川誠「回復期リハビリテーション病棟の現状と課題」『理学療法ジャーナル』2005年5月号（39（5））：391-397頁。
石川誠「（講演録）6万床時代へ―真価を問われる回復期リハ病棟が今取り組むべきこと」『回復期リハビリテーション』2007年10月号（222号）：6-14頁。
石川誠「RJNインタビュー『この先生に聞きたい！』第17回」。日本リハビリテーション医学会・リハビリテーションか女性医師ネットワークRNJ委員会編『日本リハビリテーション科専門医　達人の流儀　第4集』2017年：42-49頁。
石川誠「（インタビュー）澤村先生との出会いが僕の転換点」。澤村誠志編著『地域リハビリテーションと私』シービーアール，2018，250-281頁。
石川誠「（講演録）『情熱』を推進力として改革を積み重ねる回復期リハ病棟」（日本リハビリテーション病棟協会第33回研究大会・基調講演2）『回復期リハビリテーション』2019年4月号：18-19頁。
石川誠・水間正澄監修『輝生会がおくる！リハビリテーションチーム研修テキスト―チームアプローチの真髄を理解する』全日本病院出版会，2022（石川さんの冒頭インタビュー「チームアプローチとは」（6-15頁）は2020年11月25日収録）。
大川弥生・上田敏「病棟での評価・訓練の意義と効果」『理学療法ジャーナル』1995年11月号（29（11））：747-755頁。
大川弥生「回復期リハビリテーション病棟のあり方」『理学療法ジャーナル』2001年3月号（35（3））：167-178頁。
介護保険制度史研究会編著（大森彌，山崎史郎，香取照幸，他）『介護保険制度史―基本構想から法施行まで』社会保険研究所，2016，160-164頁。
回復期リハビリテーション病棟協会『回復期リハビリテーション病棟の現状と課題に関する調査報告書』2021年2月（調査日：2020年8月）。
川上千之「『全国回復期リハビリテーション病棟連絡協議会』設立」『日本リハビリテーション病院・施設協会誌』2021年秋（70号）：13-14頁。
川添昴「近森リハビリテーション病院　療養型病床群病院への移行について」「ひろっぱ」（医療法人近森会広報誌）1995年2月号（103号）（ウェブ上に公開）。
河本のぞみ・石川誠『夢にかけた男たち　ある地域リハの軌跡』三輪書店，1998。
斉藤正身「全国の通所リハビリテーションの現状と課題」『老健』2011年10月号：18-25頁。
近森正幸「近森病院の75年を振り返って」「ひろっぱ」2021年11月号（425号）（ウェブ上に公開）。
中村明・鄕好文「ドクターの肖像（211）近森正幸　社会医療法人近森会　高知に近森あり急性期医療を先駆けた稀代の病院戦略家」『Doctor's Magazine』2017年8月号（214号）：4-11頁。
二木立「代々木病院リハビリテーション科の管理と運営」『病院』1980年3月号（39（3））：277-281頁。
二木立・上田敏『脳卒中の早期リハビリテーション』医学書院，1987，209-219頁（第2版，223-233頁，1992）。
二木立「介護保険・医療保険改革とリハビリテーション医療（病院）の将来像」『総合リハビリテーション』2000年1月号（28（1））：29-33頁（『介護保険と医療保険改革』勁草書房，2000，54-65頁）。
二木立「政権交代とリハビリテーション医療」『地域リハビリテーション』2010年4月号（5（4））：323-328頁（『民主党政権の医療政策』勁草書房，2011，111-125頁）。
二木立「『地域医療構想ガイドライン』と関連文書を複眼的に読む」『文化連情報』2015年7月号（448号）：

10-15頁（『地域包括ケアと地域医療連携』勁草書房，2015，42-50頁）。
二木立「『維持期リハビリ』から『生活期リハビリ』への用語変更の経緯を探る」『文化連情報』2021年2月号（527号）：30-39号。「二木立の医療経済・政策学関連ニューズレター」211号（2021年2月）に転載）。
西澤寛俊「（インタビュー）入院の機能分担を明確化　看護婦の基準に着目を」『社会保険旬報』2000年4月21日号（2058号）：20-23頁。
西山正徳「（講演録）リハ前置主義の徹底と介護医療の確立を」（在宅ケアを支える診療所全国ネットワーク第6回全国の集い 京都2000）『GPnet』2000年11月号（47（8））：26-30頁。
西山正徳『現代診療報酬の史的考察　進化する診療報酬』社会保険研究所，2019，51-52頁。
日本リハビリテーション病院協会編「リハビリテーション医療のあり方（その1）」1995年3月，26-27頁。
日本リハビリテーション病院協会編「リハビリテーション医療のあり方（その2）」1996年3月，12-13，30-35頁。
則安俊昭・吉尾雅春「（対談）回復期リハビリテーション病棟の機能と理学療法士の役割」『理学療法ジャーナル』2001年3月号（35（3））：187-204頁。
浜村明徳・栗原正紀・斉藤正身「追悼座談会・石川誠先生を偲んで」『日本リハビリテーション病院・施設協会誌』2021秋（181号）：8-16頁。

謝辞

本講演のための貴重な資料・情報を提供していただいた以下の皆様に感謝します（あいうえお順，敬称・所属先略）：大串幹，大田仁史，岡本隆嗣，才藤栄一，斉藤正身，菅原英和，園田茂，田中智香，近森正幸，寺田文彦，浜村明徳。

［本論文は『回復期リハビリテーション』第21巻第1号（通巻80号。2022年4月）：13～22頁に掲載しました。］

第２章

医師修業時代
—理想のリハビリテーション医像を目指す

なぜこれほどの業績を残すことができたのか？「人間石川誠を語る」の執筆者の皆さまがリーダーシップという言葉を繰り返し書いています。この章以降，石川さんの活動変遷を通して，石川さんの懐の広いリーダーシップがどのように醸成されてきたのかを感じていただけます。

この章では，若き日の石川さんが群馬大学ラグビー部でリーダーシップを発揮し強豪に引き上げていった時代，長野県の佐久総合病院で脳外科医として赴任し若月俊一院長から地域医療の重要性を学んだ時代，虎の門病院分院でリハビリテーション医として看護師と共に切磋琢磨した時代，個々の時代に要所でリーダーシップを発揮しています。

Contents

大学時代の石川誠氏

たぐいまれなリーダーシップとやさしさと

石原茂樹（船橋市リハビリセンター　センター長/輝生会）

石川誠氏は昭和42年4月，群馬大学医学部に入学，6年後の昭和48年3月に群馬大学を卒業。国家試験に合格し医師となっています。私とは，入学同期でもあり，同時にラグビー部の仲間，卒業後は縁あって義兄となっています。

この記事を書くにあたっては私自身が55年前にタイムスリップした気分です。

昭和40年代の社会情勢

当時は，ベトナム戦争が泥沼化し，ベトナム反戦の気運も高い時代でした。全国的には学園紛争の嵐の時期でもあり，群馬大学にもその波は押し寄せ，大学移転の問題をめぐり，群馬大学教養部と教育学部の学生大会でストライキが決議され，昭和44年1月から6月に機動隊が導入されるまで，学園封鎖があったことが思い出されます。同時期に，「東大安田講堂事件」があり，昭和47年2月に「あさま山荘事件」が軽井沢で起こり，大学内の食堂で，テレビ中継を見ていた記憶があります。

ラグビー部とリーダーシップ―東医体優勝を目指して―，そしてスキー部

石川誠氏は入学当初から日比谷高校時代ラガーマンであったことから，ラグビー部に入部した同期の兄貴分として，先輩とともに新人の我々を指導してくれています。当時の群馬大学医学部ラグビー部は，公式試合である東医体（東日本医科学生総合体育大会）において１回戦で敗退することが多い弱小チームでしたが，このチームをいかに強くしていくかということに関して，彼は，大いなるリーダーシップを発揮しています。

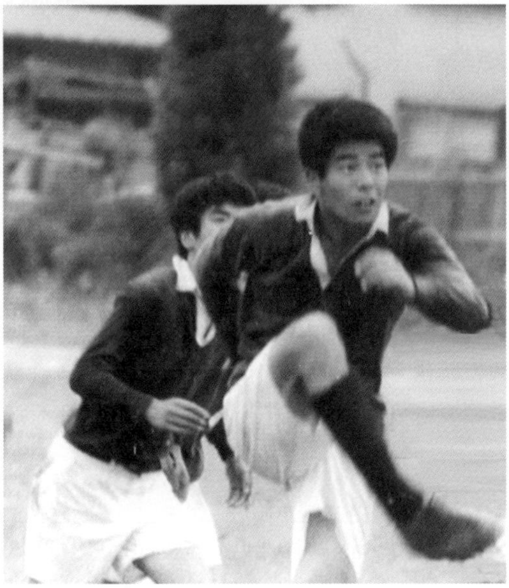

ボールをキックして前に進もうとしているところ

メンバーにはあらゆる場面で東医体で優勝しようという夢を語り，チーム力強化のために先輩とともに，今までの授業後の時間での練習に加え，授業前の早朝練習を導入し，練習量をふやす工夫をしています。また，対外試合といえば，東京医科歯科大学や新潟大学医学部との定期戦がある程度でしたので，試合数を増やすために，彼がラグビー部キャプテンの時（昭和45年）に関東医歯薬リーグに参加することを決断しています。これにより，都内の強豪チームとの試合が増え，着実に力をつけていきました。

毎週部員全員が，前橋の地から車に乗り合わせて，都内の試合会場まで出向き，試合後，疲

れた体で，前橋まで帰るのは大変でしたが，強いチームになろうという思いで，シーズン中頑張っていました。その結果，昭和46年の東医体では準優勝することができ，その翌年には関東医歯薬リーグ1部で優勝することもできています。彼の在学中には東医体での優勝はかなわず，心残りでしたが，昭和48年には後輩たちが東医体優勝の栄冠を勝ち取っています。

また，当時の運動部は主に春から秋にかけ練習や試合があるものの，冬はオフシーズンになるのですが，運動好きの彼はスキー部にも所属していました。6年間ひたすら雪上を走るノルディックスキーに取り組み，最終学年時にはノルディックリレーの走者として群馬大学医学部チームの躍進に貢献しました。

第16回東医体夏季大会での総合優勝の基盤づくり —運動部報　創刊号の発刊—

石川誠氏は周囲からの推薦もあり昭和46年度の運動部長になっています。2年後の昭和48年には群馬大学医学部が第16回東医体夏季大会の主管校になることが決まっており，運営委員会も発足していました。東医体は東日本の医学部が参加する医学生のスポーツの祭典で，当時で3000名の医学部生が前橋市を中心に集まり競技を行うことになっていました。この大会を成功させるためには，群馬大学医学部運動部が一丸となることが必要との発案で，彼は昭和46年7月に運動部報創刊号発刊の旗振り役となり，学長以下運動部顧問の教授や各運動部の主将に，激励や決意表明の寄稿を依頼し，見事に完成させています。

この創刊号の発刊により，東医体に向けての運動部の団結が強化され，第16回夏季大会が無事に開催され，運営されたことはもちろんですが，なんと，創刊号で第一生理学の松本正雄教授からいただいた「地元の選手よ　まちがっても優勝するなかれ」という言葉に反して，総合優勝までしてしまうという輝かしい結果を残すことができました。

イタイイタイ病の荻野先生を訪問

石川誠氏からあとから聞いた話です。医学部4年の時に公衆衛生学の野見山助教授から夏休みの宿題があり，彼は，イタイイタイ病の発生地である富山の神岡鉱山に実際に出向き，荻野先生から，直接話を聞いてきたことをまとめて提出したところ，助教授から優秀賞をもらったとのこと。社会的な問題にも関心があったのでしょう。イタイイタイ病の救済に努めている先駆者に会って，どのように困っている患者さんに関わっているのかを問題意識をもって学んだことは，後の医師生活へ大きな影響を与えたことと思われます。

心温まるエピソード

石川誠氏は，友人を束ねて組織化することにかけては超一流で，しかも人一倍友達思いでもありました。医学部6年時に下宿先が火事になり卒業試験と医師国家試験を前にノートと教科書を全焼してしまった同級生のために，全同級生に全科目のノートのコピーカンパを呼びかけてくれたり，その同級生が新しいアパートを見つけるまで学生結婚した新婚の自分の家に泊めて，食事の面倒までみてくれたとのこと。こう語るのはスキー部つながりの斎藤友博氏です。

学生時代の石川誠氏の姿を振り返ってみましたが，つい先日のようにも思われます。そして，学生時代の頃から，彼はわれわれのリーダーであり，目の前の課題解決への取り組みとそれを実現するための行動や仲間を鼓舞して目標達成するという能力，また困っている人へ手を差し伸べるやさしさが，すでに兼ね備わっていたのだと，感慨深く思い起こされます。

人間石川誠の佐久総合病院時代を語る

ここからリハの夢に向かって飛び立った

証言：黒沢郁子（元佐久総合病院外科病棟婦長）
市川　彰（佐久穂町立千曲病院/元佐久総合病院理学療法科技師長）

1975年群馬大脳神経外科での研修医を修了した石川さんが赴任した佐久総合病院医局員時代を振り返ります。

1972年赤軍派が浅間山荘を占拠し，包囲する機動隊に銃を乱射した。その銃弾により機動隊員が頭部損傷となり佐久総合病院へ搬送されますが脳神経外科がなかったので他院へ転送したことを契機に脳神経外科の新設計画が発案されます。そこで群馬大学脳神経外科に要請があり石川さんが赴任されることになりました。

「ドクターズマガジン」から

「ドクターズマガジン」のインタビュー記事から要約引用する，

「佐久総合病院にとってはそれが屈辱的で，脳外科の新設を急いだ。本来ならば歓迎されるはずだが，着任してみると話が違った。「各診療科の医師団は，アタマなんか手術してどうするの？って否定的で・・・・脳外科医だからと言って特別ではない，みんなと同じ地域医療の義務がある」と言われた。

院長は「5：3：2の原則」を主張していた。自己の力を「入院5，外来3，地域活動2」に配分して仕事をしろというものであった。

院長とは農村医療の父と呼ばれた若月俊一氏。若月氏はのっけから青年外科医を検診に連れ出し，「血圧を測れ。レントゲンを撮れ」と命じた。農家の人が指導する田植え実習にまで参加した。「アテが外れた…」と思いながらも地域住民との公民館での宴会は楽しい。酒盛りが始まり，正座が崩れ，笑い声が響いた。

若センセイも何かやりなよ！オウ！と立ち上がる石川氏，余興はラグビー部仕込みだ。下ネタも替え歌も踊りも得意の大独演会。ベロンベロンに酔っ払って気が付けば佐久総合病院の和室で爆睡である。翌朝，院長の秘書に揺り動かされた。―先生，院長が呼んでいます！　昨夜の酔態で怒られるのか…と首を洗っていくと，若月氏が満面の笑みをたたえていた。

朝一番で村長から電話があって，あの石川って医者は面白いぞ！って言われたよ。

若月氏は，地域に溶け込んでいく石川氏を見込んで，次の言葉を送った。

「石川君，医療というものはすべからく地域医療なんだ。地域抜きの医療というのはありえないよ。日本には地域を無視した医療が広がっている。だから地域医療という言葉ができた。患者を「病気を持つ人」ではなく「地域で生活する人」として診なさい」と言う。石川氏はその時「真の医療」をつかんだ気がした。

その日以来，石川氏は麻酔前の患者と共に手術室に入り，麻酔から覚めかけた患者と共に出るようになった。カルテに患者の生い立ちや入院中の喜怒哀楽，希望の光を書いた。片麻痺で失語症の患者は，ふたたび歩くことができたその日，うれしさのあまり杖に石川氏のサインを求めた。それらを書いた小説のようなカルテを職員はみんな楽しみに読んだ」（「ドクターズマガジン」（通巻242号2019年12月号より）

この流れで人間石川誠に関するエピソードを当時の方々にお聞きしました。

お一人めは2022年10月15日の黒沢郁子さんインタビューです。

黒沢さんは1947年生まれで1975年佐久病院外科病棟の臨床指導者を担っていて30歳の1年間石川さんと働いています。

誰にも垣根を作らない医師

黒沢さん：1975年6月1日脳神経科病室は，主に消化器外科病棟の一部屋から始まりました。

徐々に患者さんが増えて病棟の半分約20床に増えていきました。

職員構成は，看護師，准看護師，看護助手，事務職の20数名でした。

基準看護ではありましたが，患者さんご家族の付き添いさんが大勢いました。

新しい診療科開設といえど，私たち看護部は事前の勉強はほとんどせず，開設日を迎え，間もなく第一例目の破裂脳動脈瘤の患者さんの手術が行われました。手術の翌朝どの部分の脳動脈瘤をクリッピングしたこと，そして今後の観察要点，注意点等々症例をとおして教えていただき，この方法はその後も続きました。

定期的に行われた勉強会の資料は，先生お二方の手作りプリントを中心に学びました。

私が学生指導担当であったことから，外部の研修会に参加したいと石川先生に相談すると，参加する為の提案書を作って下さり，その資料を基に総婦長の許可を得たこともありました。

職員教育には病棟以外の職員にも声をかけて，特に関係の多いリハ科，放射線科の技師が参加していました。

当時，医師は白衣の診断着が主でありましたが，石川先生はケーシースタイルで，フットワークも軽く，病室へも良く足を運び患者さんから信頼も厚く慕われていました。

遷延性意識障害を伴ってしまった患者さんに対して，ご本人の尊厳を大事にすることなど，大切な事も教えていただきました。

石川先生が，佐久病院を退職された日，術後長下肢装具をつけてリハビリを受けていた患者さんが，ベランダに出て駐車場の方向を見て涙を流して泣いていた姿を思い出します。

その日のリハビリがリハ室だけで終わって，その後のほとんどの時間が病室のベット上で過ごされていることに，私たち看護部への期待をしていたと思います。

そんなある日の昼食の配膳の場面で，忘れられないエピソードがあります。

石川先生が病棟の一斉放送システムを使って「みなさん，お食事の時間です。本日のメニューはベークライトのお皿に鮭のムニエル，スライスレモンが添えてあります……どうぞおいしく召し上がってください」

普段とは違った放送に何より患者さんたちがびっくり。なんだかいつもより特別美味しかったと話しておりました。

病棟より生活を大事にする人

Q：石川さんは初台リハ病院では全食器陶磁器の食器にこだわっていました。「メラニンは使用禁止，家にメラニンはない，おいしいものもまずくなる，餌じゃないんだ生活の重要な時間だ」と完全否定していました。この時からそれは始まっていたということです。

黒沢さん：先生とは，たったの一年間でしたが，かつての同僚たちに思い出を聞くと異口同音に『忙しかったけど，とっても楽しかった』と返ってきます。宴会での隠し芸，歌って踊って誰とでも仲良く，心を一つにしてしまうチームづくりは，翌日の仕事に繋がっていました。

また，ラグビーを愛し，休日には，審判として楽しそうにお出掛けされる姿もありました。

お子さんはラグビーチームができるくらい欲しいと言って，奥様に叱られたと笑って話していたことも思い出です。

病棟に，奥様お手製のケーキが届けられ，開けてみたらチョコレートがきれいにかかっていて，びっくりしました。

もちろん美味しく頂きました。

数年後，お電話で話をした際，『佐久は何しているの」と，叱咤激励を頂いた声が今でも記憶に残っています。佐久病院を去られた後も気にかけていただいていたことに，感謝しております。

Q：黒沢さんから昭和58年の石川さんの自筆の会議の資料をお持ちいただきました。文末に資料を掲載します。

そこで当時佐久総合病院の理学療法士市川彰(後に長野県理学療法士会士会長)さんの情報をいただきましたので以下に記載します。

虎の門に移ってからも月１回のコンサテーションに訪問

市川さん：佐久病院では組織上佐々木診療部長（故人外科医）がリハ部門のトップにいましたが，今後のリハ部門運営に頭を悩ませていた際，虎ノ門病院の石川先生にコンタクトをとり佐久病院に月１回程度のコンサル訪問が実現した時のものです。

ここに掲載している資料は契約初年度の拡大医局会議の資料として石川先生が自筆で作成したものです。

Q：この時期から何をやるべきかの方針は決まっていたと読み取れます。

市川さん：当時院内では医局会議が定例で開催され（地下1Fにある職員食堂を会場に終了は深夜に及ぶことも），事実上の今後の病院の方向性を周知決定する性格のものでした。医局以外の職員にも周知する議題があった場合は，不定期ですが拡大医局会議として招集がありました。この資料は，提案を何処かでまとめて公表し病院を動かさなければというリハスタッフの思いを代表して伝えてくれたと認識しています。院内一般にはまだリハの概念が浸透しておらず，物療，整形外科の理学療法室のイメージが強かった頃でした。

スタッフの問題（理学療法士以外のスタッフが多勢を占めていましたから）と施設（ハード面）の見直しは早急の課題でした。

10年ぐらい前でしょうか。理学療法士協会のイベントに県士会長の立場で参加していた際に石川先生にお会いし声を掛けさせてもらいました。

「おー市川君！佐久か‥懐かしいな‥」と遠くを見つめ涙を浮かべていましたが，そのあとの言葉はありませんでした。

石川先生も佐久に赴任する選択肢はあったと思います。結果的に佐久を選ばなかったことに対し，私個人としては石川先生の理想（男のロマン）を追求する観点からよかったのではないかと思っています。

蛇足ですが，当時スタッフも少なく忘年会は温泉で一泊開催が慣例でしたがよく駆けつけてくれました。一芸は「三越じるしのゲッケイバンド」だったと記憶しています。ここまで雑駁に申し上げてしまいました。

Q：近森でも三越じるしはやっていましたが，年齢を重ねるほど，有名になるほど，芸をやれよと言える人もいなくなり，そのままお蔵入りになったと思います。

「ドクターズマガジン」の記事を裏付ける人間石川誠のエピソードを聞くことができました。まだまだ多くの方々にお聞きしたいのですが，紙面の都合と編集時間もあり残念に思われる方々もいらっしゃると思いますが佐久時代の人間石川誠を締させていただきます。

（インタビュアー：森本榮，池田吉隆）

資料　拡大医局会議に参加した石川さんが残した自筆の提案書

No.

○リハビリテーション医学について

リハビリテーションというと、即、運動療法、機能訓練と考え、多少、発展的に考える人でも、職業復帰、社会復帰と考えてしまうようである。
しかし、単に失なわれた機能をとりもどす事でもなく、又単に家庭にもどることではなく、失われた生活をとりもどし、心身ともに次の生活へ発展的に入りこむプロセスをさす。
したがって、そこに関与する医療スタッフはPT.OTのみではない。特に受持ち医の発想、NsのADLの援助、指導、MSWなどがきわめて重要な鍵をにぎる。
種々の疾病、もしくは障害をもった人間の生活環境、すなわち家族、経済、社会、又その人の性格、パーソナリティーなどすべてが対象となるため当然と言える。
しかしながら、その多くのStaffの関与が、それぞれ自分の専門しかみていかないとすれば、目的は達成されない。
病院では、特に医師のリーダーシップが要求される。

リハビリテーションのひとつの基本はADL（日常生活動作）である。
病院の生活は、医学的管理には都合よくても、患者が将来活動する生活の場とはほど遠い。
しかし少しでも近づけるように努力せねばならない。
又、病院の生活は、患者にとり、それ自体がひとつの社会であり、関係するStaffは、患者にとっては社会の一員となるため、よりチームワークが重要となる。

No.

問題点.

#1. 現行保険制度上の問題.

PT. OT ともに適切に配置され, 1日に及う患者数が 複雑な治療を要する患者では 1人の療法士が 15人まで.

ゆえに. 当院では 1日に { 複雑 15×4＝60 (PT) の Case / 〃 15×2＝30 (OT)

以上は 保険請求できないこととなる。

しかし 実際には 複雑な治療を1日に 80 (PT) 20 (OT) おこなっている。

→ この解決には 有資格の PT が あと 4名必要。

#2. 設備上の問題.

厚生省の 施設基準に合致しない。

cf) 階段訓練設備 etc.

機能訓練室の スペースが 狭すぎる。

このため 充分な マット上基本動作訓練, 歩行訓練が できないでいるのが 現状。

→ 機能訓練室は 現在の 4倍の スペースが 必要. 若干の設備投資.

#3. 専門医の欠如.

現在 PT. OT order は 各受持ち医が出しているが. この Dr. 自身が. PT. OT の内容に認識が低い。

したがって 適応と限界に関しても ルーズであり 効率が悪い。

No.

cf.) 今後 ADLのupは不可能であると断定できる例においても、入院しているため、PT続行のorderがでる。 かくして、1年～2年・その以上に及ぶ。
又、退院後に更に外来通院、もしくは在宅にて適切な訓練さえおこなえば、より充分な回復が期待できる例が、退院という瞬間に終了となる。

→ 各Drへの PT.OT内容の教育、 もしくは専門医が、すべての order check をおこなう。

#4. 病棟にての生活様式

PT.OTの訓練は1日 わずか 1～2時間である。
その他の大部分は病棟の生活となるが
この間が大切なADLのupをはかるチャンスであり、
このチャンスを生かすのは、Nsの業務である。
付添い、及び Ns aid. が手を出しすぎる傾向大。
又、詳細なADLの評価は Nsでなくてはできない。

→ 病棟Nsの ADLに関してより こまやかな観察眼を
又、PT.OTへの情報連絡を active に。

#5. follow up の欠如、更に feed backの欠如。

入院にて PT.OTを集中的におこなったにもかかわらず
その後 1年、3年、5年後は どのような生活となっているのか知る手段に乏しく、このため今後 何により注意をすれば良いか不明となる。

No.

→ follow up 外来の充実
訪問指導
地域の福祉との連絡を密に。

#6. Dr, PT, OT, Ns が（MSW） discussion する場と時間の欠如。
（評価会議、担当者 Meeting など）

→

#7. ST（言語療法士）、CP（臨床心理士）の欠如。

75才 ↑
#8. 高令化にともない、障害の重度化。特に痴呆の合併に
対しての対応。

#9. 呼吸、心臓などの循環系疾患が少ない。

リハビリとは何か？ 心を動かして まずて行こうとする力、意欲
をおこさせなければ リハの意味なし
チームワークあるか。

1. 虎の門病院分院時代の石川さん

研修２年目から受けた石川さんの直接指導

梅津博道（船橋市立リハビリテーション病院院長/輝生会）

勧誘

私は群馬大学医学部時代，ラグビー部に所属していました。ラグビー部でも，その後の医療法人輝生会においても，私たちは医師のことを「・・さん」と呼ぶのが習慣で，石川先生ではなく，石川さんでした。その方が今もしっくりして，親しみも感じますので，この文章の中では，敬称は「さん」で統一したいと思います。さて，当時私たち医学部の学生がラグビーの練習をしていると，石川さんは脳外科医として仕事が忙しい中，グラウンドに指導に来られる熱心な先輩でした。その頃が石川さんとの最初の出会いだったような気がします。次の接点は学部の４年生になり，秋の大会も終わってラグビー部を引退した頃でした。当時，石川さんは群馬大学から虎の門病院へ異動され，脳外科に所属しながらリハビリテーション科医として，港区ではなく川崎市の分院で勤務されていました。まだ将来の診療科，就職先も決まらずフラフラしていた私のところへ連絡してきてくれたのが石川さんでした。ラグビー部の同期は3人いる中で，なぜ私だったのかは今もって不明ですが，おそらく先輩後輩の情報網の中で，「体が丈夫で嫌と言いそうもない奴」と言うことで白羽の矢が立ったものと思われます。その後私の実家を訪れて，両親にまで虎の門病院の説明をしてくれた石川さんの熱意に心を動かされ，1981年４月，背中を追って上京，それが石川さんとの虎の門病院時代の始まりでした。当時の脳外科では６年間の研修プログラムが決まっており，２年目の１年間は分院の石川さんの下で，リハビリテーション（以下リハと略）の研修に当てられていました。私も研修２年目からは分院へローテーションとなり，石川さんから直接，リハビリテーションだけに限らない様々な指導を受けることになりました。

入浴介助

分院には当時全く使用されていない浴治室という部屋があり，中には温熱効果を期待して患者さんに入ってもらう小さなプールが設置されていました。仙骨部に大きな褥瘡ができた患者さんが入院してきた時には，石川さんの指示のもと，浴治室で洗体を含めた入浴を行うことになりました。海水パンツをはいて入浴の担当をするのは医師，つまり私であり，褥瘡にはこれが一番効果的と石川さんに言われ，入浴のたびに患部をタワシでゴシゴシ擦りました。その後褥瘡が良くなったかどうかは残念ながら覚えていないのですが，入浴介助の仕事が１人分減ったことでニコニコしていたナースの顔は今も忘れられません。

往診

当時，リハ専門病院は少なく，特に都会には稀有な存在でした。そのため，虎の門病院分院の入院患者さんの居住地は東京，神奈川にとどまらず，関東一円に及んでいました。退院後に通院の困難な重度障害の患者さんで，かかりつけ医が決まらない場合は，分院から往診をすることもありました。平日，通常の勤務が終了した18時頃に処方薬を持参のうえ，川崎市高津区の分院を乗用車で出発して，東名高速，環八，関越道を乗り継いで，埼玉県川越市の患者さん宅まで片道約50 kmの道のりを往復することもありました。患者さん宅へ到着すると，まずは患者さん，家族の話を十分に聞いてから，診察を行います。私たちを待っていてくれた患者さんの笑顔を見ると疲れも軽減。また長時間勤務のエネルギー源として，私たちと同じ思いを抱く，すなわち退院後の患者さんの状態，変化に興味のある若いナースやリハスタッフが同行することもあり，ピクニック気分も少しあったかもしれません。

急性期病院見学

分院ローテーション中の夏頃だったと思いますが，リハに加えて，脳外科の救急病院を体験してみるのも必要だとの石川さんの思いから，以前にご自身が勤務されていた高知県の近森病院を紹介され，1週間ですが見学と貴重な経験をさせていただきました。なお私の妻は当時，近森病院のICUに勤務していた看護師です。「俺が計画した急性期の研修なのに，何しに行って来たんだ！近森の院長と総婦長にこっぴどく叱られたぞ」と，その後は飲み会のたびに冷やかされることになりましたが，結婚式では仲人を快く務めていただきました。

宴会

分院では，医局が同部屋であった神経内科の医師や気の合うナース，リハスタッフ，事務職員など多職種で，定期的に飲み会を開いていました。発起人はもちろん石川さん，場所は渋谷の安い居酒屋チェーンで，当然座敷，テーマは，「徹底的に飲むこと」のみ。まるで学生時代の運動部のコンパ，そのものでした。石川さんとしては，包み隠さず本音をさらけ出して，必要な時はぶつかり合うことを狙っていたのかもしれません。当然のことながら飲み過ぎと過ぎ去った40年の歳月の影響で当時の話の内容は全く覚えていません。ただ一つだけ記憶に残っているのは，飲み会の翌朝，石川さんの前歯が1本欠けていたことです。どうも他のグループと殴り合いの喧嘩になったらしいのですが，大丈夫か尋ねると，「相手はもっとひどいことになっていると思うよ」とだけ言われました。納得できるだけに心の底からゾッとしたことをよく覚えています。

その後

石川さんはその後，1986年に虎の門病院分院から前述の近森病院へ異動され，1989年に近森リハビリテーション病院を開設，現在は日本中に約9万床まで整備された回復期リハビリテーション病棟の礎を築かれました。人との縁，つながりを大切にすること，そのための宴席の重要性，また信じたことは多少の矛盾はあっても貫き通す精神力，などを教えていただきました。チームアプローチや在宅医療の一端も虎の門時代に見せていただいた気がします。その後，虎の門へ就職したときと同様に，また「体が丈夫で嫌と言いそうもない奴」を思い出されたようで声をかけてもらい，輝生会で20年近く石川さんの下で働くチャンスを与えていただきました。本当にありがとうございました。

2. 看護婦からみた石川さん

今ふり返ると先見の明にハッとする

証言：片山裕美子（元輝生会看護師）

力仕事は俺に任せろ

私が石川さんと出会ったのは，看護短大を卒業し虎の門病院分院に就職し４年目，ちょうどリーダーナースとして仕事の楽しさがわかりはじめた頃でした。病棟はPPC体制の外科系で消化器外科・整形外科・リハビリテーション（以下リハと略）対象の脳外科が中心で，手術後や癌末期のターミナル・腹膜透析と日常生活に介助を要する患者さんが多く入院していました。病棟は生活の場，少しでも身のまわりのことが自分で行えるように看護計画を立て，看護に取り組んでいました。

特に夜勤は40床の患者さんに加え，術後リカバリールームを利用する患者さんもいて，看護婦３名で検温や病状・状態確認の他，朝夕の着がえを必ず行い，車いすやいすに移乗し食事の準備を整え，食事介助や食後の洗面，排泄介助とめまぐるしい業務をこなしていました。

また日中は入浴や排泄介助の他に，病棟内でもベッドに寝たきりにせず離床を促し起立訓練や歩行訓練を行っていました。虎の門分院では先輩看護婦から代々引きつがれていた当たり前の看護でした。そこに石川さんが入ってきて，手うすになる食事の介助やどんなに重度な障害があっても必ず週２回浴槽に入れる。看護婦にとっては体力が必要な入浴介助に積極的に関わってくれるようになったのです。実際入浴介助時に長ぐつをはき，介助用エプロンを身につけ，タオルを首に巻き看護婦と一緒に行ってくれました。

ミーティングではよき理解者

またチームナーシングを行うためには統一した看護を提供することが必須で，朝夕のナースミーティングは欠かせません。問題点を一早く見つけその解決策を検討したり，実践した看護をふり返り評価したり，と看護計画の見直しを行うのです。その場にいつの間にか石川さんが参加し，看護婦と悩みながらも一人一人の患者さんの状況に応じて今，やるべきことを一緒に考えてくれました。

看護の領域に医師が入ってくることは今までなかったことなので，最初はものすごく抵抗を感じていました。一緒に仕事をしていくうちに看護業務のたいへんさをわかってくれる良き理解者となったのです。毎年こっそり行っていた看護婦によるバレンタインデーの人気投票では常にトップでした。

■問題行動をケアで直す

今でも忘れられない片麻痺の患者さんがいます。頻回のナースコールで今トイレから戻りベッドに横になったのにすぐにまたコール「トイレへ行きたい」と訴え，今行ってきたばかりと説明しても聞き入れず再び車いすに移乗介助しトイレへ行く，一晩に何十回と繰り返すのです。看護婦の手がまわらない時は石川さんが代わりにトイレ介助してくれました。

いったいいつ自宅へ帰っているのかと思うほ

ど，朝早くから夜遅くまで病棟にヒョイと現われる神出鬼没な医師でした。移乗のたびに，ブレーキ・足台と指示したおかげで安全操作を習得し一人でベッド・車いすの移乗ができるようになったのです。これには石川さんもびっくりされていました。手のかかる患者さんでしたが人気者で退院前日には病棟でお別れ会を開いたくらいです。残念ながら在宅へは戻れず，他の病院へ転院し特別養護老人ホームへ入居されました。石川さん・看護婦・リハスタッフ総勢10名車2台で面会に行きました。車いす生活でしたが楽しそうに過ごしていました。

■訪問看護活動のはしり

それがきっかけで退院した患者さんのその後が知りたいという共通の思いが強くなり，病院には内緒で訪問活動が始まります。月に1～2例，自分の休日に交通費を負担し訪問，患者さん宅で入浴介助したり，患者さん・ご家族と一緒に銭湯へ行き入浴介助指導したこともあります。訪問看護の制度がまだない時期です。石川さんからは，今やっている非常識な活動もいつかきっと常識に変わる時がくるという言葉を信じて，有志の看護婦3名と在宅患者訪問研究会を立ちあげ勤務後に医局に集まっては秘密の活動を続けました。2年間の活動成果をまとめ，四国での共済学会で発表，帰りに高知県近森病院に立ち寄りました。

多職種のチーム作りの天才

もう1つ忘れられない活動がKETATAMAスキーツアーです。(KETATAMAとは？　けたたましいメンバーのこと）私は第2回に初めて参加しました。29歳の時です。石川さんからはスキーはやみつきになるか金輪際やらないかのどちらかだと言われ，自転車にも乗れなかった私はスキーのスピード感に魅了されすっかりハマッてしまいました。毎年ツアーに参加，しかもワンシーズンに春スキーも含めて9回もスキー場へ行ったこともあります。

毎年12月になると石川さんから声がかかり仕事の関係で行きも帰りも皆別々ですが，常宿が決まっていて志賀高原ブナ平に集合となります。スキーツアーと言っても合宿です。まだリフトが動く前，朝練で斜面の新雪をスキーで踏みながら登っていき途中何本ものポールを立てタイムレースを行います。

この頃は携帯電話はありません。スタートラインとゴールでトランシーバーでやりとりし，優勝者には朝食時に賞品が授与されます。また石川さんを先頭に大人数でトレインをしたことも忘れられません。先頭に続いて次々に同じカーブを描いて滑り降りていく。爽快でした。一番人数が集まる昼食は食事当番が準備します。手巻き寿司や手作りサンドウィッチ・おにぎりなど当番がメニューを考え材料を持参します。

また宿のはからいで餅つき大会もありました。多い時で30名の大所帯，医師・看護婦・リハビリスタッフ・事務，放射線や検査技師と多職種が参加，垣根を越えての交流の場となります。何か一つのことで集まる，チーム医療の原点かもしれません。他にも院庭で行われた納涼祭や桜の時期のお花見会などイベントにも積極的に参加し盛りあげてくれました。またご自宅近くのお寺で座禅の会や精進料理を食す会にも誘われたことがあります。

石川さんのまわりには，いつも自然に仲間が増えていく不思議な魅力的な存在でした。

第 3 章

「夢」の実現に向かって
—近森リハビリテーション病院でのリハモデルの構築と実践

この章では，石川さんが高知の医療法人近森会から招聘を受け赴任し，近森病院での急性期リハビリテーション，近森リハビリテーション病院での回復期リハビリテーション，在宅総合ケアセンターちかもりでの生活期リハビリテーションの流れを振り返ります。これは近森モデルと呼ばれ，その後の日本のリハビリテーション医療のあるべき姿を見せることになります。この過程では近森正幸理事長の全面的な支援と石川さんの志に賛同し，石川さんのリーダーシップに身を任せた多くの仲間の活動が凝縮されています。仲間の皆さんが心を動かされた言葉やエピソードを通じて人間石川誠を知っていただけます。

また，当時の兵庫県総合リハビリテーション病院の澤村誠志院長を接点に，全国から日本のリハビリテーション医療の発展に共闘する仲間が石川さんの基に集まってきます。その方々から見た人間石川誠を語っていただきました。執筆いただいたおひとりおひとりが日本のリハビリテーションの未来に夢を抱き，夢の実現を目指していた平成時代がつづられています。

Contents

石川さんの思い出

近森での回復期リハ病棟事始め

近森正幸（近森会理事長）

はじめに

石川さんに最初にお会いしたのは，1977 年で私が外科医だった頃，群馬大学脳外科からサポートで２カ月，脳外科医として近森に来て下さった時でした。フォガティカテーテルによる大腿動脈血栓除去術を一緒にして，手術が上手いと褒めていただいたことを覚えています。

石川さん高知へ

石川さんがリハビリテーション（以下リハと略）として働いていた虎ノ門病院分院を辞める時，20 病院ぐらいからオファーがあったようですが，高知が四国山脈と太平洋に囲まれ，地域リハが可視化しやすかったこと，街中の救急病院の隣で温泉リハではなく都市型リハビリテーションを確立したかったこと，何より当時の近森病院は組織が未成熟で，リハ医療を院内で確立しやすかったことと，理事長，院長の私が 40 歳になる前で若くて柔軟だったこと，救急病院で結構利益が上がっていたことなどを石川さんはしっかり考え，近森に来て下さいました。

今では常識になっていますが，当時は石川さんの地域リハや都市型リハの発想は非常に斬新で，病院の裏手にリハ訓練室を作ってお茶をにごそうと考えていた私には，まさに，目から鱗の驚きでした（**写真１**）。

近森リハ病院開設までの道のり

石川さんは赴任時，優秀な虎ノ門病院の看護師も連れて来てくださり，駅前の分院で 1986 年６月リハ科を新設，病棟の高いベッドの脚を切ることから始め，リハの中核であるリハ看護師やリハスタッフを養成するとともに，リハの素晴らしさを近森に広めてくれました。そればかりでなく，忘年会の最後にはみんなで輪になり，肩を抱き合って「フォルテシモ」を歌い，リハ魂をみんなに叩き込んでくれました。

その後，エレベーター付き２階建てプレハブ仮設病棟（高くつきました！）での実践を経て，近森病院の北西の隣地に 1989 年 12 月近森リハ病院を開設していただきました。開院祝いの石川さんご夫妻の誇らしい笑顔，地元の先生方の驚いた顔，何より５階のリハ訓練室に柱がなく，天井の高いワンフロアの広いスペースで，リハスタッフの誇りのためにこのような素晴らしい訓練室を作ったという石川さんの言葉を今でも覚えています（**写真２，３**）。

回復期リハ病棟創設までの道のり

開院当初は，リハの診療報酬が低いこともあり，毎月 1,000 万～2,000 万円の赤字でしたが，石川さんとスタッフの頑張りで，数年で収支はトントンになるまでに改善しました。それと同時に，近森リハ病院の実践を何人もの厚労省の課長補佐に実際に高知に来ていただいて見ても

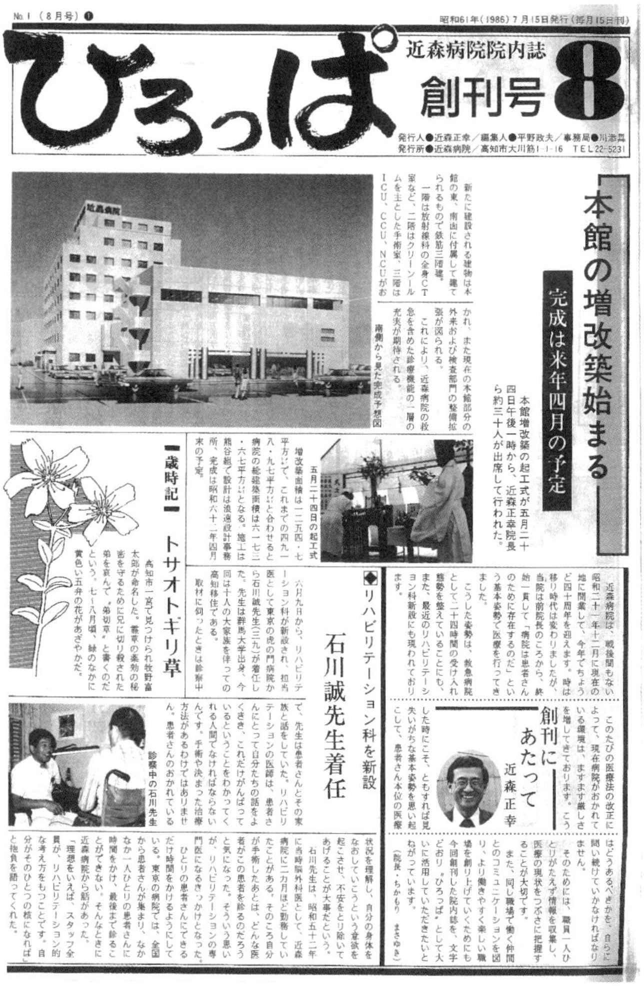

No.1（8月号）❶

昭和61年（1986）7月15日発行（毎月15日刊）

ひろっぱ

近森病院院内誌

創刊号 8

発行人●近森正幸／編集人●平野政夫／事務局●川添[illegible]
発行所●近森病院／高知市大川筋1-1-16　TEL22-5231

本館の増改築始まる

完成は来年四月の予定

本館増改築の起工式が五月二十四日午後一時から、近森正幸院長ら約三十人が出席して行われた。

新たに建設される建物は本館の東、南面に付属して建てられるもので鉄筋三階建。

一階は放射線科の全身CT室など、二階はクリーンルームを主とした手術室、三階はICU、CCU、NCUがおかれ、また現在の本館部分の外来および検査部門の整備拡張が図られる。

これにより、近森病院の救急を含めた診療機能の一層の充実が期待される。

南側から見た完成予想図

五月二十四日の起工式

増改築面積は一二五四・七平方㍍で、これまでの四九一八・九七平方㍍と合わせると病院の総建築面積は六一七三・六七平方㍍となる。施工は熊谷組で設計は浪速設計事務所、完成は昭和六十二年四月末の予定。

■歳時記■ トサオトギリ草

高知市一宮で見つけられ牧野富太郎が命名した。薬草の薬効の秘密を守るために兄に切り殺された弟を哀んで"弟切草"と書くのだという。七～八月頃、緑のなかに黄色い五弁の花があざやかだ。

◆リハビリテーション科を新設 石川誠先生着任

六月九日から、リハビリテーション科が新設され、担当医として東京の虎の門病院から石川誠先生(三九)が着任した。先生は群馬大学出身、今回は十人の大家族を伴っての高知移住である。

取材に伺ったときは診察中で、先生は患者さんとその家族と話をしていた。リハビリテーションの医師は、患者さんにとって自分たちの話をよくきき、これだけがんばっているということをわかってくれる人間でなければならないんです。手術や決まった治療方法があるわけではありません。患者さんのおかれている状況を理解し、自分の身体をなおしていこうという意欲を起こさせ、不安をとり除いてあげることが大事だという。

石川先生は、昭和五十二年に当時脳外科医として、近森病院に二カ月ほど勤務していたことがある。そのころ自分が手術したあとは、どんな医者がこの患者を診るのだろうと気になった。そういう思いが、リハビリテーションの専門医になるきっかけとなった。

ひとりの患者さんにできるだけ時間をかけるようにしている。東京の病院では、全国から患者さんが集まり、なかなか一人ひとりの患者さんに時間をかけ、最後まで診ることができない。そんなときに近森病院から話があった。

「理想をいえば、スタッフ全員が、リハビリテーション的な考え方をもつことです。自分がそのひとつの核になれば」と抱負を語ってくれた。

診察中の石川先生

創刊にあたって　近森正幸

近森病院は、戦後間もない昭和二十一年十二月に現在の地に開業して、今年でちょうど四十周年を迎えます。時は移り時代は変わりましたが、当院は前院長のころから、終始一貫して「病院は患者さんのために存在するのだ」という基本姿勢で医療を行ってきました。

こうした姿勢は、救急病院として二十四時間の受け入れ態勢を整えていることにも、また、最近のリハビリテーション科新設にも現われております。

このたびの医療法の改正によって、現在病院がおかれている環境は、ますます厳しさを増してきております。こうした時にこそ、ともすれば見失いがちな基本姿勢を思い起こして、患者さん本位の医療はどうあるべきかを、自らに問い続けていかなければなりません。

そのためには、職員一人ひとりがたえず情報を収集し、医療の現状をつぶさに把握することが大切です。

また、同じ職場で働く仲間とのコミュニケーションを図り、より働きやすく楽しい職場を創り上げていくためにも今回創刊した院内誌を、文字どおり"ひろっぱ"として大いに活用していただきたいとねがっています。

（院長・ちかもり　まさゆき）

写真 1
なんと，石川誠先生着任の記事が院内誌ひろっぱ創刊号一面に出ています。近森との運命的な出会いを感じています。
(院内誌ひろっぱ 8 月号 1986 年 7 月 15 日発行)

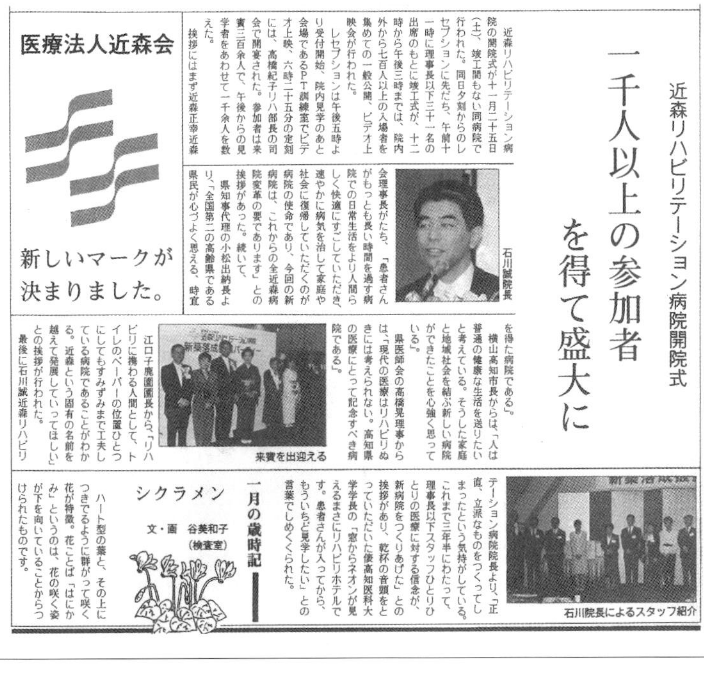

近森リハビリテーション病院開院式

一千人以上の参加者を得て盛大に

近森リハビリテーション病院の開院式が十一月二十五日(土)、竣工間もない同病院で行われた。同日夕刻からのレセプションに先だち、午前十一時に理事長以下三十一名の出席のもとに竣工式が、十二時から午後三時までは、院内外から七百人以上の入場者を集めての一般公開、ビデオ上映会が行われた。

レセプションは午後五時より受付開始、院内見学のあと会場であるPT訓練室でビデオ上映、六時二十五分の定刻には、高橋紀子リハ部長の司会で開宴された。参加者は来賓三百余人で、午後からの見学者をあわせて一千余人を数えた。

挨拶にはまず近森正幸近森会理事長がたち、「患者さんがもっとも長い時間を過す病院での日常生活をより人間らしく快適にすごしていただき、速やかに病気を治して家庭や社会に復帰していただくのが病院の使命であり、今回の新病院は、これからの全近森病院変革の要であります」との挨拶があった。続いて、

県知事代理の小松出納長より、「全国第二の高齢県である県民が心づよく思える、時宜を得た病院である」。

横山高知市長からは、「人は普通の健康な生活を送りたいと考えている。そうした家庭と地域社会を結ぶ新しい病院ができたことを心強く思っている」。

県医師会の高橋晃理事からは、「現代の医療はリハビリぬきには考えられない。高知県の医療にとって記念すべき病院である」。

江口子鹿園園長から、「リハビリに携わる人間として、トイレのペーパーの位置ひとつにしてもすみずみまで工夫している病院であることがわかる。近森という固有の名前を越えて発展していってほしい」との挨拶が行われた。

最後に石川誠近森リハビリテーション病院院長より、「正直、立派なものをつくってしまったという気持がしている。これまで三年半にわたって、理事長以下スタッフひとりひとりの医療に対する信念が、新病院をつくりあげた」との挨拶があり、乾杯の音頭をとっていただいた倭高知医科大学学長の「窓からネオンが見えるまさにリハビリホテルです。患者さんが入ってから、もういちど見学したい」との言葉でしめくくられた。

石川誠院長

来賓を出迎える

石川院長によるスタッフ紹介

医療法人近森会

新しいマークが決まりました。

一月の歳時記

シクラメン

文・画　谷美和子
（検査室）

ハート型の葉と、その上につきでるように群がって咲く花が特徴。花ことば「はにかみ」というのは、花の咲く姿が下を向いていることからつけられたものです。

写真 2
盛大に行われた近森リハビリテーション病院開院式，当時は画期的な病院であったことが来賓のご挨拶でも分かります。(院内誌ひろっぱ第 42 号 1 月号 1989 年 12 月 20 日発行)

らい，夜は宴会で盛り上がるばかりでなく，徹夜でリハによるアウトカムのデータを作り，いつもギリギリで東京行の飛行機に飛び乗り，厚労省に出向いて回復期リハの制度化に向け努力し続けてくださいました。2000 年 4 月，10 年の歳月をかけ回復期リハ病棟の診療報酬が創設されましたが，そのことをタクシーの中で石川さんから聞いた時は大の男が抱き合って涙ながらに喜んだことを覚えています（**写真 4，5**）。

近森の機能の絞り込みと連携

石川さんが赴任前の近森病院は PT，OT，ST の 3 職種は揃っていましたが，数も少なく訓練室でのリハのみで，寝たきり患者が全病床の 2/3 を占め，その上澄みで救急医療を行っていました。回復期リハの確立により，急性期と回復期が分離され，それぞれの機能に絞り込むことで，近森リハ病院は 180 床の全国有数の全館回復期リハ病院に，近森病院は急性期病床 450 床を救命救急医療に絞り込み，救急搬送件数では中四国で 3 番目，高知でトップの屋上にヘリポートを有する救命救急センターにまで発展することができました（**写真 6，7**）。

2007 年 10 月には整形外科のリハを行う近森オルソリハ病院を開設。近森病院の転院患者の 4 割は近森リハ病院とオルソリハ病院に転院しており，垂直統合によるスムーズな連携により在宅復帰を積極的に推進しています。

さいごに

石川さんがリハ砂漠と言われた東京でリハ医療を展開する夢のために高知を離れる送別会の時，「石川先生は日本の国を治す“大医”だ，畳の上では死なないよ」と言って送り出しましたが，最後まで自転車をこいで地域の患者宅を訪問され，私たちみんなの夢を人生をかけて実現してくれたように思います。

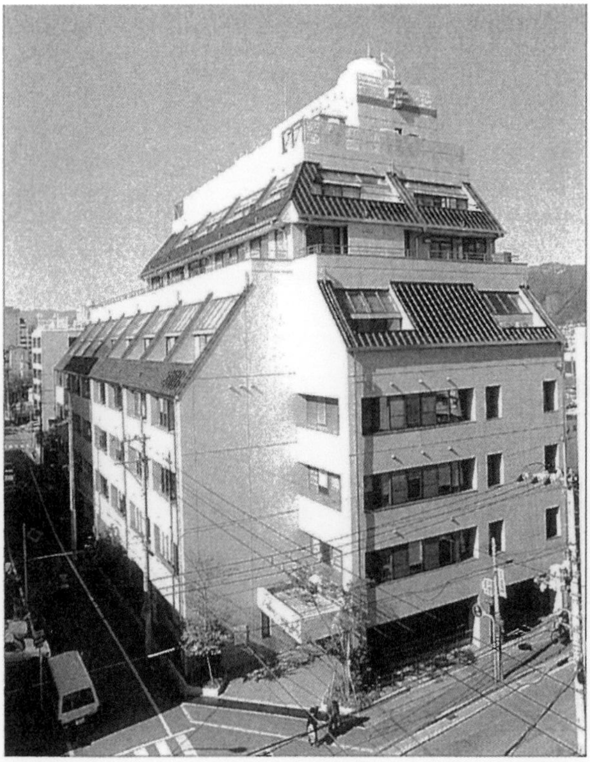

写真 3
1989 年 12 月 1 日に開院した近森リハビリテーション病院
（医療法人近森会 50 周年記念誌 歴史編 近森会 50 年の歩み 1996 年 12 月 24 日発行）

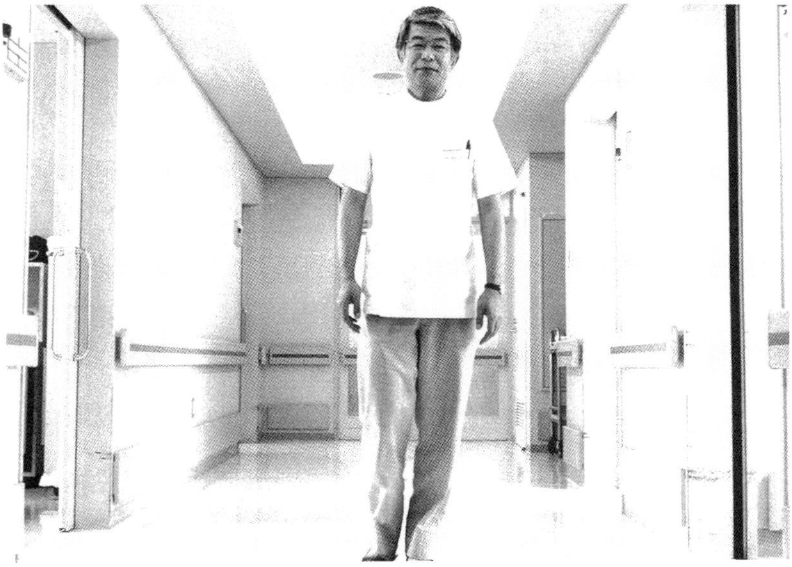

写真 4
近森リハビリテーション病院 院長 石川誠さん，院内と地域のリハ診療ばかりでなく，回復期リハ病棟創設に向け八面六臂の活躍をされていました。
（医療法人近森会 50 周年記念誌 現代編 50 年目の近森会 1996 年 12 月 24 日発行）

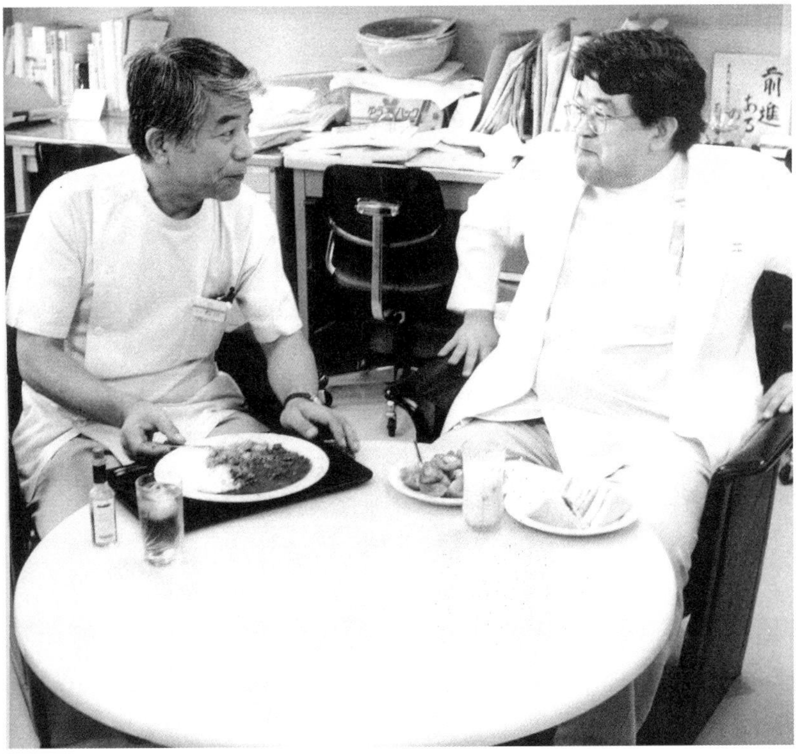

写真 5
近森リハビリテーション病院でのある日の昼下がり。田中正樹副院長と遅いお昼はレトルトのカレーと氷水だった。
（医療法人近森会 50 周年記念誌 現代編 50 年目の近森会 1996 年 12 月 24 日発行）

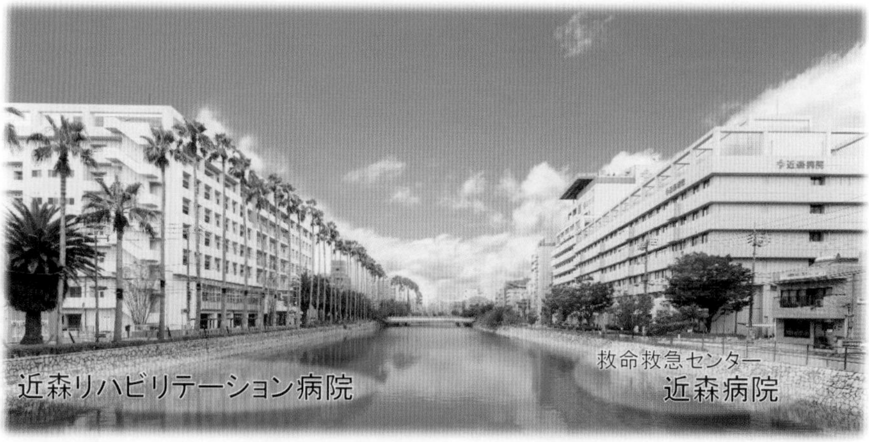
近森リハビリテーション病院
救命救急センター
近森病院

写真 6
2015 年 8 月近森リハビリテーション病院が江ノ口川の南岸に新築移転。北岸には近森病院が 2014 年 11 月全面的な増改築を経て，屋上ヘリポートを有する高度急性期病院として生まれ変わり，地域の基幹病院として地域医療をリハ病院とともに守っている。

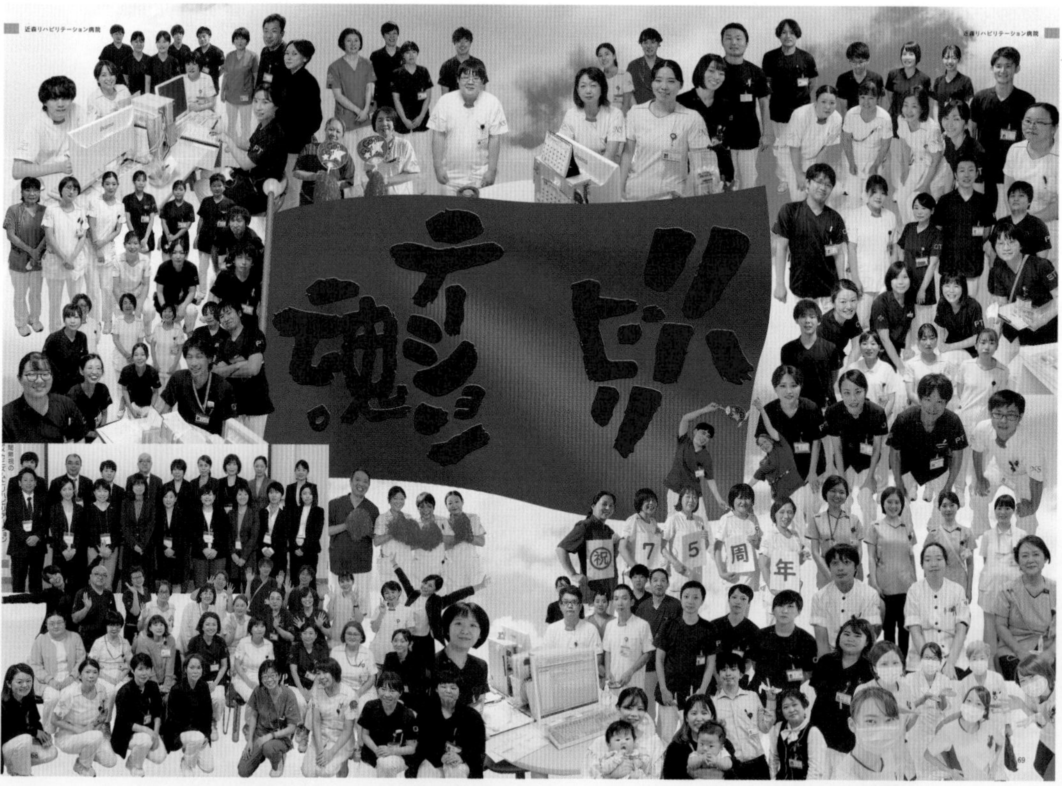

写真 7　石川さんのリハビリテーション魂を受け継ぐ頼もしいスタッフたち

1. 基準看護をめぐる石川組看護師と現地看護師の葛藤と苦悩

残った現地看護師に芽生えた達成感と誇り

河原木裕子（元近森リハビリテーション病院/元輝生会）

私の職業人生の方向性を決定づけた二つの出会い

一つは，私が初めて就職した虎の門病院分院でのリハビリテーション（以下リハと略）との出会い。そして，もう一つは職種の壁を越えチーム一丸となって患者さんの生活再建を目指そうと奮闘する石川医師との出会いでした。

私の配属された病棟は７診療科の混合病棟でした。手術前後の管理，疼痛や呼吸困難のケアなど迅速な対応を迫られる状況下で，自立支援のためにじっくり見守るリハ的ケアは十分に行えず，私はリハ専門病棟で働く夢を漠然と描いていました。

ある時石川さんからその夢を叶えられそうな誘いがありました。「高知でリハ病院構想がある。一緒にやらないか」私はワクワクしつつも，見知らぬ地での生活や仕事上の困難さと不安が先に立ち，悩んだ末に高知行きを決意し，1986年９月高知の地を踏みました。

石川組５人の看護師

１人は佐久病院出身，あとの４人は虎の門病院分院出身でリハ看護の経験者でした。５人が高知に来た共通の理由は，「石川さんと働きたい。彼の力になりたい」思いであったことは間違いありません。石川さんは熱く語り，相手をその気にさせる名手でしたから。

そして，５人は何やら怪しい集団のような「石川組」と総称されるようになりました。

鬼軍曹になれ

役職経験もなく病棟責任者となった私への石川さんからの指令は「鬼軍曹になれ」でした。感情も言葉もストレートに表に出す私が適任だと思われたのでしょう。必要なのは管理者より監督者，信念をもち妥協せず突き進むことを期待され，私はその期待に応えようと鬼軍曹に徹しました。当時の私を知る人は「怖くて本当に鬼のようだった」と言います。

いざ，付き添い看護から基準看護へ

患者を毎日の生活の場面で支える，看護の重要性を理解する石川さんは，看護をリハの中心に据えるには基準看護の導入が必須と考え奔走します。病院幹部はできるはずがないと呆れても，石川さんは強行に導入の許可を取り付け，80床で長期療養病床の近森病院分院で基準看護導入準備が始まりました。

重点項目は，職業付き添い婦の排除，現状の看護の実力で対応できない重度患者の転院，車いすで使用できる病棟内環境の整備等々。そして，最重要課題であり最も苦労したことは，看護要員の確保と現地看護師（以下彼女ら）との協働でした。

看護業務を看護師の手に戻す

それまで患者さんの世話は職業付き添い婦や

家族が行っていたため，彼女たちは基本的看護技術でさえ心許ない状況でした。結果，石川組看護師（以下私たち）に指導されることになります。プライドが傷つき，拒否的感情や先々の不安感が芽生えたことは容易に想像できます。しかし，そんな感情論は抜きにして，「看護を必要とする患者さんは目の前にいる。自分たちでやるしかない」と彼女たちも思ってくれている，とは甘い考えでした。

彼女たちの抵抗

病院経営の安定化のためには一刻も早く基準看護の承認を得なければなりません。ゆっくり互いの理解を深めてなどと悠長に構えることはできませんでした。

そして，彼女たちはついに爆発しました。集団欠勤（ボイコット）という形で。この事態を招いた背景に，私たちの責任がなかったとは思いません。しかし，行動する前に，最終的に影響を受けるのは患者さんたちであることに気付いてほしかった。さすがの石川さんもこの事件には心が折れた様子でした。

でも，私たちは何日連続勤務をしても，患者さんたちに迷惑はかけない，と誓い合ったのです。この時石川さんの目には涙が。その後も不平不満はくすぶっていたようですが，これが最大の事件で終わったことは幸いでした。

看護実践の基準を掲げる

私たちは具体的な看護実践項目を文章化して，全員に徹底するよう掲げました。

看護実践の基準

1 付き添いは家族であってもつけない
2 ADL 介助を家族に依存しない
3 食事は車いすもしくはいすに腰かけて食べる
4 排泄はトイレで行い，ポータブルトイレの使用は控える
5 膀胱留置カテーテルやおむつは極力使用しない
6 入浴は最低週 2 回，必ず浴槽に入る
7 洗面は洗面所にて朝夕実施する
8 更衣は朝夕実施する
9 起居動作，車いす操作，歩行，コミュニケーションなどの病棟内訓練を PT，OT，ST と連携して行う
10 全例に看護計画を立てる
11 医師，看護・介護職，PT，OT，ST，MSW とカンファレンスを通して徹底した連携に努める

（上記は当時のものを一部改訂したもの）

患者の変化が彼女らを変えた

看護師全員で上記 11 項目を実践することによって，患者さんは生き生きとした表情になり，できることが増えていきます。医師による投薬や手術ではなく，自分たちの看護実践で，つまり看護の力で患者さんが良い方向に変わっていくことを彼女たちも実感したのです。石川さんからの，「君たちの力，看護の力で患者さんが変わった」という誉め言葉も効果絶大でした。

今まで寝たきりで退院の見込みがない患者さんばかりをみてきた彼女たちにとって，元気に退院する患者さんの姿に，達成感と誇らしさが芽生えたに違いありません。

採用しても辞めていく

基準看護の導入をきっかけに相当数の退職者

が出ました。更に，新採用者が入ってもやっと慣れた頃，リハ看護の面白さややり甲斐を感じる前に辞めていくことの繰り返し。新規採用者教育に時間と労力をかけても，看護の質の向上どころか人員の確保が大変でした。

こうして何とか実績開始1年後に近森病院分院の基準看護が承認されました。

そして，彼女たちの中で荒波に抗いながらも残った数人と新規採用者の中で成長した数人は，その後の近森病院本院の基準看護導入と近森リハ病院の開院にあたり活躍してくれました。

忘れられない石川さんの言葉

私は何度か石川さんに愚痴をこぼし，弱音を吐いたことがあります。その時返ってきた強烈な言葉は「**仕事**とは大きなことを成し遂げること。君たちのやっていることは看護労働に過ぎない。自分で決めて高知に来たのだから，覚悟を決めて**仕事**をしなさい」「力の出し惜しみをするな。持てる力を出し切れ」でした。それを自ら実践している石川さんに対して，私は返す言葉がなく「頑張るしかない」と思ったものです。

参考文献

河本のぞみ，石川誠：夢にかけた男たち―ある地域リハの軌跡．三輪書店，1998

写真で振り返る石川誠さんの近森赴任当時（1）（松木秀行氏提供）

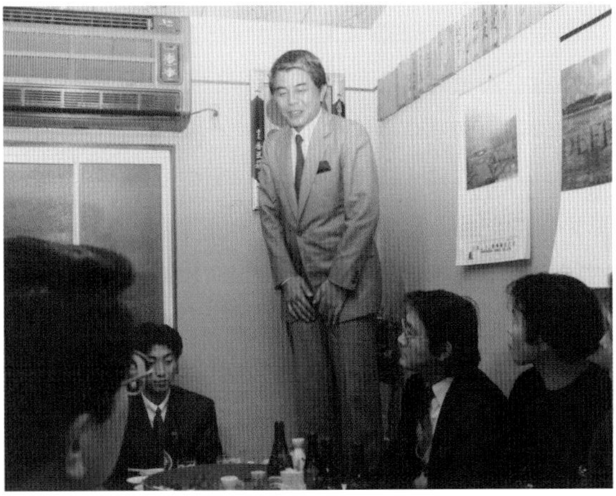

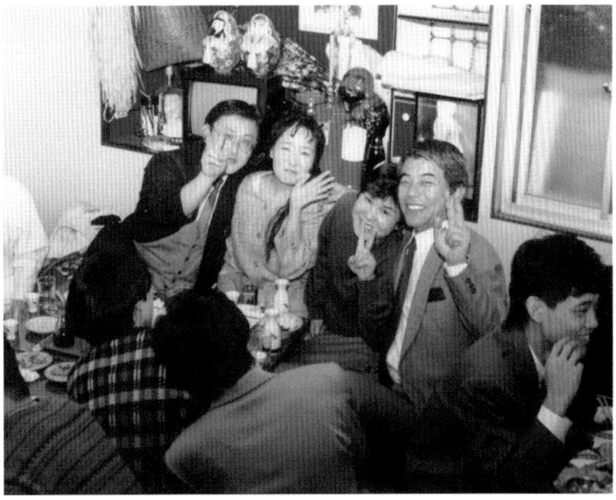

虎の門病院から看護師を帯同してしてきた石川誠さん赴任の挨拶に，石川さんもスタッフも緊張の面持ちで，手放しの歓迎の様子は見られなかった（写真左）。しかし，石川さんの選んだ道は，いつもどおり，近森のチームに徹底して溶んで行くことだった（写真右）。

2. 近森リハビリテーション病院開院までのリハビリテーションの改革

石川流のチームの変え方

松木秀行（元近森リハビリテーション病院）

近森病院分院のリハビリテーション

分院には脳卒中や脊髄損傷，透析の患者さんが長期間入院していました。患者さんは腰の高さまであるパイプベッドに畳の上に布団が敷かれ，ベッド柵はない状況で付き添いが日常の世話を行い，訓練以外は病室で寝ている状態でした。

PT 3名，OT 1名で訓練を行っていましたが，PT は PT，OT は OT で共通の目標もなくばらばら，看護師との会話もなく，自宅退院する患者さんはほとんどいませんでした。PT は訓練を行うと機能が変わる患者さんには1時間以上も行い，機能を回復させることが使命のように技術に偏重していました。高齢者やあまり変わらない患者さんには少ししか訓練をしない。

OT も訓練室での作業活動が中心で実際の ADL 場面への介入は見られず，訓練の内容に口を挟む医師もいませんでした。上司から近森病院に2カ月間応援に来た医師がリハビリテーション（以下リハと略）科医として近森に来ると聞かされました。後々，数人の看護師も東京から来ると聞いた時にはいったいどんな先生でどのようなリハをしに来るのだろうと思いました。

分院に異動したら

分院にリハ科開設後，付き添いを撤廃し看護師によるケアが始まりました。在宅までを見据えた取り組みに対し，技術に偏重していた PT は分院から徐々に近森病院に異動していきました。私はその入れ替わりでリハ科開設数カ月後に分院に異動となりました。

先生の印象は，若くてスポーツマンタイプ。患者さんの対応や診察を見た時に患者さんと目の高さを同じにして常に笑顔で話しをする。記録も社会歴等の背景を含めこれまでどのように患者さん自身が歩んできたか，誰が見てもわかりやすい言葉で記載されており，今まで接してきた医師とは違う，何か今までにはない経験ができそうな印象を持ちました。

まず教えられたチームアプローチの根底になる専門職のありかた

先生が開口一番に私に言ったことは，「まず患者さんを起こして車いすに乗せるためにベッドの足を切って低くする。ベッド柵が取り付けられるようにする」「患者さんの体形に応じた車いすを配備し，メンテナンスは PT がすること」「PT・OT 同士で先生と呼ばないことを徹底する」ということでした。

先生曰く，「障害の状態や身体の動きをよく理解し，どのように誘導すれば起き上がれて安全に座位が保てるか環境も含めて対応するのが PT ではないか」「車いすも処方するだけではなく，構造も知っているわけだからメンテナンスもできて当然ではないか」また，「看護師もケアや指導を通して患者さんをよくしていくわけだから看護師も先生と呼ばれてもいいのではないか。なぜ PT，OT だけが先生と同職種や他職種から呼ばれないといけないのか」ということでした。

それは専門職のあるべき姿とチームアプローチの根底にあるものでした。

患者さんにあわせたベッドと車いすを作る

患者さんにあわせたオーダーメードのベッドの高さを設定し，切断は業者に依頼するも設定が低くなりすぎ，角材で補高したこと。ベッド柵の取り付け金具の考案に四苦八苦しながら完成したこと。車いすも海外製の大きくて重い車いすから患者さんの体形を採寸してオーダーメイドで依頼し，1台が従来の車いすの約3倍したことなど病院内外の様々な業種の方に手伝っていただき患者さんの自立支援に向けた環境を整えることができました。

医師以外は先生と呼ばない

また当時はPT，OTは全国的に見ても数が少なく，前職場でも先生と呼び，呼ばれることに何の疑問も感じていない，それが当たり前だった中で「さん」付けで呼び合うことにみんなかなりの抵抗がありました。先生からまだ「先生」と呼んでいるぞとチェックがしばしば入りながらも，分院だけでなく近森会全体で医師以外は「役職名およびさん付け」で呼び合うことができるように変わっていきました。

はじめてのレクレーション

先生の体育会系の乗りで夏には納涼祭を企画して職員の寸劇等を披露，年末には餅つき大会など患者さんのためのイベントが開催されました。イベントを開催するごとに準備から設営まで今まで交流もほとんどなかった職員同士の仲間意識を感じることができました。一番楽しく気合が入っているのは先生でした。

在宅復帰に向けての３本柱

職員の雰囲気も徐々に変化する中でST，SWが配置されカンファレンスが開催されるようになり在宅復帰に向けた動き始めました。

安心して在宅生活が送れるように何かあればすぐに往診，訪問する。また，入院できることを家族に説明し自宅復帰を促していきました。その後，在宅生活を維持するために多職種で構成された継続医療室が発足しました。

リハビリテーション病院建築計画

当時は，温泉地型リハから都市型リハと言われていた時代でありましたが，高知の田舎で近森会がリハ専門病院を建てることは建築図面を見るまでは信じられませんでした。リハ病院開設準備委員会発足し動かせない柱，壁以外は中のレイアウト，備品の設置場所は各部門の責任で設計すること，トイレ，浴室については看護と協力しながら設計をしていきました。「自分たちで設計するのだから使い勝手が悪くても文句は言えないだろう」と言われ責任の重さを感じました。

そして「急性期からより早く在宅へ」を目標に近森病院にリハ科が開設されました。

このリハ科を開設した時期には当時の技術を偏重していたPTは誰も居なくなり，近森会のPTの構成が変わった時でもありました。

分院にリハ科開設以来，付き添い看護から基準看護，在宅復帰に向けたリハとフォローアップ体制の構築へと，目まぐるしく激変だった3年数カ月でしたが「一緒に汗をかいてくれる仲間がいるから頑張れる」の一言に心を動かされ，一緒にやるしかないと思いました。

3. リハビリテーション病院への道のり

ソーシャルワーカーの証言

証言：高橋紀子（元近森リハビリテーション病院リハビリテーション部長）

近森病院に着任

石川さんには，昭和61年4月着任されたその日にお会いしました。当日突然，事務長から「患者さんについて石川先生に説明するように」と言われ，何の用意もないまま当面の拠点となる分院を尋ねました。そして，患者の入退院動向，付き添い依存看護体制でのさまざまな弊害。半年前に私が独自で調査した「長期寝たきり患者」が全ベッド数の1/3強を占めていることなど，近森病院の現状と入院中心の高知県の医療状況をソーシャルワーカーの視点で２時間ほど話しました。

すると石川さんは「あなたがしてきたのは医者の仕事です。これからは私がやります」と言われました。後日，歓迎会の席で「私が来たので，これからソーシャルワーカーは要りません」との言葉。「ム・ム？」敵愾心をもった私は「闘うためには相手を知らねば」と，本院でまだ専任スタッフがいないまま始まった外来診療のアシストを買って出ました。

診察は，自宅での暮らしぶりから金銭面まで患者の生活全体を確認する内容から始まり，「こんなドクターに会ったことがない」と私は驚きました。ソーシャルワーカーの生活重視と共通するところがあり，新設された『リハビリテーション科』の意味を知ることになります。それがその後，石川さんと歩む出発点となりました。

看護を重視していた石川さんは，まず分院で「排泄はトイレで」「食事は座位姿勢で」など8項目の基本方針を掲げることから始めましたが，付き添い依存で介助経験のない看護師は反発し，集団でのボイコット騒ぎにもなったようです。まもなく，中村（当時）さんを筆頭に虎の門病院から着任したナース５人の先導で分院や本院仮設病棟のリハビリテーション（以下「リハ」と略す）看護が始まり，それは近森病院全体の看護体制転換への導火線となっていきます。

戦略と戦術

石川さんは，病院内外でまずラテン語の『Rehabilis』を用いてその意味と理念を熱く語り，それまで，リハとは手足の訓練だと認識していた多くの人たちに『リハビリテーション』が何であるかを伝えていかれました。やがて，地域のヘルパーから「私たちもリハを担っているんだ」という声が聞こえるようになるなど，その考え方は高知県内に徐々に浸透していきました。

何かの折に佐久総合病院と近森の二つの病院からオファーがあったと話された時「なぜ近森病院を選ばれたのか」と尋ねました。「佐久は大きくほぼ完成されている。高知はリハの普及がまだまだで，近森病院はまず取り組みやすい規模だ」とのことでした。あの時点で，のちにリハ医療をリードする戦略を明確にもたれていたのか知る由もありませんが，静かに次々と打つべき手を打ち，着実に改革を進めていく姿はさながら闘う戦士のようでした。一方，常に全方位で練り検証しているようでいて，時折りずっこける面もあり，それが人心を引きつける魅力の一つだったかもしれません。

リハ科では，まず診療システム・チームづくりから始まります。その際の手法，マネジメント力は，私には大きな学びとなりました。また着任の翌年，有志で始めた継続医療室活動は，在宅生活と医療を確実に繋ぎ，無理だと思っていた患者の自宅復帰を次々と実現，周囲の意識を変えていくことになります。しかし新病院開設については当初，医師会で認められず，改めて趣意書を提出することになり，私にその作成を命じます。

石川さんは，こうしてリハ病院開院までの準備を進めていかれました。

近森リハビリテーション病院

平成元年12月に開院。すでに運営・診療の原型はできておりました。私はリハ部長に任命されますが，当時どのように説得されたのか全く記憶がありません。急増するPT・OT・ST・SW各部署を統括することになり，それぞれ熱意と自負心が強いセラピストたちの調整・緩衝作用の役割と地域・他機関との連携強化の意図があったと思います。ある時，血気盛んなPTが「私たちは院長の駒ではない」と訴えてきたことがありました。「めざすリハ医療を進めるためには，みんなが役割をもった駒である。院長もその駒の一人だ」と諭し，後日それを石川さんに話すと「その通りだ」と笑っていました。いろいろありながらも密に実施されたカンファレンスは若いスタッフの教育の場となり，鍛えられます。石川院長指揮のもと，看護部とリハ部が両輪となってリハ医療を実践していきました。

また開院10日後には，並行して準備を進めていた『第1回高知県リハビリテーション研究大会』を開催しました。高知県下で初めて保健・医療・福祉分野の人々が一堂に会しましたが，病院・施設・地域，職種を問わず共通の場で議論し，研究・学習することを目的としていました。県内各分野の主だった方がたに顧問や世話人となっていただくため，先立ってその根回しを先生と分担，奔走しましたが，ここでも石川さんの武器である情熱と説得力が存分に発揮されました。この研究会は2年後に500余名の会員組織になり，やがて来る介護保険の地域土壌を現場サイドから醸成していきました。石川さんの蒔いた種は確実に根を張り，近森会にとっても高知県にとっても，大きな財産となってその輪を拡げていきます。

最後に，高知時代から亡くなられる直前まで陰で支え，寄り添ってきた石原寛氏を紹介します。彼は決して公の場に出ることはなく，走り続けたであろう石川さんにとってはオアシスのような存在ではなかったかと思います。これも石川さんの魅力ゆえんの関係でしょう。

高知でのあの時代，石川さんは私にとって師であり，共に闘う同志でもありました。

改めて感謝申し上げるとともに，心よりご冥福をお祈りいたします。

4. 継続医療室

ブルドーザーのような病院改革の結果，継続医療室を創設

証言：伊藤隆夫（栗原整形外科リハビリテーションセンター/
元近森リハビリテーション病院・元輝生会）

ブルドーザーのような病院改革

私が理学療法士となって高知県の近森病院に就職したのが1985年でした。出会いはその翌年の1986年で，石川さんがリハビリテーション（以下リハと略）医として近森病院に赴任してきたところから始まりました。その頃の私はというと，社会人経験を経てから理学療法士の資格を取ったものの少し熱も醒めて，やや鬱屈した日々を送っていた時期にカンフル剤のような刺激を受けた記憶があります。石川さんは赴任早々ブルドーザーのような勢いで病院改革を開始していきました。当時のリハ病棟を付き添い看護から基準看護へとケア体制を大幅に変えるとともに，リハ専門職の現場もどんどん変革していきました。

外来で担当していた在宅の重度の脳卒中の患者のカンファランスの席上で，介護者である奥さんの自宅での排泄や入浴の介助の実際を聞かれて，全く答えられなかったという苦い経験がありました。話にならないからとにかく自宅での状況を実際に見に行って来いというのが，私自身の在宅訪問の始まりでした。石川さんは前任地の虎の門病院分院でのリハ医の活動の中で，すでに気心の知れた看護師とともに，退院し自宅復帰された患者への在宅医療を非公式でしたが実践していました。われわれリハ専門職に対して，入院や外来の患者さんへの関わりの中で，在宅生活の実際を意識することの重要性を教え込もうとしていたのだと思います。

継続医療室の創設のいきさつ

石川さんは自分の担当するリハ病棟だけでなく，医療法人近森会全体の看護体制も基準看護化する方向へ理事長に強力に働きかけ，重い腰を上げさせたのです。おそらく様々な抵抗勢力が足を引っ張ろうとしたとは思いますが，時代の趨勢もあって基準看護体制に移行しました。しかし，その過程でそれまで長期入院していた脳外科手術後や整形外科の頸髄損傷など，重度のいわゆる「寝たきり」といわれた患者を整理していきました。ソーシャルワーカーが中心となって他の病院や施設への転院や，家族を説得して無理矢理に自宅に帰ってもらいました。

実はこのように「病院の都合で自宅に帰した」患者は，それこそ東は室戸岬から西は足摺岬と高知県全域に及んでいました。ソーシャルワーカーの良心として，自宅復帰させた患者のその後の状態を確認しておく責任があるという強い思いが石川さんの在宅医療を始めるきっかけになりました。1987年，県下で初の組織だった在宅医療活動として「継続医療室」が発足したのでした。医師は石川さん，それと虎の門病院で石川さんとともに活動して高知に馳せ参じたリハ病棟の看護師たち，思い入れのあったソーシャルワーカーとリハ病棟の理学療法士と作業療法士の計14名から15名で構成されていました。

在宅で身体機能は下がっても患者も家族も元気になった現実を知る

法人の上層部からは，「石川さんの趣味でやるのだったら構わないが，お金は出さない！」という冷たい対応でした。そこで時間外や土日，祝日に自分の車を使って，患者さんの状態に応じて２人から３人の複数の職種で訪問しました。この活動を通じて，無理矢理に自宅に帰した重度の患者の多くは予想していたように寝たきりとなり褥瘡も作って，状態は悪化し家族の介護負担も上がっていました。

しかし，身体機能面の重度さは変わっていないにも関わらず，本人も家族もとても元気になっていた方々もいたのでした。自宅に帰ったことで近隣の親戚や友人が訪れてくれて刺激が増え，自宅だったりその地域で暮らしていることの安心感が本人の気持ちを前向きにしてくれたり，家族も介護負担はあったが本人に活気が出てきて頑張れているといった感じでした。この活動を通して，病院から退院して自宅に帰ってから必要に応じて継続した医療を提供して，悪化を防止し家族も含めて支援していくことの重要性を痛感しました。

継続医療室で一番変わったのはリハ専門職

継続医療室活動を通じて最も変わったのは私も含めたリハ専門職だったと思います。毎週１回，本来の業務終了後の午後７時から報告会が行われたのですが，この会議がなんとも恐ろしかった記憶があります。看護師からは患者さんの基本的なADLについて，家族の介護も含めて事細かに聴かれ，しどろもどろになったことが何度もありました。さらに訪問したらおむつに排泄物が出ていたのに，家族が不在だったために訓練だけしてそのまま帰ってきたことに，リハ専門職といえどもおむつ替えを優先すべきだと痛烈に指摘されたこともありました。

石川さん自身が重度の不全頸損の方への訪問診療で，一体型のトイレ，浴室で排水が詰まって水浸しになっている場面に遭遇し，介護者の奥さんも酔いつぶれていたため，すぐに近くのスーパーに道具を買いに行って，詰まりを直してきれいに掃除までして帰って来たというエピソードがありました。職種に関わらずとにかく生活上困っていることを解決すること，リハ専門職といえどもケアをきちんとできることが在宅訪問活動での基本なのだと思い知らされました。

いろいろ厳しい指導もありましたが，とにかく継続医療室の週１回の報告会が終わると，必ず石川さんのおごりで夜の街に繰り出して夜中まで飲み明かし，翌日はまた元気にリハ病棟や在宅訪問活動に出かけて行った日々が懐かしく思い出されます。「患者さんに良いと思われることは率先してやれ！そうすれば制度が後追いしてくる！」との石川さんの口癖の通り，継続医療室の活動は在宅介護支援センター，訪問看護ステーション，訪問リハビリテーションとして制度化され，報酬化もされたのです。そのメンバーはそれぞれの事業所の責任者となり，さらに近森リハビリテーション病院の幹部になって，後の回復期リハ病棟での生活を支える活動の基礎を構築していくことにつながって行きました。

5. 開院からのモデル構築

急性期リハビリテーションにおける提供体制の完成

小笠原　正（近森会リハビリテーション統轄部長）

遅れていた急性期リハの整備

石川さんが近森会において急性期から生活期までのリハビリテーション（以下リハと略）の流れを作り，注目されはじめてから25年が過ぎました。石川さんの近森会での改革は，1986年？　に行った基準看護体制の導入から始まり，1998年の在宅総合ケアセンター近森の完成まで12年間に及んでいます。また，その間に近森リハ病院の開設をはじめ，回復期や生活期におけるリハ提供体制の充実が図られました。

一方，近森会での急性期リハの整備は，回復期や生活期の改革より少し遅れることになります。ただ，近森会はもともと高知でも屈指の救急病院で石川さんが赴任する前から，PT，OT，ST，SWがそろっており，急性期リハの整備基盤はすでにありました。また，赴任当時は付き添い看護が主体で看護体制も脆弱な状況でしたが，石川さんが行った近森病院分院のリハ科における看護改革の影響で，急性期の近森でも基準看護が導入され看護体制が強化されました。

このような背景もあり，近森病院でも急性期におけるモデル構築の基盤はできつつありました。しかし，当時のリハ部門では急性期の受け皿となる近森リハビリテーション病院（以下，近森リハ病院と略）の開設が優先課題として進められていたため，近森病院の改革はその後のことになります。また，当時の近森病院では，法人内での人員調整もありPT数名体制での対応を余儀なくされる時期もあったため，体制整備と同時に人員確保も課題となっていました。

急性期リハにおけるモデル構築

急性期の近森病院では近森リハ病院開院後しばらくは，少数のセラピストで387床の患者さんに対応していました。当時の近森病院にはリハ医はおらず，リハのオーダーは，運動器疾患は術後のプログラムもあり整形外科から出ていました。また，中枢神経疾患は各診療科からリハ部に依頼があり，石川さんが病棟を回診し具体的なオーダーや，近森リハ病院への転院が決められていました。

当然のことながらリハカンファレンスも回診後に行い，患者さんの方向性や対応についてもデスカッションしていました。当時の石川さんは一人の患者さんに急性期，回復期で関り，必要があれば退院後在宅まで往診に出かけており，今ではあまり考えられない対応をしていたことになります。

その後，このような体制がしばらく続き，石川さんも外部の仕事が忙しくなると，当時近森リハ病院のリハ医であった田中正樹医師が近森病院の回診に加わるようになり，リハ医による回診体制が強化されます。一方，この間に近森会のリハスタッフは順調に人員を増員し，1997年には近森病院に待望のOTが配属されます。また，翌年にはOTが２名増員となり，急性期のセラピストはPT 14名，OT 3名，SW 4名になっています。

図は1998年当時の近森会における医療システムと人員配置を示していますが，急性期のセラピストは，近森リハ病院の開院から９年の間

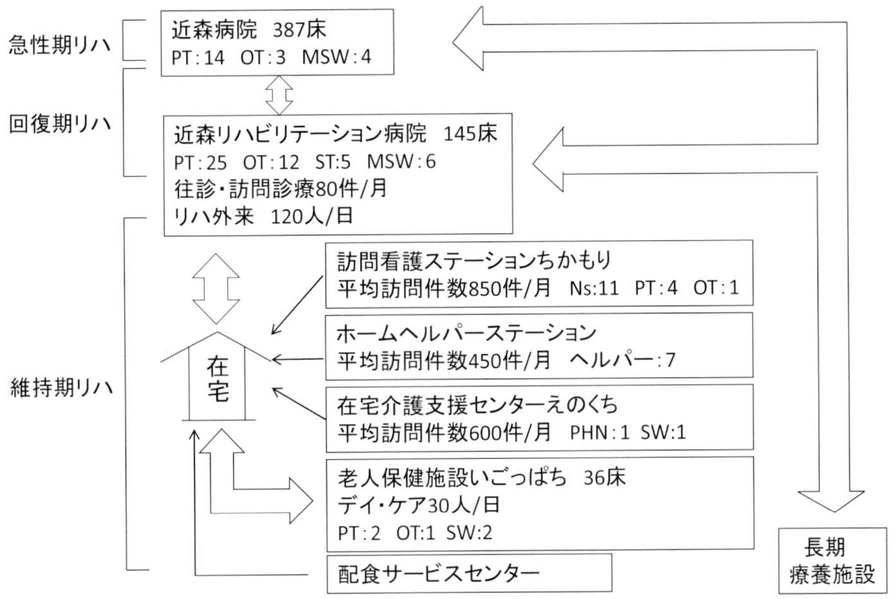

図1 近森会のリハビリテーション医療システム

に約4倍近く増えています（**図1**）。

一方業務体制については，改革以前は，中枢神経疾患のリハオーダーは発症から2週間以上過ぎてから出されることもあり，急性期リハと回復期リハが混在している状況もありました。しかし，近森リハ病院開院後は，急性期から回復期への流れができ，リハオーダーも早くなり，発症後20日前後で回復期への転院が可能となったことで，急性期リハと回復期リハの役割が明確となりました。これらの改革により，近森病院ではより早期からのリハが求められるようになります。また，病棟運営においては，近森病院でも近森リハ病院に少し遅れ1996年にスタッフの病棟担当制がはじまり，看護との連携が強化されています。また，翌年には脳外科病棟にサテライト訓練室を設け，より早期に座位や立位訓練が可能となり，訓練内容が最大限病棟ADLに生かせる体制が整っています。急性期の改革により，365日の訓練は少し遅れますが，この当時に現在の近森病院における基本的な急性期リハの提供体制が完成しています。

石川さんの急性期における改革についてはすでに述べましたが，ほぼ改革が終わりかけた1997年4月に，石川さんは近森リハ病院の院長を当時副院長であった田中正樹医師に譲っています。その後ご本人は，活動の拠点を東京に移すまでの約1年間，近森病院のリハ科医師として勤務しています。また，この間に最後の急性期改革として近森病院のOT増員や病棟訓練室の設置などに関わり，病棟でのADL向上を図るための体制が作られました。そして，在宅総合ケアセンター近森が完成する1998年に近森会を退職しておられます。

ここからは退職後の話になりますが，石川さんは，退職前不安がる私達に「毎月1回は高知に来るから心配することはない」と話してくれました。そしてその約束は，3代目近森リハ病院の院長となる栗原正紀医師が赴任する2001年まで，3年間にわたり続きました。

石川さんとの12年間は内容の詰まった長いようで短い期間でした。

引用文献

1）小笠原正・伊藤隆夫・松木秀行：急性期リハビリテーションにおける理学療法。理学療法士の役割と課題。公衆衛生 62（2）：163-166，1998。

6. 石川誠さんの描いた仕組みが近森モデルとして拡散

リハ部長の仕事は見学対応責任者？

森本　榮（輝生会理事長補佐/元近森リハビリテーション病院）

石川さんに33年間家来として仕えましたが，ここでは1990年代の近森リハビリテーション病院（以下近森リハ病院と略）在職中に森本が遭遇した人間石川誠を書きます。

カルチャーショックから応援団に

理学療法士として，兵庫県総合リハビリテーションセンター（以下兵庫リハセンターと略）で10年の勤務をへて，同級生の松木秀行さんから「石川さんというリハビリテーション専門医(以下リハ専門医と略)がいてやりがいがあるから高知に帰って来い」と誘われ，石川さんと会い一目ぼれで郷里の近森リハ病院に入職しました。

しかし，兵庫リハセンター時代はセラピストがリハの主役で訓練室をリハの練習拠点とし「先生」と呼ばれるのが当たり前でした。しかし，石川さんの方針は病棟を中心に看護・介護とリハスタッフがチームを組んで活動することでした。さらに，職種間の垣根をなくすために「先生」ではなく全員が互いを「さん」付けと呼ぶことが決まりでした。このカルチャーショックは大きく私を悩ませました。

当時，理学療法士の先輩からは「森本，お前何を考えている，先生と呼ばれるまでに先人が努力し確立したものを，軽々しくさん付けにするとは」とお叱りを幾度も受けました。

しかし，石川さんや同僚と会話を重ねるにつれ，これぞリハ医療の目指す姿と感じ，カルチャーショックから目覚め，近森リハ病院の発展にすべてをかける決心をしました。そこで，日本のリハ医療に影響力のある前職の院長澤村誠志先生に近森の活動を直接売り込みました。すると「やってなんぼ」の先生の言葉の通り，すぐに石川さんにアクセスし見学，直後に日本リハ病院協会（当時）の理事に石川さんを引き上げました。あっという間の展開でした。石川さんが両手握手で「森本ありがとう」と言われた時，やっと本当の家来になったと感じました。

カバン持ち

石川さんもあまりの展開に戸惑っていましたが，決意をもって理事に就任，診療報酬等対策委員会の委員長を務めます。私も石川さんからこの委員会にカバン持ち（書記）として同行することを指示されました。初回の会議で私の緊張が極限に達しているのを見て「森本，うなぎを食べて会議に出席しようと」誘われ，ご自分も相当緊張していたと思いますが，私の緊張をほぐしてくれました。

当時の有名なリハ医療機関の経営の代表が出席する委員会でした。やや話題の方向性がずれても発言をよく聞き，恥をかかさず，発言に丁寧に対応し，石川さんの頭の中にある構想へと徐々に誘い込んでいきました。委員会が終わると皆さん上機嫌でお帰りになっていました。会議終了日，飛行機に搭乗すると数秒で眠りに入り高知空港に着陸した衝撃で眠りから覚めていました。プレッシャーによる疲労はあったと感じています。

診療報酬を要求するにはリハ医療の見える化

が必要でした。建物構造（トイレ，ふろの個数），訓練室の広さ，セラピストの1日の対応患者数，看護基準の有無など会員病院への調査を行い「リハビリテーション医療のあり方（その1)」を作成されました。当時，漠然としたリハ医療の形がこの報告書をきっかけに目指すべき姿が見えていきます。この後，回復期リハビリテーション病棟（以下「回復期リハ病棟」と略）ができても見える化は継続しています。

石川さんの盟友

石川さんの盟友と言えば浜村明徳先生が代表格ですが，私が書き残したい人は石川さんが病院経営に悩んでいた時に出会った，現在の西広島リハビリテーション病院（以下西広島リハ病院と略）の創設者である岡本則昭院長です。平成2年から3年ごろに岡本さんが病院見学に訪れます。見学が終わり討論になった際に岡本さんから「実は，平成2年の5月の連休に家族旅行で高知に来た際に，リハ病院の看板が目に入ったので，患者家族という名目で中をのぞきました。今日は正式に見学させていただきました。すばらしい病院です」驚きと同時に，そこから話が弾み，民間経営で西広島も近森もほぼ同時期に開院した点，院長として経営に苦労している点，さらに大学時代ラグビーをやっていた点など，一気に意気投合されました。

岡本さんと石川さんがタッグを組んでリハ医療の発展に寄与します。1つの出来事として，当時リハ医療に力を注いでいる民間病院を西広島リハ病院の岡本院長・門田リハ部長の企画で広島の宮島で宿泊にて研究会を開催しました。飲んで，芸を披露して，話して親交を深めました。現在の回復期リハ病棟協会の研究大会の始まりとも言えます。

しかし，無念にも岡本さんが平成9年6月9日にご逝去されました。葬儀に参列した石川さんが盟友を失った失意で落ち込んだ姿を覚えています。

その後，長い年月を経て，2017年2月に広島で行われた回復期リハ病棟研究大会で，息子さんの岡本隆嗣さんが大会長として挨拶をする姿を石川さんはわが子の成長を見守る親の目で見つめていました。絆を感じる場面でした。

リハ部長は見学対応責任者？

近森リハ病院の活動が全国に拡散し始めた，平成6年に石川さんから「森本，リハ部長をやりなさい」と言い渡されました。リハ部長は何をすべきかと考える間もなく，見学者対応が主流になります。

全国から訪れるので事前打ち合わせとして交通手段，ホテルの紹介などを行い，当日は，朝オリエンテーション，午前中病棟運営や，カンファレンスの流れ，病棟でのPT，OT，STの活動，カルテの仕組み（4面ビジブル）など各講師から紹介し，昼食の手配，午後施設見学，夕方石川さんとの意見交換が標準でした。特に，石川さんとの意見交換は質問の嵐で，白熱し終了しない，帰らない見学者もいました。

宿泊見学の方は1次会土佐料理の店で宴会，2次会スナック・カラオケ，締めに屋台でラーメン，12時を回ってホテルまでご案内，見学お礼の挨拶で終了，帰宅でした。

深夜の飲み会で寝ていた幹部に終了後「これはただの飲み会ではない，高知の田舎にわざわざ見学に来ていただいた大切なお客様だぞ，緊張感が足りない」と一喝されたことを思い出します。きめ細かな対応が賛同者を広げ，石川さんの描いていた夢の実現をバックアップしていただいたと感じています。

見学者が増えるほどに，石川さんが有名になり，天高く登っているのだと肌で感じていました。そして近森から東京へ拠点が変わっていきます。

第３節 近森を接点に仲間が広がる

1. 近森から全国への道を拓く

土佐の生簀もクジラには小さすぎた

証言：小山秀夫（兵庫県立大学名誉教授）

東京での活動拠点を紹介する

1998年5月10日に三輪書店から出版された河本のぞみ・石川誠著『夢にかけた男たち—ある地域リハの軌跡』という本が手元にあり，その「あとがきに変えて」で「石川誠医師は予定通り，近森リハビリテーション病院（以下近森リハ病院と略）の院長を辞め，近森病院の医師となっていた」という文章があり，それは97年9月だということです。現在，高知駅そばにある医療法人「みなみの風診療所」の今井稔也院長が医療法人財団新誠会「たいとう診療所」の院長に就任したのが97年10月のことですから，石川誠さんが東京に戻る決断をしたのは96年秋ごろではないかと思い起こしています。

96年10月末だったと思いますが石川さんから「東京に活動拠点が欲しいがどこか場所知らないか」という話がありました。当時，私は国立医療・病院管理研究所医療経済研究部長でしたが「不動産のことはわからないが誰かに聴いてみるよ」と気軽に答えました。当時取り組んでいた仕事は「介護保険制度における要介護認定システム」をどうにかしろという厚生省高齢者介護対策本部からのとてつもないオーダーへの対応でした。アセスメントの課題として「麻痺と拘縮」が正確に判断できるかどうかという議論になり，石川さんに22時過ぎに研究所においでいただき「確定診断をだすのは難しい」という話などをしていただいたことが何度かありました。

そんなこんなのある日，日本医療事務センター（現ソラスト株式会社）に勤務していた実兄に「リハビリテーション（以下リハと略）できるクリニックの場所を探しているらしい」と話すと「本社が移転したので旧本社のビルが使えるかもしれない」という話になり，短期間に医療法人財団新誠会が設立され，医師の今井さん，伊藤隆夫さんや森本榮さんなどが続々と高知から東京に移動してきて「たいとう診療所」が開設されたのです。石川さんの東京の仕事について，正確に理解しているのはここまです。

日本中の回復期リハ病棟をマトリックス組織にしたい

その後，初台リハビリテーション病院（以下初台リハ病院と略）の設立に関しては，時おり相談がありました。私が相談を受けたのは「スタッフや組織をどうするのか？」ということでしたが，どうゆうわけか設立メンバーの何人かをご紹介しました。組織については「リハ病院は単なる既存の組織ではなく，マトリックス組織にできないか」ということで議論したことを懐かしく思いだしています。それと回復期リハビリテーション病棟（以下回復期リハ病棟と略）が制度化され大喜びで２人だけで居酒屋で話す機会がありましたが，その時「日本中に回復期リハ病棟を普及させるためにどうするか考えている」と，真剣なまなざしでした。

石川さんから「毎日曜日牛乳２リッターと菓子パンを助手席に積んで往診しているんだ」「お年寄りが丘の上の一軒家に住んでいて，外便所で坂を歩いて下れないといけないんだよ」という話を聴いたのは，3度目に近森リハ病院に訪問したときのことだと記憶しています。妙にリアルで在宅医療の課題を的確に描写した話でした。「患者さんは完全に回復して家に帰るわけではないので，リハを地域で考えないとどうにもならないんだ」とも。この話は，もしかしたら都会の人々には伝わらないのかもしれませんが，高知県をつぶさに見て回ると「そうだよな」とやっと理解できました。

土佐の大きな生簀も，クジラには小さすぎた

高知の近森病院理事長・院長の近森正幸先生，高知県リハビリテーション研究会の宮本寛会長はじめ多くの石川さんの仲間たちと今でも親交をいただいています。太刀魚が名物の和歌山県有田市にお住いの伊藤隆夫さんとは，石川誠さんを肴に思い出酒に浸ることもあります。石川さんはいつも大きな夢に向かって活動していましたし，その夢を分かち合って夢を共有した沢山の人々とともに大きな成果をなしとげたのですが，彼の夢のバトンを残された皆様方がしっかりつないでいっていることが嬉しいです。

「水槽の魚は，決してその水槽より大きくならない」と思います。現在の近森病院は，有数の民間病院です。高知県はリハ先進県でもあります。私は国立医療・病院管理研究所時代に高知県立中央病院と高知市立病院の統合問題の委員会に長らく参加しましたが，その時期には石川さんはもう高知にはいません。県市統合病院でPFI方式を進めるという構想は，2005年3月の高知医療センターの開設で成就しましたが，決して順調な滑り出しではありませんでした。

いつも思い起こすのは，高知の海と空が石川さんを大きく育くんだような気がします。それと，土佐の大きな生け簀は，いつの間にかクジラには小さくなっていたんではないかということです。石川さんとは何度もご一緒し，リハの未来への議論は知恵比べのような楽しい時間でした。澤村誠志先生の「地域リハ」という意志が，浜村明徳先生との「兄弟船」によって津々浦々に根付き花開いていることは，あまりに美し景色です。

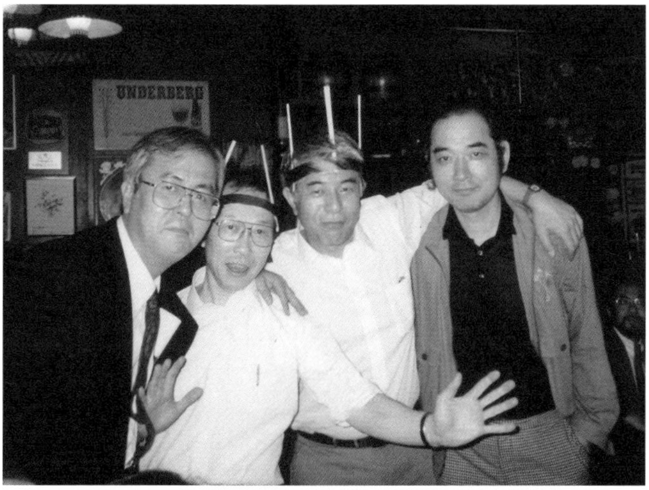

その後それぞれに地域リハビリテーション分野でリーダになる人たちが，近森にやってきた。
（松木秀行氏提供）

2. 高齢者ケアと石川さん

今あなたは憧れから目標に変わった

斉藤正身（霞ヶ関南病院理事長/日本リハビリテーション病院・施設協会会長）

「老人の専門医療を考える会」は学校だった

「老人の専門医療を考える会？ 何それ？？」平成３年，父から入会の打診があった時の反応でした。まさか後年，自分が会長になるとは…。

半信半疑でワークショップやシンポジウムに参加しましたが，私より一回り上の世代の人たちが老人病院，老人医療の将来を熱く語り合う姿は，大袈裟ではなく格好良く，憧れにも近い気持ちになりました。自分自身がそこまで真剣に考えたことがなかったせいもあります。経験，勉強，信念，すべてが足りなかったわけで，ディスカッションに加わっても言葉を返すことも主張することもできず，サンドバッグ状態で打ちのめされ間一髪でした。しかし生来負けず嫌いですから，そこから先は皆さんにしがみついて，それなりの経験を積み，自身の考えや行動に自信が持てるようになったわけですから，今となっては感謝感謝ですね。謂わば私にとって当会は「学校」でした。

私の手本はオーストラリア

海外視察は「課外授業」でした。見聞きすることすべてが面白かったですね。ご一緒した先生方との交流はとても刺激的でした。視察自体も参考になることがほとんどで，特にオーストラリアは1992年の視察以来，20回以上通うことになりましたから，私の病院や在宅ケアのお手本はオーストラリアと言い切れます。因みに石川さんともシドニーに少人数で視察に行きました。その時の珍道中も忘れられませんね。石川さんは両替やチケットは全部人任せ。ホテルの部屋が広すぎていつの間にか私の部屋で酒盛り。リハビリテーション（以下リハと略）病院の時だけは一番前で，興味のない視察は上の空で後ろで景色を撮っている…話を戻します。

浜村明徳先生の講演を聞いてリハへの思いが膨れあがる

多くの先生やスタッフの人たちとの出会い，なかでも浜村明徳先生との出会いは私の人生を変えました。平成４年に四日市で開催された研究会で「老人のリハビリテーション」をテーマに講演された浜村さん（当時，国立療養所長崎病院理学診療科医長）の，「寝ぐせの数で良い病院・施設かわかる」「北国の春と風船バレーが中心のデイケアでは…」などの言葉は，当時の私にはとても衝撃的で，リハを整形外科の一部のように捉えていたことは偏見だったと気づかせてもらいました。とりあえずやっていたリハではなく，座位や立位の大切さ，生活や活動の本質など，前向きでワクワクするようなリハへの思いが膨れ上がっていきました。この辺りから，この会に足りないこと，推進すべきことが私の中では明確になってきました。高齢者に対するリハと在宅医療の充実です。

「いごっぱち」を見て憧れが目標に変わった

そのような思いが膨らみ，リハを原動力に病院が生まれ変わろうとしているとき，当時の会長でした天本宏先生から「高知に凄い医者がいる。リハビリテーションや在宅医療の展開は見習うことがいっぱいある。石川さんに会ってみないか？！」と声をかけていただきました。

『地域リハビリテーション白書'93（三輪書店）』に近森リハ病院が紹介されていたことを思い出し，改めて拝読したその取り組みは，民間病院だからこそできる地域リハ活動，特に最後に述べられていた「在宅福祉三本柱と在宅医療三本柱の連携によって，よりニードに即した形の在宅支援が可能になると考える。もちろん，考え方の基本はリハの理念・哲学であり，その心を持つスタッフが実践することはいうまでもない」これにはしびれましたね！一発で憧れの存在になりました。でも，まだ会ったことがない人でしたから，誌面に載っていた訪問スタッフの写真を見て，一番前の細身で口髭の男性が石川さんだと思っていました。それは伊藤隆夫さんだったことは後日知ることになりましたが，六本木のレストランで初めてお会いしたとき，想定外に大柄で胸厚，都会的で洗練された石川さんには驚きました。まあ勝手に私が想像していたわけですが…天本さん，石川さん，そして私，共通言語は「在宅」でした。あんなに楽しいワクワクしたひと時は今でも忘れられませんね。自分が取り組もうとしていることを実践しているお二人のお話は本当に面白かったです。私たちの取り組みにも共感をしてくださり，心が通じ合い，そこからお付き合いが始まったわけです。

その後，小山秀夫さんの目論みどおり，平成7年に石川さんが老人の専門医療を考える会に入会することになり，事務局を担当していた私が高知まで視察に行くことになりました。リハ病院も素晴らしいと感じましたが，何よりショートステイ専門の老人保健施設「いごっぱち」で，まさに「ニードに即した形の在宅支援」が具現化されていることに感動しました。私にとって石川さんが，憧れに加えて目標になった瞬間でした。

石川先生との出会いは必然であり，運命だった

高知には毎年どころか年に2回3回とお邪魔するようになり，厚かましくも忘年会まで参加させていただくようになりました。熱く燃える先生との出会いは私の人生を変えました。もし出会っていなかったら，いや，きっと先生との出会いは必然であり運命だったように思います。もっともっとぶつかりたかったです。

介護保険制度が導入される前，高齢者のリハをどのように介護現場に根付かせるか，夜通し語り合ったことが思い出されます。入会されたのは平成7年でしたね。同時に回復期リハビリテーション病棟（以下回復期リハ病棟と略）への取り組みも始まっていたわけですが，老人の専門医療を考える会が母体になり生まれた。

介護力強化病院連絡協議会（現在の日本慢性期医療協会）では平成8年に理事に就任され，常任理事，副会長を経て平成19年まで役員をお務めいただきました。入会当初より，会員に向けたリハの普及活動が始まったわけですが，回復期リハ病棟については，「高齢者医療に本気で取り組んでいる病院の参入がなければ制度に結びつかない！」と全国行脚し，リハ専門職の適正配置とチームアプローチの重要性を訴え続けていました。平成12年4月に制度化された時の祝杯は忘れられません。

今でも活用している石川さんの書いた「リハビリテーションに関する知識」

話は少し戻りますが，平成6年頃から公的介護保険制度の導入に向けた厚生省の研究事業に携わっていました。導入が決まり，要介護認定

のための「主治医意見書」のフォーマット作りにもかかわっていましたが，石川さんは，「介護保険制度は医師の能力が試される。役に立つ医師を育てないといけない。意見書をちゃんと書ける医師が必要だよ！」と強く主張されていました。

そこで，平成10年度に行われた埼玉県医師会の介護保険勉強会をベースに作られた「かかりつけ医の意見書マニュアル」がきっかけとなり，その時に講演していただいたリハ担当の石川さんと，認知症担当の秋津鴻池病院の平井基陽さんとともに企画した『主治医意見書のポイント～記入方法から居宅療養管理指導まで～（社会保険研究所）』が発刊されることになりました。実は，この時にまとめられた石川さんの「リハビリテーションに関する知識」は今でも活用させていただいていて，当院の新人研修や日本医師会かかりつけ医研修の資料にも使わせていただいています。素晴らしい内容ですよ！

「団子４兄弟」深い絆と纏まりのなさ

その後は皆さんがご存知のご活躍になるわけですが，ここからは，私が兄と慕ってきた石川さん，浜村さん，栗原正紀さんとのお付き合いについて話したいと思います。小山秀夫さんは，４人を「団子４兄弟」なんて呼んでいましたが，それほど深い絆（串？）で繋がれた仲間です。浜村さんが日本リハ病院・施設協会の会長で，石川さんが副会長，栗原さんと私が常務理事の頃です。高齢者のリハについて，急性期から生活期（当時は維持期）までリハの在り方と指針を示したものを作ることになったのですが，４人ともとにかく個々に主張が強くなかなか纏まらない。すぐに喫煙タイム，そして宴会になる日々が続いていました。そうなると自分の半生を語る会になり，自身の病院の愚痴，そして最後はお互いの施設の競い合い。どこのリハ室が一番広いかとか，言語聴覚士が一番多いのはどこかとか…本当に楽しかったですね。平成20年１月に「高齢者リハビリテーション医療のグランドデザイン」（青海社）が発刊できたことは奇跡のようなもので，よくお互い頑張って認め合えたものだと思います。発刊後，鹿児島の温泉に４人旅。あの頃が懐かしいです。同じ志を持ち，世界中からわが国の地域リハを視察に来るような明日を夢見ていました。

石川さんにとって私は，言うことを聞かない一番下の弟。よく喧嘩もして皆さんに迷惑もかけました。ごめんなさい。でも，大好きでした！格好良かったです！仲直りはいつも石川さんが手を差し伸べてくださった。「今度船橋で喋ってくれないかな？」「川越に近い患者さん，お願いできる？」二つ返事でお受けしました。まだまだ逸話や思い出話はたくさんありますが，団子４兄弟の一番上の兄貴，可愛がってくれてありがとうございました。

3. 石川誠さんのインパクト

当院のスタッフはみな石川チルドレン

鵜飼泰光（鵜飼リハビリテーション病院理事長）

病院と学校経営に暗中模索していた

近森リハビリテーション病院（以下近森リハ病院と略）へ見学に伺い初めてお会いした時に「どうして（見学に）来たの」とおっしゃられ，「リハビリテーション（以下リハと略）をやりたいからです」と答えると，にっこりされて「じゃあ頑張りなよ」とほほ笑んでおっしゃったことは今でも目に焼き付いています。大きなからだで穏やかな声でした。暖かく，来てよかったと感じ私の中で緊張感が溶けていきました。最初の印象は忘れることはありません。

石川誠先生は私の大恩人で師匠です。今の私があるのも，鵜飼リハビリテーション病院（以下鵜飼リハ病院と略）があるのも石川先生のおかげです。初めてお話しさせいただいてから今日まで25年，あっという間の時間でした。感謝しかありません。まだお亡くなりになったと実感できていません。今も携帯電話へ「石川です」とかかってくる気がしています。石川先生にお目にかかったころ私は父の起こした鵜飼病院へ戻り医師としてだけでなく病院・法人を担うべき立場に置かれました。もともと外科医ですが法人全体の将来図はなく，日々診療を行いながら，どうすればよいか暗中模索していました。法人に中部リハビリテーション専門学校，日本聴能言語福祉学院，日本医療専門学校というPT，OT，STの養成校を持っていたので漠然とリハをやってみようか，やれないかと考えていました。

リハ病院・施設協会の研修会で感動，こんな病院を作りたい

そして平成８年３月23日に全社協灘尾ホールで行われた日本リハビリテーション病院協会（現日本リハビリテーション病院・施設協会）の第６回医療研修会で「病院運営実態調査集計からみたリハビリテーション病院」のご講演を聞き石川先生を知りました。凄い，こんな人がいるんだ，こんな病院があるんだと感動しました。そして知己のあった高知リハビリテーション学院の中屋学院長（当時）を通して見学をお願いしました。見学の時石川先生は実践されていることとともにどうしてそうしているのかを，穏やかに熱く語られました。午後は病棟，リハ室を見学させていただき森本さん，田村看護部長（当時）からもご指導いただきました。最初は近森病院の古い分院から5，6人で始め新しく近森リハ病院を建てたとのお話を伺い，私もリハビリテーション病棟(以下リハ病棟と略)を作ろうと思いました。名古屋へ帰りスタッフに説明しましたが思いは伝わりません。そこで石川先生にリハ病棟を作りたいので全スタッフに見学させてくださいとお願いしました。「いいよ」と簡単に言っていただけ都合３回30人余りが近森リハ病院を見学させていただきました。石川先生のお話を聞き見学させていただきスタッフはやる気になりました。

リハをやる人はみな仲間です

最後の見学に私も同行し近森リハ病院の屋上で森本さんに「なぜこんなに親切にしていただけるんですか？」と尋ねました。その時森本さんは「仲間ですから，リハをやろうとする人は皆仲間です。石川はいつもそう言っています」とおっしゃいました。目の奥が熱くなりじーんときました。頑張ろう，やりぬこうと決心しました。石川先生の後ろをついて行こう，一歩でも近づけるように頑張ろうと決心しました。おかげさまで仲間にしていただきご指導いただき，楽しい時間を過ごさせていただきました。後に石川先生と親しくしていただくようになってから「鵜飼が近森へ見学に来た時の昼飯は何が出た？」「そういえばうな重をいただき恐縮しました」と，「ははは，鵜飼は見どころがあったんだ，あのころ近森は見学者には松竹梅のランクをつけていて昼食に松はうな重，竹は病院給食，梅はなしなんだ」と笑って話され，私は松だったんだとうれしく思いました。

当院のスタッフはみな石川チルドレン

平成12年に鵜飼リハ病院を開院してからも気にかけていただき引っ張っていただきました。全国回復期リハビリテーション病棟連絡協議会（現回復期リハビリテーション病棟協会）理事の末席に加えていただき，理事会後のお酒の場でお話を聞き，人としての考え方のすばらしさ，器の大きさ，やさしさ，暖かさに触れ，元気をいただきました。そのおかげで頑張って来れました。

当院のレベルアップ，スタッフ教育についても相談させていただき，私が情けないため平成18年頃から「しょうがないな，時間がある時俺が行ってやるよ」とおっしゃり当院へお越しいただけるようになりました。病棟で患者さんを診てベッドサイドで指導いただき，夕方から講義・講演，その後懇親会を行い，当院のスタッフを本当に可愛がっていただきました。鄭，倉地副院長，河合，早川，中橋，佐藤，清水，粕谷，坂口，小松，高比良はじめ当院のスタッフは皆石川チルドレンです。平成20年秋にいまの当院がある土地を見られて「ここが空いているならここへ病院を建てなおせよ」とおっしゃり，翌週には石川先生の紹介で岡田新一設計事務所の柳瀬さんが来られました。石川先生がおっしゃるんだから建てようと決心し，とんとん拍子ですすみ病院ができました。

平成23年5月に開院式へお越しになった時，開口一番「本当に建てちゃったなぁ，大丈夫か？」とおっしゃり「えっ，大丈夫じゃないんだ」と倒れそうになりました。しばらくしてから笑いながら「建ててよかっただろ」と言っていただけやっと安心できたのを覚えています。また毎年夏に石川先生の蓼科の別荘へスタッフと呼んでいただきました。夜，お酒をいただきながら映画好きの石川先生から沢山のDVDを見せていただきました。ベンハーを見ながらこれがリハの原点だとおっしゃられたのが忘れられません。昼の庭の作業の時「今日はこれとこれをやろうと思う」と大まかな指示を出され，あと石川先生はお一人で黙々と自分がされることをされ，区切りがつくころ「ああだいぶできたな，ありがとう」とおっしゃられて一緒に休憩し，また再開するという具合でした。日ごろの仕事も任せたら任せる，こうなのだろうと思いました。振り返ると私の人生で石川誠先生にお会いできたことが一番のインパクトです。仲間にしていただきご指導いただき本当にありがとうございました。

4. 近森リハビリテーション病院を引き継いで

暗黙の教えと経験に基づく学び

栗原正紀（長崎リハビリテーション病院理事長）

石川さんに導かれて！

2000年夏，石川さんから「近森の院長やらないかい！」という突然の話がありました。当時，私は長崎市内にある老舗の救急病院で脳神経外科医として勤務し，副院長の立場でした。また長崎斜面研究会代表として活動していましたので，たとえ院長のポストオファーであっても，長崎を離れて，しかもリハビリテーション（以下リハと略）と言う全くの別世界に飛び込むということはとても考えられない話でした。その後，秋になり，「兎に角，返事はどうでも，一度見に来い！」とのことで，高知に行きました。ただ事前に，石川さんには「完成されたところに院長として単に乗っかっているのは性に合わないので，院長はお断りですよ！」と言ってありました。

石川さんと共に病院に着くと，玄関には近森正幸理事長が待っておられ，自ら案内に立たれ，気が付くと，いつの間にか石川さんはいなくなっていました。そして夕刻，医局の医師達との懇談と言うことで食事会となり，理事長の隣に座っていると，当時の田中正樹院長（2代目）が他の医師と共に，ニコニコとした笑顔で，目の前に座っておられました（結局，石川さんは来ませんでした）。そして最後に遅れて到着した女医さんが，他の医師たちに「決まった？決まったんでしょう！」と言うのです。“あれ？どういうこと？”とキョトンとしていると，理事長の乾杯の挨拶がまた驚きでした。「ま！今日は新院長の就任前祝みたいなもんや！乾杯」と言われたのです。今でも昨日のように忘れることはできない瞬間でした。

長崎に戻ってからも，かなり悩みました。結果，2001年5月，脳神経外科医としての最期の手術をやり遂げ，全く新しい世界へ飛び込むという50歳の転地・転職でした。

院長としての初仕事は謝罪

着任して早々，田村看護部長が重苦しい雰囲気で，相談に来られました。聞くと，“転院搬送中に運転手さんがストレッチャーから重度の患者さんを落とした”という驚くべき出来事でした。しかも看護師も，主治医もついて行かず，運転手さん一人で連れて行ったというのです。着任して間もなく，どんな患者さんかも知らないし，転院の時には一般的にどのようにすることになっているのかも知らないので，正直，一瞬躊躇しました。しかし，当然，このような場合，責任者が家族に謝罪に行くべき事象であることは明白。恐らく，“石川さんだったら，「俺が行ってくるよ！」と言うに決まっている”と思い，看護部長と家に出向きました。ひたすら平身低頭，平謝りでした。はじめ，とても立腹しておられたご家族も，私が九州から来たばかりで，高知のことは右も左も解らないことなど，色んな話をしていると，だんだんと表情を穏やかになり，「大したことなくて良かった。わざわざ，家まで来てくれて，こんなに謝ってくれ，逆に恐縮する。長崎から来て，大変やろうけんど，懲りずに頑張ってください！」と逆に励まされてしまいました。帰りに，どっと疲れを感じていた僕に田村さんが「院長！ご苦労様でした！」と一声。この瞬間，『あー，近森の院長になったんだー！』と実感したしだいです。

これからどうしていきますか？

着任から約3カ月経った頃，田村看護部長と松木リハ部長が2人して院長室に来て，「色々院内を見られ，スタッフとも話をされたようですが，感想はどうですか？」と問われました。それで，私は遠慮なく忌憚のない感想として「病棟があまりにも静かすぎます。人には喜怒哀楽があるはずです。突然の障害を抱え，色んな悩みの中に患者さんはいますよね。もっとその人らしさが出るように賑やかな病棟の方が，僕の性にあってます」と伝えました。すると田村さんはにっこりと微笑，「そうしましょう」と言ってくれました。ここからが改革の始まりでした。大いに語り，議論しました。終いには「とにかく，まずやってみよう！そして3カ月から半年たったら，それを検証して，また修正したらいい」と説得もしました。

この間，近森で私がどう働いているか，何が起こっているのか，などの情報は必然として，知らされていたでしょうに，石川さんからは一切，連絡はありませんでした。しかし，いつも頭の中では“石川さんだったらどうするだろうか？”という思いがついて回りました（ある人曰く，『俺には死神様が居るが，君には生き神様が見てるからなー！』と（微笑）。

ある時，石川さんにチームづくりの難しさを愚痴ると「実は俺も全く同じことで悩んでるよ。栗原さんは，俺にとってはもう，ある意味，ライバルなんだから，良かれと思ったことをやればいいんだよ！」と言われ，どうしろ，こうしろと言う話・具体的なアドバイスは一切ありませんでした。

暗黙の教えと経験に基づく学び

石川さんはよっぽどのことが無い限り，口出しをしない。ただし，しっかりと見守っていることのできる人でした。一方で，私にとっては近森の5年間は石川さんは『生き神様』，そして今は『死神様』となってしまいました。

思い起こせば，近森時代に学んだことは以下のような組織学だった気がします。

① 組織は物事を作り上げていく時にはトップが先頭に立ってリーダーシップを取っていけば，みんなが一つの方向を向いて頑張って行く。

② 組織の幹部が運営に関して，しっかりと理解して支えればトップがいなくても運営は可能である。

③ しかし組織はできたと思った時から壊れていく

④ カリスマ的トップはいなくなれば組織は本質的には破綻に向かいかねない。

⑤ 多職種チームは常にその意義・重要性を喚起していかなければ，容易に壊れてしまう。

⑥ 質の高いチームづくりは永遠の課題かもしれない。

古希を迎え，今更のごとく，“物事を任せ『黙って，見守ることができる』ということ”がいかに凄いことかを実感している次第です。

5. 石川誠という結節点

「夢にかけた男たち」

証言：河本のぞみ（作業療法士・訪問看護ステーション住吉）

1. ことの始まり

1996年12月の１カ月間，石川誠氏に密着取材という使命をおびて近森に行き，私は彼と行動を共にしました。

それは天から降ってきたような話，その年の９月，三輪書店社長（当時）三輪敏氏に会ってその仕事を受けたのは，新宿の京王プラザホテルのロビー。私はその時，自分がどこに座り何を着ていたかまで，鮮明に思い出すことができます。

開口一番「近森って知ってますか？」「石川誠って知ってますか？」矢継ぎ早に問われ，私はポカンとしていた。なにも，知らなかったのです。三輪敏氏とは初対面でしたが，「作業療法ジャーナル」を定期刊行しているこの出版社は，そこに何回か寄稿している私にとっては馴染みあるものでした。

私はその年の１月から，移住先の浜松市で週３日作業療法士として訪問看護ステーションで働いていました。作業療法士になって20年位経っていましたが，ある程度自由がきく仕事の仕方をし，いつでもこの世界から逃げ出せるスタンスでいました。

最前線でリハビリテーション（以下「リハ」と略）のあるべき姿を示すべく格闘している人を間近に見た１カ月と，それを本にまとめるべく格闘した１年余りは，逃げずに踏みとどまって見ること，それは一体何だったのかを考えて伝えるというスタンスに私を変えました。考えるという行為は，書くことなしには存在しえないということを，実感することになります。

一介の末端作業療法士にすぎない私ですが，興味津々でこの任務を引き受けました。事前の打ち合わせで編集者と初めて行った高知の町も初めて会う石川誠という人も，人を構えさせません。しかも，なんとかっこいい人だ！素足に皮のサンダル，シャープな眼と人懐こい笑顔。得体のしれない取材者であろう私は，とりあえず自分の足場を固めるために，三輪書店の名前が入った名刺（社員ではないのに）を作ってもらい，それを差し出しました。

2. 密着取材

とにかく，石川誠氏にくっついて，彼が何をして，誰と会い，何を食べ何を話しているか，見て聞くことが，とりあえずの仕事です。

「あ，東大のね，ああ金時計組ね，うーん，そういう流れか，，，，，」

電話の受け答えの中には，時代がかった符丁が混じり，それは厚生官僚の動向を想像させます。中枢の情報に喰い込みつつある空気が，彼のまわりに漂っています。裏まで知っていそうでコワい感じもありますし，私という部外者が居るので符丁以上は話せない様子です。忙しそうだけれど，きりきりはしていません。

実際彼は，師と仰ぐ澤村誠志氏の助言どおり，厚労省の「廊下とんび」役を引き受けています。どのデスクに誰が座っているか調べて覚えて，診療報酬担当部署の人と関係を築いていき，制度設計に影響を及ぼしていきます[1)]。

石川氏は，1986年に近森病院のリハ科にやってきました。取材時はそれから10年（1989年に近森リハビリテーション病院（以下近森リハ病院と略）開設）経っていて，彼らが，作り上げたリハモデルの完成が，目前だったころです。そこに至る前に繰り広げられた大バトルは，過去にあったエピソードとして笑って言えるくらいになっていました。でも，傷は残っているようでした。

「今でも，街で会って僕が挨拶しようとしても，道の反対側を顔をそむけて行く人はいますよ。あれは，ちょっとこたえるなあ」[2)]

石川氏に請われて，虎の門病院分院から近森病院にやってきた看護師たちのエピソードは，当事者の証言として本書に描かれているかと思います。病院を刷新するために東京から看護師たちがやってくる，すでにそこで何年も働いている地元看護師たちが居るその現場に。彼女たちの仕事が東京から来た看護師たちに否定されることになる。嫌な空気が流れるに違いない。血を流すことになるのは，容易に想像できます(実際に何人ものスタッフが辞めていきます)。

よほど，東京組がナイーブだったのか，理想の看護への情熱があったのか，石川氏の口車に乗せられたのか。

だが，どうもそうではないらしい。もちろん理想の看護への情熱はあったと思いますが，また石川氏の新しい病院への構想やそこに良質の看護が必要という口説きに説得力があったでしょうし，何より石川氏の人を引き付ける魅力があったことは疑いもないですが，それだけではない，なにかカチッとそこで歯車が合った。タイミングや年齢や経験や場というもの，それに人の，幸運な組み合わせがあったのだと思います。いみじくも石川氏はこう言っています。「本当に奇跡のようなことだった。運命の女神がほほえんでくれたとしか思えない。」[3)]

「在宅総合ケアセンター近森」の設立が，「夢にかけた男たち」の集大成でした。1998年センターのオープニングの時，大勢の招待客の中に私も居ました。その時点では，この話は「奇跡」で完結でした。

ただしその後，東京に出て輝生会というリハの大きな資源を築き上げるまで，何回も奇跡(と人が言いたくなるようなこと)が起こった。となると，やはりこれは奇跡ではなく，緻密に練られた戦略があり，石川氏が結節点となる人の組み合わせが，ことを成したということだろうと思います。

「僕は側近体制を作っている」という言葉通り，リハ部長，森本榮氏（PT），在宅介護支援センター所長，伊藤隆夫氏（PT）が，参謀でした。とはいえ，彼らは行動を共にしているわけではないし，それぞれは持ち場で仕事をしているので，石川氏に密着していても，何も見えてきません。

森本氏も伊藤氏も外部に石川氏のリハ理念，近森の実践を発信していく役割を取っていました。今思うと，それはまるで近森リハ体制（病院も在宅支援も含めて）という大きな生き物の，触手のようなアンテナのような，現場からの情報を発信し，なおかつ外部と内部の現場の感触を受信するような存在。石川氏が高い能力と大きな実行力の持ち主であることは事実ですが，同時にひとりで成し得ることは知れていることも熟知していた。まさにチームワークの枠を側近から作り，それが波の輪のように広がっていくかのようでした。

途中から，石川氏だけでなくリハ現場を見て回ることにしました。波の輪ですから，そちらも見ないとだめだと思いました。とにかく，みんな生き生きしていた。看護師たちは，地元組も東京組も一緒に新しい経験を積み重ねていました。看護が病棟で患者を起こして行くと変わっていく，病棟にはリハのエッセンスがつまっている，そう彼女たちは体感したのです。

「ここは看護を祭り上げてくれるのよね。思い通りにやらせてくれるから，忙しいことが苦にならない」「仕事は忙しくなったけど，患者さんにやったらやっただけのことが帰ってくる」「院長がいくら良いことを言っても，言うだけでは下はついていかない。私たちがきちっと，こういう良い面があると，それを具体的にやれる形で伝えていかないと」[4)]。

看護師たちは自分の言葉で実感を語ります。理念が叩きこまれて言葉が出てくるのではなく，日々の実践から言葉が紡がれるのが実に気持ち良かったことを覚えています。

密着取材した1996年12月の1カ月間の彼の動き，その切り取られた時間に彼が発した言葉や動きは，何回も語られたエピソードやいつもの仕事の一環ではあったでしょうし，特別なものではなかったかもしれません。また私にしても，誰かに取材のために1カ月くっついて回るなど，それまでもそれ以降もしたことはないので，比較のしようはないのですが，なんともダイナミックで盛りだくさんな日々でした。

外来診療や院長としての日常業務，早朝の医局の勉強会から，東京でのリハ医学会の会議，近森発信の研修大会，そして忘年会まで。すべてに手を抜かないし，必要な資料は参謀，事務総動員で準備がされていきます。それは，すでに出来がったチームのパスワークよろしく小走りで行われており，それが日常のようでした。

「夢にかけた男たち」に書かなかったいくつかのエピソードがあります。

■① 東京出張・リハ医学会会議出席への同行

これは，さすがに部外者の私が行っちゃっていいものか躊躇われましたが，石川氏は涼しい顔で「ちょっと手伝ってもらっているスタッフです」と言う紹介で「記録頼む」と居場所を作ってくれました。怪訝な表情で私を見る人も居ましたが，それ以上のことはなく，私は必死で記録係を務めました。有名どころのリハ医が顔をそろえており，どんなことが話し合われるのか気になります。

「リハ前置主義」という言葉が，石川氏の口から何回も発せられていました。今思えば，2000年開始の介護保険制度に，どのようにリハを位置付けるか，介護保険給付の前にリハ医療が行われていることが前提となる仕組みをどう保障するか，そのキモのところでした。ただ，残念ながら私自身にそのあたりの事情が，わかっていなかった。だから，飛び交う意見の意味筋がつかみきれませんでした。石川氏は近森でのリハ（回復期リハ病棟のモデルとなったもの）の実績などのデータを，冊子にして会議参加者に資料として配布していました。

すでに厚生省（当時）が「リハ前置主義」を基本方針としてたてていました[5)]。石川氏は居並ぶ重鎮のリハ医たちの前で，多少緊張して，青年のようにまっすぐに「リハ前置」のためになされるべきリハサービス整備の必要性を訴えていました。それは近森という現場からの具体的資料に基づいていました。その時の雰囲気は奇妙なものとして記憶に刻まれ，引っ掛かっていました。

26年後，浜村明徳氏の石川氏への追悼文で，すべて腑に落ちました。「実はわれわれ二人はリハ医学会の社会保険の委員会に所属していた。（略）石川さんは当時の仕組み「リハ専門病床群」の名称で試案を委員会に提出し，議題への採択を期待した。だが，叶わなかった[6]。」

石川氏が近森の実績をもとに「リハ前置」のために「リハ専門病床群」を整備する必要性を必死に述べているのに，どうしても伝わっていかない，そこには温度差があったのです。

（結局，回復期リハ病棟は，日本リハビリテーション病院協会単独の働きかけを繰り返して，2000年介護保険開始と同時に誕生し，「リハ前置」はぎりぎりで制度上保障されました。）[6]

■② ある日

取材も終わりに近い頃，石川氏はボソっとこんなことを言いました。

「自分の考えるリハの形を作るために突っ走ってきたけど，思ったことが実現してゴールに近づいてきて，今，なんか脱力感なんだよね。これから自分はなにを目指して行くか，ちょっとまだ見えてないのね」

返事に困りました。50歳，まだもう一仕事できる年齢。

在宅総合ケアセンター近森が完成した1998年に，東京にたいとう診療所が開設されているのです。だから，次は東京という構想はすでに胸の奥にはあったはずです。その後も彼は休みなく突っ走り続けたわけですが，自分は何をしていくべきなのだろうと思いを馳せた瞬間が，時には，あるいは折にふれあったのかもしれません。

3. リハは看護

看護主体のリハ体制は，近森を舞台に石川氏が実現させました。モデルは彼が経験した，虎の門病院分院の看護でした。

虎の門の看護が，なぜ石川氏の目に他の病院とまったく違って見えたのか。なぜ，当時（1978年），入院患者の早期離床が徹底的に行われ，基準看護でADL援助をすべてやる体制がとれ，厳しい教育体制が整えられていたのか。そのあたりを，取材当時虎の門出身の看護師に聞いても，「伝統ですね」と言われるばかりでした[7]。

リハ医の上田敏氏が1964年に，アメリカでカルチャーショックを受けた看護師による早期離床（臥床安静という指示がない限りは，看護師が自分の判断で離床を積極的にすすめていく）は，日本ではスタンダードにはなっていませんでした。彼はアメリカのリハ医学が，早期離床の運動で掃き清められた道の上を前進したこと，日本では早期離床の洗礼を受けずにリハが入ってきてしまったので，早期離床・早期歩行と，さらにその上に積極的に行うリハという2正面作戦をしなければいけないことを説いていますが[8]，虎の門病院ではすでに「伝統的に」病棟の看護師たちが日常的に患者を起こしていました。

ただし，看護をリハの文脈で着目したのは，虎の門ではなくて石川氏でした。虎の門病院分院には当時PTもOTも居たのですが，彼らは「伝統的に」理学療法室，作業療法室で機能訓練をしていたわけです。

病棟での看護師による離床，ADL支援の徹底は，かなりきつい仕事です。それなりのスタッフの投入がないと，つぶれます。そして人が増えれば良いというものでもありません。伝統的には，看護とリハはパラレルワールドのようで，交わりません。石川氏がやったことは，この二つを混ぜたこと，それだけではなくて，ほっておいたらすぐに分離してしまうこの二つの成分が混ざり合うように，常に撹拌の手間を惜しまなかったことだと思います。

4. 布石，そして男たち

石川氏が近森から東京へと進出し，たいとう診療所，初台リハ病院と歩を進めて行く中で，近森時代からの側近，伊藤隆夫氏は幹部としていつも石川氏のすぐ近くに居ました。ところが森本榮氏は，近森から離れた後すっと見えなくなりました。所属も別会社，日本医療事務センター（NIC）となり，デイサービスの運営に関係していると聞き，私はてっきり石川氏の元を離れたのだと思っていました。

ところが,「僕は，石川さんの指令で，NIC に行ってたのよ」と言う。びっくりです。

東京での石川氏の最初の事業展開は，新誠会として，たいとう診療所の開設でした。森本氏が東京で日本医療事務センターの介護事業に携わり，たいとう診療所がサポートされたことになるという事業展開の仕組みは，余人には見えません。しかし　そこにはカチリと石が置かれた。新しい人脈，出会い，展開，あるいは整理。

その後，石川氏は輝生会を作って初台リハ病院を 2002 年に開設しますが，森本氏は 2006 年まで日本医療事務センターにポジションを得て事業運営をし，役割を終えて撤退，船橋リハ病院開設の時に輝生会に戻ったと言います。

どうしてその場所にその石を置くのか，そこに置いた石がのちにどう役割をとるのか見据えて，信頼するスタッフを配置していく，その戦略的な非凡さをどう形容して良いか分りません。

彼はリハが特殊な医療ではなく，暮らしに近いところで必要な人の手に届くもっと普通のサービスになるために，医療の側から命がけの試合をしたのだと思います。周りは巻き込まれたとも言える。だが石川氏の立ち位置が，弱くある人が差別を受けることなく尊厳をもって暮らせることへの惜しみない支援という，そこにあったこと。素朴といっていいほど，そこへの徹底だったがゆえに，少なからぬ人々が，自由意思で巻き込まれていったのではないでしょうか。

「夢にかけた男たち」というタイトルは，近森のルポにつけられたもので，女たちにとっては，少しムッとするタイトルでした。現場は女でもっているというのに。

また，石川氏が女性を軽んじていたわけでは決してありません。看護師たちを重視して，盛り上げて，一緒に作り上げていったのは事実です。

このタイトル，著者の一人の私自身はどうだったのか。別案も思いつかないし，まあいいかと思いました。そして今，改めて石川氏がやったことを描くと，それはやはり男たちが作り上げた物語だったと，はっきりします。澤村誠志氏を師と仰ぐ時に,「家来になる」という言い方をされています[9]。女性だったら絶対に言わない台詞です。厚労省の「廊下とんび」（ロビー活動）も，夕方を待って官僚と理解し合える関係を作っていく，それが立場を超えた人と人の結びつきになることも，女性だったら難しい。男社会の霞が関に，男の筋道で関係をつけ，回復期リハ病棟の制度に持ち込めたとも言えます。

もう少し大きな視点でいえば，澤村誠志氏が，日本リハ病院・施設協会の運営に，石川氏，浜村氏を副会長に据え，重要な任務を任せたこと。それらは入れ子のように，絡み合っており，そこここに人と人との結節点が作られていきます。これも見事です。だから　実現した制度だと言えると思います。

しかし，男たちの物語で今後も進めて良いのか，ということはあります。リハと看護が伝統的に交差しないこと，リハと看護の両方が描かれた版図の完成には，両性をいれないとうまくいかないこと。石川氏には　そのことは見えていたと思います。

それに手をつけるのは，この国では並大抵ではないけれども，次世代が石川氏に託されたことは，物語に女たちの結節点が描かれることではないでしょうか。

参考文献

1）澤村誠志　編著：地域リハビリテーションと私，石川誠：澤村先生との出会いが僕の転換点　シービーアール，2018。p.260
2）河本のぞみ・石川誠：夢にかけた男たち　　三輪書店。1998，p.123
3）同上 p.138
4）同上 p.61-64
5）澤村誠志　編著：地域リハビリテーションと私　シービーアール，2018，p.94
6）浜村明徳：石川さんの情熱と先見性が回復期リハ病棟を生んだ！　回復期リハビリテーション。追悼石川誠，20（3）2021，p.10
7）河本のぞみ・石川誠：夢にかけた男たち　三輪書店 1998，p72-73
8）上田　敏：リハビリテーションの思想。医学書院，1987，p48-49
9）石川誠：澤村先生との出会いが僕の転換点　澤村誠志　編著：地域リハビリテーションと私，シービーアール，2018，p.255

写真で振り返える石川誠さんの近森赴任当時（2）（松木秀行氏提供）

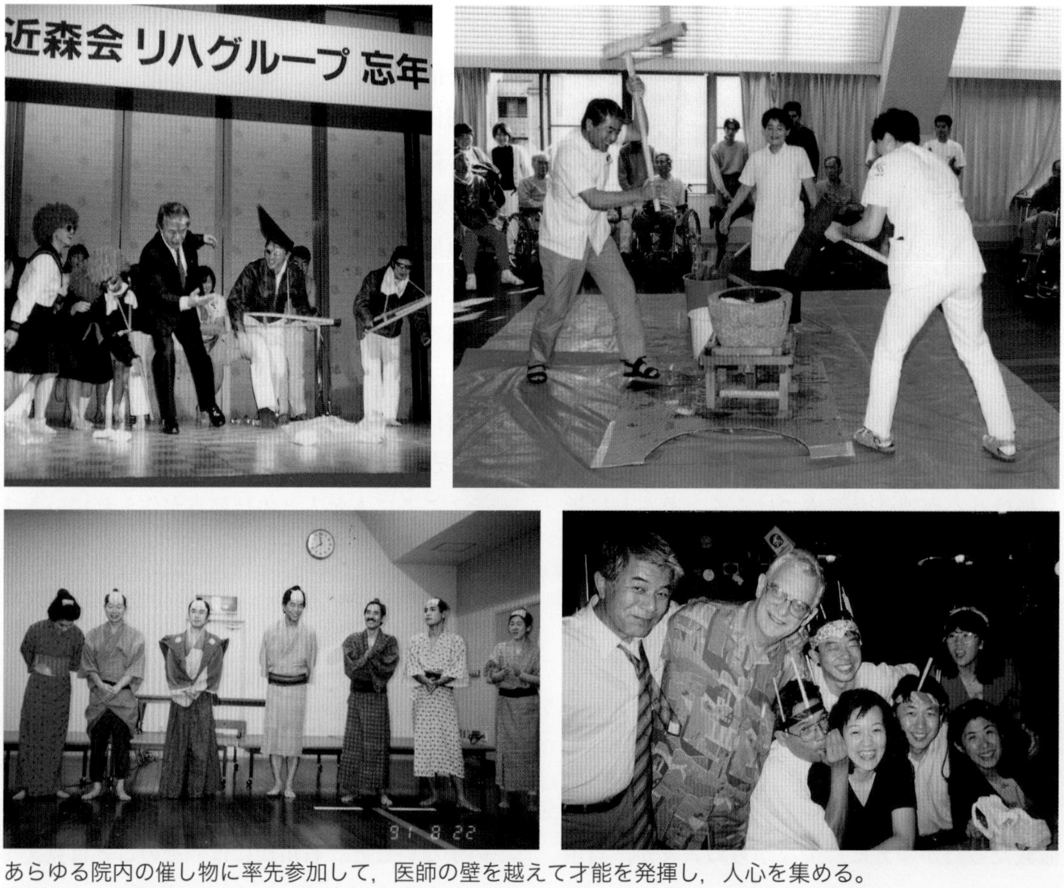

あらゆる院内の催し物に率先参加して，医師の壁を越えて才能を発揮し，人心を集める。
患者さんへの医療サービスにも貫かれた石川マインドなのかもしれない。（写真は近森グループの忘年会，餅つき大会，演芸大会，恒例の二次会）

第 4 章

東京からの発信で国を動かす

「高知ではできても都市部では地価も高い。人件費も高いのでリハビリテーション医療は無理だと」とささやく人に対し，石川さんの夢である都市型リハビリテーションをリハビリ砂漠と言われた東京に持ち込みます。まずは，地域リハビリテーションの中核を担う，在宅総合ケアセンターを目指し，診療所を台東区と世田谷区に開設します。

さらに，2002 年に東京のど真ん中に初台リハビリテーション病院を開院します。多くの方々のご支援で，当時としては誰もが驚嘆する最先端の病院となりました。さらに，石川さんのリーダーシップに魅せられた多くの仲間が集まり，喧々諤々の意見を交わし日本一のリハビリテーション病院のハードウエア，ソフトウエアを作り上げた様子が語られています。

Contents

1. たいとう診療所を開設

（医療法人財団新誠会）

私と石川先生との出会い

証言：今井稔也（みなみの風診療所院長）

ラグビーに向かう姿勢だけで信頼できる人

1990 年の夏，高知県の医師でラグビー経験者の有志が集って，高知ドクターズというラグビーチームが結成されました。私こと今井稔也は，翌年の４月（当時は卒業してから国家試験を受けていました）に，医師国家試験受験を控えた大学６年生の身分で，社会人チームの結成メンバーに参加すべく，母校の高知医科大学（現 高知大学医学部）のグランドに立ちました。そこには，「よっ，こんちわ！」と挨拶する白髪混じりの体格のいいおじさんがいました。ラガージャージを身にまとい，ニカっと笑うと前歯が１本抜けていて，人なつっこく笑うその笑顔からは，まさか病院の院長先生だったとは，その時想像もできませんでした。それが石川先生との初めての出会いでした。「ラグビーは紳士が行う野蛮なスポーツである」と石川先生とはよく語り合いましたが，ラグビーはチームのため，仲間のために身体をはってタックルに行くスポーツです。当時 43 歳であった石川先生は，驚くほどよく走り，堅実にプレーをしていました。モール・ラックではボールに絡み，激しくタックルもし，文字通り身体を張っていました。そのため，当時は練習量に勝るチームにもひけを取りませんでした。そして練習や試合を終えると，石川先生は下っ端の私たちと一緒にグランド整備のトンボを当たり前のようにかけていました。石川先生と私は違う高校とはいえ共に東京の都立高校のラグビー部出身。「大切にしていることが同じだ」と感じ，それだけで信頼がおけました。

近森リハビリテーション病院時代

「卒業したら近森リハビリテーション病院(以下近森リハ病院と略）に来ないか？」という石川先生の誘いを振り切り，卒業後は福岡で研修をしていたのですが，そんな私の所に再び石川先生が「近森で一緒に働かないか」と誘いに来られたのが，1992 年の２月でした。今度は即決し，その流れで４月から近森リハ病院に入職しましたが，しばらくは悶々とした日々でした。リハ病院での働き方がよくわからなかったからです。なぜなら「ここの患者の病名は決まっているし，薬は基本変えないし，検査も特に色々しない」と言われたからです。当時かなりの衝撃を受けました。これから自分は何をどう診ていけばいいのだろうか，と悩む日々。それか数日経ったある日のこと，一度だけ石川さんが病棟に回診に来て，指導を受けたことがありました。カルテを見ながら，「説明して」と言われたので，バイタルサインなどを説明しました。上手く説明したと思ったそのあと言われた言葉が「それで？」でした。「え？」と言葉につまる私に石川先生が，「それでどうやって食事をして，どうやってトイレに行っているの？」「それを知らなきゃダメだろう，主治医なんだから。それが大事なんだよ」と言われました。この時の私は頭をぶん殴られた感じがしたのでした。そして自分は何も診てない，何も知らない，何もわかっていないんだ，ということを知らされた瞬間でした。そこからは，馬車馬のごとく働く，という日々が始まりました。毎日食事を介助し，時にはトイレも介助し，訓練室で自ら訓練もしました。平日は病棟勤務，土日は往診，その間に当直も月7-8回，毎日休まず働きました。リハ病院の医師とはそれでやっと一人前になれるのではないか，と思って仕事をしていました。若き頃の石川先生がそうしていたように。再々出張で留守をしていた石川先生の手土産は，決まってコージーコーナーのシュークリーム。これは夜の活力になりました。当時のスライドの原稿は石川先生が手書きし，それをパソコンで作成するのが私の徹夜仕事だったからです。そして夜な夜な仕事をしては，医局でインスタントカレーを一緒に食べ，沢山の話をする機会に恵まれましたが，おかげで石川先生の外来はちょくちょく代診し，また当直の代理も再々務めさせていただいたおかげで，人の倍以上勉強する機会も得られたのではないかと思います（笑）。

そんな怒涛の日々が5年ほど続いたころ，石川先生達の中には，東京進出の構想が固まっていたようでした。ただそれには，都会の様子を見定める必要があり，斥候の役目を果たす医者が必要ということで，，1996年秋の夜，石川先生からこう告げられました。「今井，東京へ行かないか，俺もあとから行くから」。そして「東京にはリハが足りてないんだ，だがリハを広げるにはまず地域医療をやっていく必要がある」，「東京で診療所をやるんだよ，今井」と。その言葉から半年後，近森リハ病院を退職し，1997年10月，上野，浅草のある，東京都台東区に，たいとう診療所を開設することになりました。

たいとう診療所時代～そして現在

東京出身とは言え，下町で突如開業することになった私は，日々試練の連続でした。まだ31歳という若輩者であったが故に足らないことだらけでした。そんな私が唯一得意なものといえば，がむしゃらに働くことでしたので，一日一日目の前の診療に，全力で取り組みました。ですがこれだけでは診療所はたち行かないのです。チームを率いるリーダーシップ，経営力はもちろんですが，臨床能力と経験値もまだまだ足りてはいませんでしたので，悩み，苦しみ，恥じ，悔やむ，というにがい経験を日々していたと思います。そんな未熟な私はスタッフに支えられ，そして潰れず成長できるように，石川先生は見守ってくれていたのだと思います。その結果が今のたいとう診療所につながっているのだと思います。

かくいう私はその経験を元に今，高知で再び孤軍奮闘できているのだと思います。

2. 桜新町リハビリテーションクリニック開設（医療法人財団新誠会）

地域活動に自信がついた時期のグットタイミングな石川さんの提案

証言：長谷川　幹（世田谷公園前クリニック名誉院長）

開設までの世田谷での活動

筆者は1974年医学部を卒業し，整形外科に勤務し，1980年に長野県の鹿教湯病院に赴任し多くの脳卒中患者との出会いにより，1982年世田谷区内にある玉川病院リハビリテーション（以下リハと略）科で45床の病棟（回復期リハ病棟に準じる）で勤務しました。当時，入院患者の8割くらいが脳卒中の患者で内科医の協力を得て主治医になり脳の勉強をし直しました。

■脳卒中の人の長期のフォローで心理や予後が理解できるようになる

ところが，これまでの整形外科の時と違い，医師としてのアイデンティティに悩みました。整形外科では診断して手術などの治療をするという一連の流れが明快でしたが，リハでは診断はするが，治療・療法は理学療法士，作業療法士，言語聴覚士に依頼することになり，診断と治療が継続しないことに悩みました。

また，入院基準に関して，脳卒中や脳外傷の患者で内科的な問題がそれほどなければ原則的に断らなかったため，重度の高次脳機能障害がある患者が多く入院しました。カンファランスでは，予後予測に関して当初は答えに窮し，「もう少し見てみないとわからない」などと言うしかありませんでした。当時は入院期間の制限がなくて半年～1年以上入院できたので，重度の高次脳機能障害の患者が改善する経験ができ，重度の高次脳機能障害があっても半年～1年以上かかって改善することがわかり，チームとして少しずつ自信がつきました。そして，1例1例丁寧なかかわり方をし，個々のカンファランスを1～3カ月に1回しましたので，週5～8例と忙しかったですが，チームの統一感は徐々に強くなりました。

そして，開設してから10年くらいで本を書く機会があり，医師，看護師，理学療法士，作業療法士，言語聴覚士，ソーシャルワーカーで「脳卒中者のリハビリテーション」（日本医事新報社）を1993年に出版しました。個人的には，脳卒中の人の心理や予後予測が少しずつ理解できるようになりました。

■地域医療をともに考える会を立ち上げる

ところで，1982年当時，脳卒中の人は退院すると悪化すると言われており，まずは実態を知ろうとその年の秋には「地域医療を共に考える会」を医療，保健，福祉関係者で勉強会として立ち上げ，さまざまな活動をしました。

1990年代に入り，障害のある人との共同企画を次々に実践しました。1991年に「障害者とともに街へ出よう」で下北沢の商店街，東京都庁などにバス，電車で出かけました。92年には，山形・高畠町との交流を始め，1年おきに障害のある人と一緒に行き来しました。94年には，玉川町会，商店街の人びとと行政職員も参加し「障害の模擬体験」を実践しました。97年には，障害のある人11名を含め総勢51名で1週間のフィジー旅行に行き，その後フィジーに車いすを送るボランティア活動を継続しました。それを契機に，多摩川での春の野草の天ぷら，秋の芋煮，冬の凧揚げなどの活動を「多摩川癒しの会」として開始しました。

桜新町リハビリテーションクリニック開設のきっかけ

このような地域活動を経験するにつれ，入院患者中心から，退院後の在宅生活の場に近づこうとクリニックを考えていました。そのような折りの1997年，石川誠さんからクリニックの運営を一緒にしないかと誘いがありました。まもなく，支援をしてくれる会社の人と会い，合意に至りました。後日，石川さんは「長谷川がすんなり決めるとは思わなかった」と述べられましたが，前述のような経緯があったのでタイミングが良かったと思います。

桜新町リハビリテーションクリニックでの実践

1998年9月，桜新町リハクリニックを開設しました。当初医師1名，看護師2名，理学療法士3名，言語聴覚士1名，事務1名の総勢8名でスタートしました。外来（2003年から通所リハに変更）での理学・作業療法室，言語聴覚室，受付，車いす用トイレ，レントゲン室などのスペースを確保するために，約100坪のスペースを借りることになりました。筆者は診療などの内容にはある程度自信がありましたが，経営に関しては素人で石川さんから理事会などで助言を受けながらついていくのがやっとでした。

2002年には，医師1名（非常勤3名），看護師5名，理学療法士15名，作業療法士3名，言語聴覚士1名，ソーシャルワーカー1名，介護職3名，事務4名と総勢32名となり，外来，訪問看護ステーションで活動を展開するまでになりました。理念は，①「障害者」と家族の人間としての尊厳と自己決定の尊重，②「障害者」の機能回復などとともに新たな生活の再構築に向けての援助協力，③「障害者」，家族とともに歩む，④「障害者」，高齢者になっても住みやすい社会の変革を地域住民とともに目指す，としました。行動指針として，①情報開示，②迅速な行動，③高度な技術の提供，④的確な情報の提供，⑤地域のさまざまな職場，施設との連携，⑥地域住民との「ボランティア」活動などを通じた連帯，⑦外部委員による「助言委員会」としました。

2004年12月時の訪問患者は総数が185名で男性73名，女性112名で，平均年齢は70.8歳（3歳～100歳）でありました。疾患に関して，脳卒中が70名，脳外傷などが11名，骨・関節疾患が52名，神経難病が25名，脳性まひが13名，認知症が6名，廃用性が3名，呼吸不全が3名，その他が2名で，脳損傷が約44%を占めていました。

まとめ

障害のある人と一緒に実践することにより，当事者の心理の変化などが理解でき，当事者が実践を通じて少しずつ自信がつき，主体性が出現し，歩行などの能力も向上することがわかりました。リハ病棟に勤務していた時は，できるだけ能力が向上してから退院したほうがいいと思っていましたが，クリニックで活動してからは早く退院して地域で主体的に生活したほうがいいと思うようになりました。

参考文献

長谷川幹：リハビリ　生きる力を引き出す。岩波新書，2019

第２節　初台リハビリテーション病院を支えた人々

1. 輝生会とセコムについて

誰もやっていない都市型リハビリテーション病院を一緒にやってみたい

証言：布施達朗（セコム医療システム㈱取締役会長）

■青梅慶友で大塚先生から紹介される

私が石川さんと初めて出会ったのは，本当に偶然であった。1998 年，秋頃であっただろうか。慢性期病院で有名な青梅慶友病院を訪問した際，当時院長だった大塚宣夫先生から，同病院に非常勤勤務に来ていた石川さんを紹介された。石川さんは当時，近森病院に勤務されていたが，青梅慶友病院の素晴らしい高齢者医療を実体験するため毎月勤務に来ていたのだ。

石川さんの熱意を肌で感じて決意

石川さんは，会うなり，人口が最も多い東京は，リハビリテーション病院の過疎地域で，患者さまも家族も大変苦労している。東京で患者さまのためになるリハビリテーション病院（以下リハ病院と略）をつくりたいという夢を熱っぽく話をしてくれた。会社に戻り，リハ病院のこと，石川さんのことをいろいろと調べたが，いい話は出てこない。当時，リハビリテーション（以下リハと略）の点数は低く，また建築面積も必要なため，土地代の高い都市部では採算が合わず，地域部につくらざるをえなかったのだ。また，現場主義で学会活動などほとんどされてこなかった石川さんに関する情報は，ほとんどなかった。しかし，石川さんの熱意を肌で感じ，誰もやっていないこの計画を一緒にやってみたいと思い，何とか採算のとれる計画を考えた。

東京モデルのリハ病院のあり方を説得

お金のある人からはそれなりに負担をしていただき，それを原資として，一般の人も平等に診るというモデルである。石川さんは，患者さまは皆平等だと当初断固としてこの案に反対であったが，このモデルでないと東京ではリハビリテーション病院はできないと話し，最後は納得してもらった。しかし，当時の上司は，計画に否定的で，前に進めない状況が数カ月間続いた。私は，上司を飛ばしてセコム創業者の飯田代表に直訴，石川さんとの面談をセットした。

セコム代表に直訴

1999 年春，待ちに待った飯田代表との面談でリハビリテーション病院の話は５分ほどで終わり，残りはラグビーの話だった。飯田代表は，誰もやっていないような新しい挑戦をする仕事が大好きで，しかも昔ラグビー，アメリカンフットボールをやっていたので，飯田代表に面談できれば，計画を進められるかもしれないとの想いでの行動であったが，会社員としては，首になってもおかしくない行動であった。その後，都内における土地探しに奔走したが，いい土地があってもマンションデベロッパーとの入札でなかなか勝てず，またしても飯田代表に相談に行くことになった。石川さんと共に面談をすると，そういえば関連会社が都内のいいところに土地を持っていたはずだと紹介してくれたのが，現在初台リハ病院の立っている土地だった。設計は，飯田代表が古くからお世話になっていた岡田新一設計事務所，建築は前田建設に依頼し，その後，設立母体として医療法人輝生会を設立した。

社名を隠しての参入

医療法人の名称については，病気，障がいをもった人がリハビリテーションを行った後，再び輝いて生きていけるようにと輝生会に決まった。その後，病院の建設に当たっては，地元医師会，住民の反対などいろいろな問題があり，また当時は，企業の医療分野への参入について否定的な意見も多かったことから，表向きにはセコムの名前を極力出さないようにし，私も公式なイベントには出席しないようにした。

もの凄い先見性をもつ二人の出会い行動力が初台リハを生んだ

開業までは，近森リハ病院に何回も実地研修に行き，早朝から夕方まで現場実習，見学をした後，毎回，高知の美酒を浴びるように飲んだ。石川さんが集めた病院幹部は，セコム本社が原宿に移転したばかりで，スペースに余裕があったことから，セコム本社ビル内に開設準備室を設け，開業までさまざまな準備を行い，2002年4月，医療法人輝生会初台リハビリテーション病院が完成した。日本で初めて警備保障会社を設立したセコム飯田代表，日本に回復期リハ病棟という仕組みをつくった石川さん，ものすごい先見性，行動力，人間力のある2人が出会ったことで輝生会初台リハビリテーション病院は，生まれたのだった。

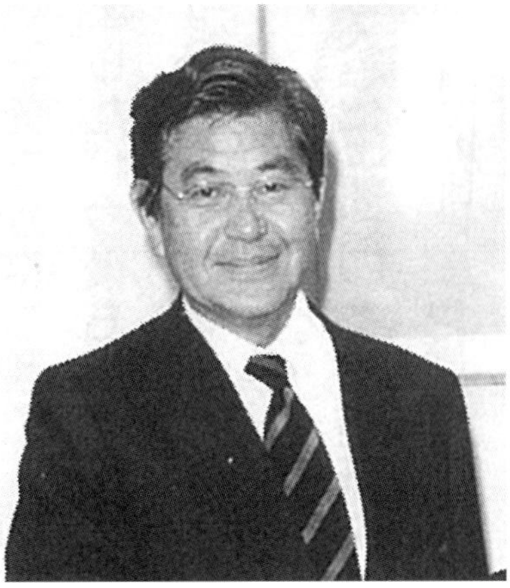

セコム　飯田亮　代表（創設者）

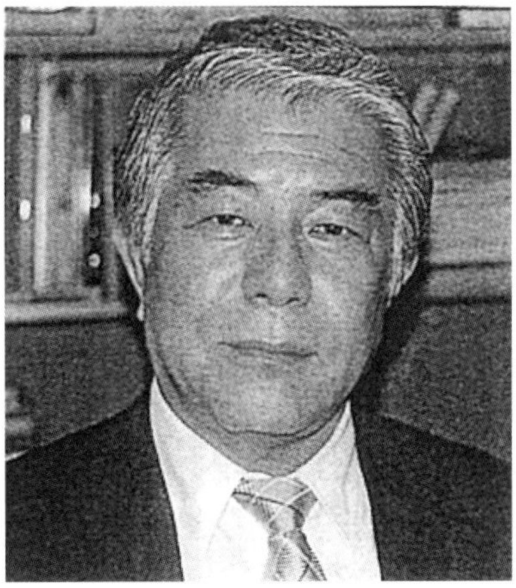

輝生会　石川誠　理事長（当時）

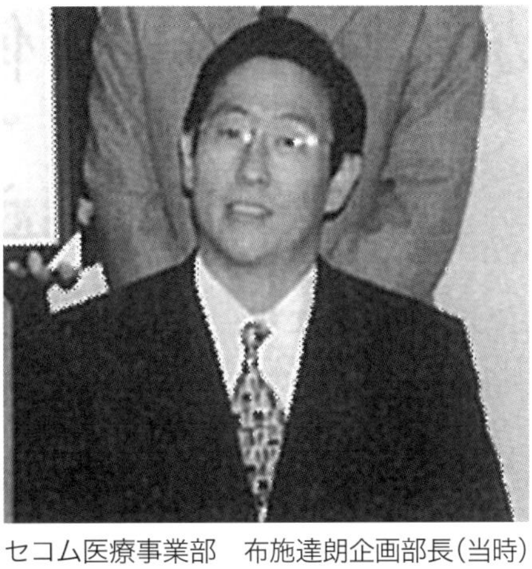

セコム医療事業部　布施達朗企画部長(当時)

2. テクノエイドの導入を担う

介護機器・福祉用具は眼鏡と同じ，利用者に合った選定が必要

証言：太田恵久（元オオタ商会社長/現 アップライド株式会社 取締役会長）

人生の転機

書き出しから私事となり恐縮ですが，私は，学生時代にクロスカントリースキーの選手として国体に出場していた実績を買われ，1994 年のリレハンメル・パラリンピックで選手に併走するサポーターとしてノルウェーに渡りました。そのパラリンピックの期間中，競技がない休日に現地のサポーターの方がコーディネートしてくださり，介護施設や在宅ケアの現場の視察を行いました。そこでは，ごく自然にノーマライゼーションの実現が行われており，わが国と比較してその充実ぶりには驚嘆いたしました。1982 年に介護機器販売や住宅改修業を創業していた私は，リレハンメルでの体験の後，世界最大とも言われているリハ機器・介護機器の展示会 REHACARE に赴き，日本で使用できそうなテクノエイドを採算度外視で輸入・販売を行ってきました。

このようなスキーとリメハンメルでの経験は，石川誠先生との出会いと繋がりを太くしたのではないかと振り返っております。

介護機器・福祉用具はメガネと同じ

石川先生とは，初台リハビリテーション病院の企画を行っていらっしゃった時にお目にかかりました。当社は介護保険施行以前からリハビリテーション機器や介護機器・福祉用具のほか，住宅改修を手掛けていたのでお声掛けをいただいたと記憶しております。当社のショールームにお越しいただき，石川先生ご自身で介護リフトのスリングシートを試用していただき，入浴用やトイレ用など目的に応じた選定・使用が必要である，メガネと同じでその人に合ったものを使うことが重要と意気投合させていただきました。その後，初台リハビリテーション病院の機器類を導入させていただくことになりました。

テクノエイドショップの開設

私はリメハンメルでの視察での経験から，住宅改修は福祉用具導入を行った後にすべきという考えをもっていました。患者さんがご自宅に戻られる際には，まず，福祉用具を導入し，その効果をみながら，患者さんの動線やご自宅内で障害となる場所も確認し，必要に応じて，住宅改修を行うことを基本としておりました。そして，退院前に福祉用具の試用が必要であるという石川先生のお考えに賛同し，初台リハビリテーション病院のテクノエイドショップの開設にも携わらせていただきました。後に，テクノエイドショップは当社の関連会社であったライフステップサービス社に引き継ぐことになりましたが，病院の機器と患者様むけのテクノエイドの両面をご支援させていただき，私にとっても貴重な経験となりました。

船橋市立リハビリテーション病院のテクノエイドショップ開設にも携わらせていただきました。私が個人的に気に入って購入していた重度

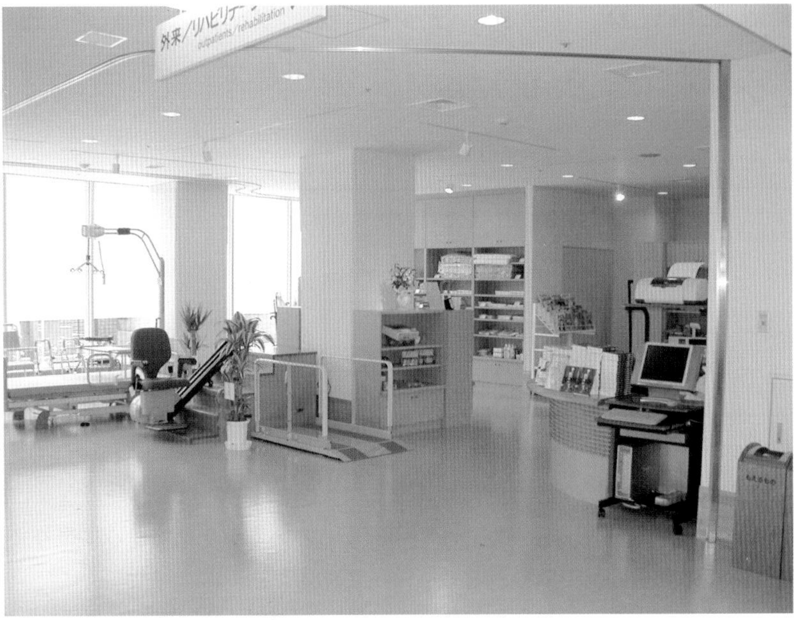

開設時のテクノエイドショップ

の筋ジストロフィー症の方が描いた絵画をショップ内に飾ることを提案したところ，その方が口で絵筆を使って絵を描いている写真とともに院内の他の箇所にも絵画を飾っていただきました。その方は幼稚園で絵画教室を開いていましたが，著名なリハビリテーション病院に飾っていただくことは大変励みになったと聞いておりました。

クロスカントリーのご支援

石川先生との繋がりを太くしたものの一つにクロスカントリーがあります。前述のとおり，私は選手やパラリンピックのサポーターとしてクロスカントリーの経験があり，輝生会クロスカントリーの誕生時からご支援をさせていただきました。準備期においては，旧友の手を借りて，準備やコーチングをさせていただきました。3 年間の準備期間を経て，ご当事者の方々をお招きすることになりました。15 名程度でスタートした輝生会クロスカントリーは，100 名程度がご参加する規模となり，私自身は仕事ぬきで石川先生のお考えに共鳴し，ご一緒させていただいた思い出深いものとなりました。

私よりも年若の石川誠先生が先に逝ってしまわれたのは残念でなりませんが，輝生会の成長時に石川先生とご一緒できたことは，会社の事業を抜きにして私の人生において有意義なことでした。石川先生のご冥福をお祈り申し上げます。

3. 石川先生とリハビリテーション支援システムの構築を共有できた記憶

証言：穴見雅士（株式会社エムビーテック代表取締役）

24時間365日リハを提供できる病院にしたい

石川先生から初台リハビリテーション病院に係るお話を伺ったのは，確か2000年の初冬の頃ではなかったかと思います。

最初は，「**リハ砂漠の東京に回復期リハビリテーション**（以下回復期リハと略）**の専門病院を創ろうと思う**」そのようなお話でした。希望される内容をシステム化するためのご相談をいただいたのです。具体的にはシステム化の際に必要となる内容を説明差し上げました。まずシステム設計とは何を指すか。開発に着手する前に機能や仕様を決めなくてはいけないなどのやり取りを幾度となくお話しいたしました。

しかし当時は「回復期リハ病棟」という名称や組織としての様子等も見つけられない状況でしたので，回復期リハとリハビリテーション（以下リハと略）の違いについても随分と悩んだものでした。

石川先生はこう仰いました。

「**24時間365日リハを提供できる病院にしたい**」，

そして「**8面ビジブルをいつでも診療スタッフが閲覧・確認できるシステムを作りたい**」

しかしながら石川先生の先進的なお考えがなかなか理解できずにもどかしく感じた思いがあります。

少しでも小職の理解を深めることを目的とし，リハ病棟の運用を紙で実施されている近森リハ病院様へ伺いたい旨を先生にお伝えしましたところ，「**一緒に行こう**」と快諾していただきました。現地に伺い田村元師長から丁寧にかつ詳細の説明をいただき，また実務で使用している資料なども閲覧させていただき，結果として，8面ビジブルがどのような機能や役割を果たしているかを理解するに至りました。

一人の患者様に多職種によるフォーカスをあてリハ訓練を実施する

今でこそ，当たり前のように使用しているビジブル（可視化）ですが，システム委員会に出席されるスタッフの方々も回復期リハ病棟で働いた経験があるわけではなく，手探りであったと言わざるを得ない状況でした。

医師の指示は紙カルテに記載されているわけですから，「**医師の指示内容を確認するために紙カルテの争奪戦が起きるのだよ**」とか，「**隣机でも異なる専門職同士だと，同じ患者様が今日どのような訓練をしたかをほぼ知らないのだよ**」などの問題点を石川先生に一つ一つを教えていただきました。

異なる職種間での円滑な情報連携は紙カルテだけでは困難だったのです。同じ紙面上に各職種が記載することでそのすべての内容を知りうる術としてビジブルこそ有用な手段でありました。また，ビジブルをシステム化することにより共通情報として認識することが出来る。正に現在よく使われる「可視化」です。

「**一人の患者様に多職種によるフォーカスをあてリハ訓練を実施する。そのことにより患者**

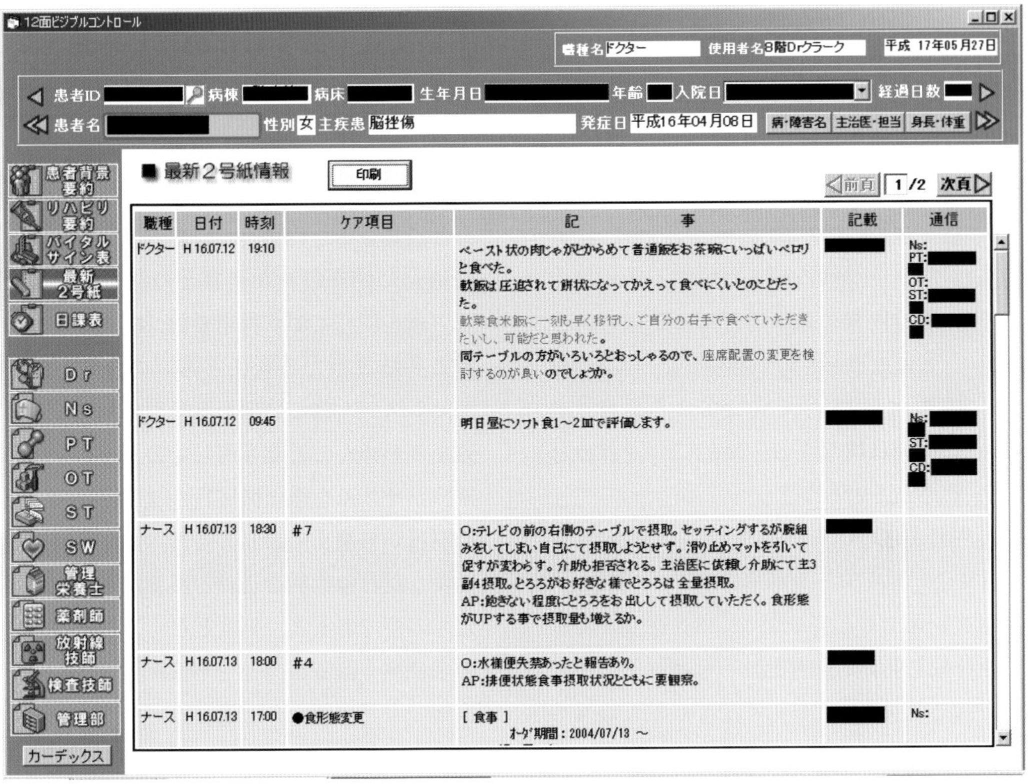

12 面ビジブル画面

様の社会復帰の可能性を広げる」と言う，石川先生のお言葉はチーム医療の本質であると感じました。

現状を改善するためには，8 面ビジブルをシステム化する必要があったのです。

当時は関係する看護師の方や各専門職種の方々の仕事の内容についても，内容を教えていただきながら少しずつ理解するのが精一杯でした。打合せを実施するたびに新しく参加されるスタッフの方々の意向や要望を伺うわけですが，どんどん変化拡大していく要望には中々追いつけない状況でした。建物も完成していない状況で，新しい機能を必要とする回復期リハについての統一された見解は，石川先生の意見を聞きながら職種ごとに醸成されていくような，ゆっくりと回復期の輪郭が見えてくるような時期でした。

システム導入についての打ち合わせの記録

2001 年 8 月 22 日，9 月 27 日，12 月 5 日迄のシステム導入に関する打合せの弊社記録に以下の記載がありました。

■ 1．実務運用のシステム反映に関して

（ア）H/W（建物等）が完成していないために予測や推測での確認になってしまう（患者様およびスタッフの動線，緊急時・夜間受付体制，夜間事務担当配置・・）

（イ）入力内容の確認，運用上での確認，仕様の確認が早急に必須な条件となります。

（ウ）12 面ビジブル運用の基本条件である診療録記載の内容と標準化および記載の

標準化

（エ）現時点での問題点

① 通常業務ルーチンの流れと部門別対応体制の明確化

② 業務運用確認における帳票化(視覚で確認可能な状況へ)

1. スタッフ個々の考えている指示箋や判定内容の基準などは多職種の方と共通認識とされているか？（要検討）

2. スタッフ個々の考えている業務対応範囲は関与する多職種で共通認識とされているか？

この内容から当時悩んでいたことが，読み取れます。

共通化システムとするためには，必要となる原票を作成し具体的な問題点・疑問点および運用における改善点を明確にし，協議による基本的な認識の共有確立が必須となります。行き過ぎた表現になるかも知れませんが，システム構築および運用の本質はここにあると考えます。

石川先生の先見性の確かさと細やかな洞察力に驚く

思い返しましても，石川先生の先見性の確かさと細やかな洞察力には驚かされる日々であったと感じざるを得ません。建設工事の進捗と設備選定に伴う煩雑な業者との打ち合わせや確認，志を同じくする採用要員に関する人員の確保と多岐にわたる責任と確認の日々が続く中で，システム構築に関わる時間を割くことは困難をきわめたことと推測しておりました。回復期リハイズムを徹頭徹尾貫かれる姿は今でも私の脳裏から消えておりません。本来の人間性を活かした日常生活を送れる環境に戻すことが私たちの夢であると，何度となくご一緒した食事の席で熱く語る石川先生を懐かしく感じている次第です。仲間として遇していただいた日々は私の中で替えがたい貴重な経験として明確に残っております。

石川　誠先生，本当に有難うございました。

1. セコムに間借りして 輝生会開設準備室を設置

東京のまん中でリハやるぞ

証言：島村耕介（元輝生会開設準備室）

原宿駅で下車，明治通りから見上げたセコム本社ビルの14階の一角に間借りし，島状に並べた机，数名のメンバーで輝生会開設準備室はスタートしました。本項では，2001年10月から開院（2002年5月）まで，開設準備期間中のエピソードについて記し，石川さんの一面をお伝えしたいと思います。

バラエティーとこだわりの人，石川さん

「東京のまん中でリハやるぞ」の言葉に誘われ，勢いをもって集まった初期メンバーでした。しかしながら，初顔合わせ，違う畑で育った異職種にとっては，難題が山積していました。短・中期計画の策定から，機器・物品の選定，電子カルテの運用，採用と研修準備，売店の取扱品に至るまで，何もかもが新しい病院を創っていく中で当初は，困惑・衝突・思考停止の繰り返しが多かったように思い出されます。なかでも，看護・介護スタッフと，リハスタッフの業務の住み分けには最も難渋しました。今や回復期リハビリテーション病棟においては，ごく当たり前となっているモーニングケア・イブニングケアですが，食事や排泄，入浴などのADLの支援をリハスタッフが行えば，ADL練習と呼び算定するのか？　マンツーマンで時間を決めて行い，他の介助はしないのか？　そもそもリハケアと呼ぶものは何なんだ？　過去の職種のしきたりにとらわれて前に進めない時，石川さんは，「患者さんを軸にチームで考えればやることはわかるだろ」と一言。この言葉を反芻することで，この他にも，石川さんのこだわりである，寝食排泄分離の徹底，さん付け呼称の徹底，目の前で高級食器に盛り付けた美味い食事の提供，ボリュームのある職員食堂のメニュー，生花を飾る，ユニフォームは靴やベルトも統一・ブレザーを着ておもてなし，音楽会の開催等，すべてがつながり，初台リハビリテーション病院（以下初台リハ病院と略）のオープンにたどり着けることができたと考えています。

上記に限らず，著名人の通う料亭，ハイエンドホテルのバーから，コップの欠けた居酒屋，立ち食いの春菊天蕎麦，作業中はアンパンと牛乳，口直しの一服と幅広くもこだわりの飲食，講演直前のこと，プレゼンテーションのフォントが一部通常用いている「丸ゴシック」でないことに気づき，全てやり直し。新採用者の採否決定では，「カラダが大きくて安心だ」「声が大きいやつは嘘をつかない」，中でも「ラグビーをしていた。強豪校の近くに住んでいたから間違いない」という基準，私たちは履歴書や成績証明書を持ち固まっていました。このバラエティーとこだわりには常に驚かされていました。

人たらしの石川さん

石川さんの「人たらしは」本物でしょう。準備室メンバーの決起集会でのこと，相当な酒量と石川節，十八番の「清水次郎長」のくだりで大盛り上がりの後，突然真顔で，「なぁ，リハの極意は何だと思う？」とひとり一人に問いかけ

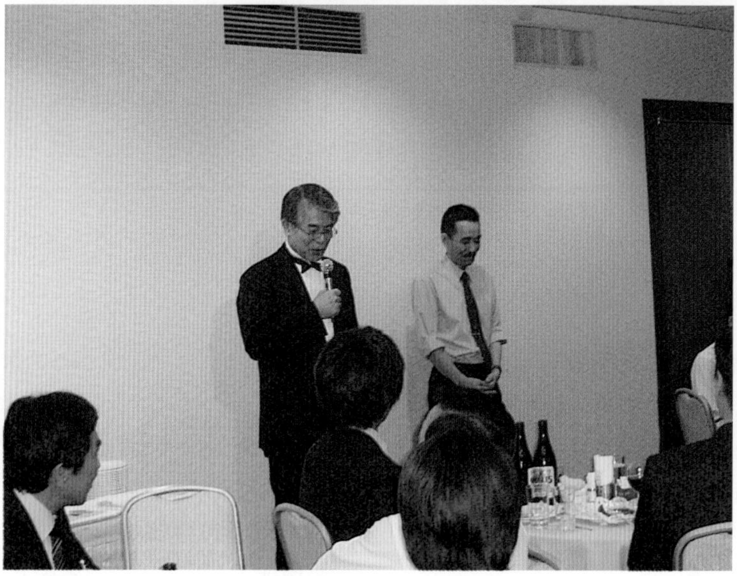

オープニングセレモニーでの石川さん

ました。静かになった私たちに,「その気にさせることだよ」と。その後,「人の心は,人と人との間だよ,お前たちと俺の間に,患者さんと私たちの間に」とおっしゃいました。オープニングスタッフを迎えた研修初日でも,緊張した面持ちでのスタッフに対して「よく集まってくれた。君たちを信じている。責任は全て持つ。好きにやりなさい」と一言で雰囲気を一変してしまいました。これらのマジックワードで,周りを全て「その気」にさせてしまう石川さん。

半面,私たちの作業やミーティング場面では,何をしているのかと必ず覗き込み,スタッフの話声,顔色を観察し,少しでも曇りがあると時間の無い中,膝を突き合わせて話を聞いてくださいました。「そんな失敗俺なんか何回したことか」と笑い飛ばしていただいたことに救われた者は少なくありません。研修を終えた時期,結婚式出席のための移動中,アルコールが入りながらも,寡黙に筆を動かし,166 名全員のレポートにぎっちりとコメントしていました。人たらしの極意は,相手を知り,あなたに興味があることを示すことにあると言います。あれだけ多忙な石川さんが,時間を全て人のために使い,人への関心を示す努力をされていたことに一同敬服いたしました。

殺し文句と細やかな気遣い,この人心掌握術は,人を大切にしているからこそと確信しています。

初台リハ病院の建設がすすみ,スタッフを連れて内覧をした時のこと,山手通りから茫洋と建物を見上げ「ここから,変わるぞ」と一言,当時から現在「あたりまえ」となっているリハのありようを思い描いていたのでしょうか?輝生会を創る時期に,豪快で繊細な石川さんに,驚かされ,大切にされ,共に働けたこと,深く感謝するとともに誇りに思っています。あの時間は,私たちの人生を,日本のリハを変えたことと強く感じています。準備室を代表して,お礼を申し上げます。

2. 回復期リハビリテーション病棟における先駆的取り組み

ゴールはまだ先，ノーマライゼーションの実現を目指して

証言：池田吉隆（輝生会人財育成局長）

ここでは，初台リハビリテーション病院（以下初台リハ病院と略）開院に伴い，回復期リハビリテーション病棟(以下回復期リハ病棟と略）で実践したいくつかの特徴的な取り組みを，石川さんにまつわる当時のエピソードを含めて紹介したいと思います。

集大成を形にした病院

初台リハ病院は，それまで石川さんの歩んできたリハビリテーション（以下リハと略）医療の集大成として形を成した存在であるように思います。前節でそれぞれ詳しく記載されているので参照していただきたいのですが，石川さんの足跡を辿ると，1975年佐久総合病院での師，若月俊一先生からの学びから「地域医療とリハビリテーション」の道に進むことを考え，1978年虎の門病院分院に赴任し「看護による寝たきり防止とADL支援」の実践から看護によるリハケアの重要性を認識，同時にリハ医療の道に進まれ，1986年近森病院での大改革として「付き添い看護の打破と寝たきり防止」を実践，1989年近森リハビリテーション病院（以下近森リハ病院と略）の開設で「現在の回復期リハ病棟の礎」を築かれ，そして2002年初台リハ病院の開設に繋がります。石川さんの歩みを振り返るとそれぞれの段階での実践が，次の段階に積み上げられてこられたことがうかがえ，昔も今も寸分も途切れることなく「信念を曲げない」姿が思い描かれます。

初台リハ病院開院時の状況

25年間の集大成として，1999年からの3年間の準備期間を費やし2002年6月に初台リハ病院は開院されました。開院時4F，5F，7Fの3フロアー（109床）を166名のスタッフでオープン。翌年2003年に3F，2004年に8Fを続けてオープンし，スタッフ数は3年間で359名と増え，フルオープンに至りました。全スタッフの内，一部の上層部幹部以外は，全国から集まったスタッフであり，それも輝生会のことを知らないスタッフが大半を占めていました。一方で石川さんが佐久総合病院，虎の門病院分院，近森リハ病院で長年実践してきたことの集大成の取り組みがいくつか導入されることが予定されていました。全く経験したことのないスタッフ達で，それも全国であまり普及していない先駆的な取り組みばかりを，それまでの礎はあったにしてもゼロから作り上げる生みの苦しみが伴ったことはいうまでもありません。すべてを背負っていたのも石川さんでした。当時を思い起こすと，石川さんはリーダーとして微動だにせず，スタッフにはその苦しさを全く見せたことはありませんでした。逆にスタッフを鼓舞する場面のほうが多くありました。

オープン当初は，多国籍軍のスタッフが一枚岩となることが求められ，患者さんのため，初台リハ病院のために汗をながしていました。自分の病院は順調に進んでいるのかさえわからず，必死に日々を乗り切る毎日でした。夜9時，

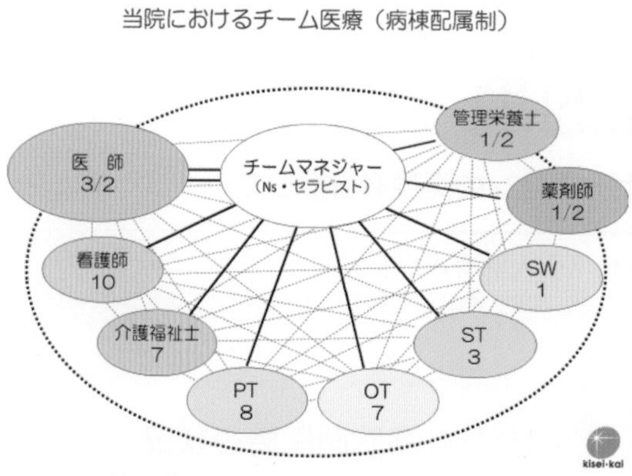

図１　病棟配属制

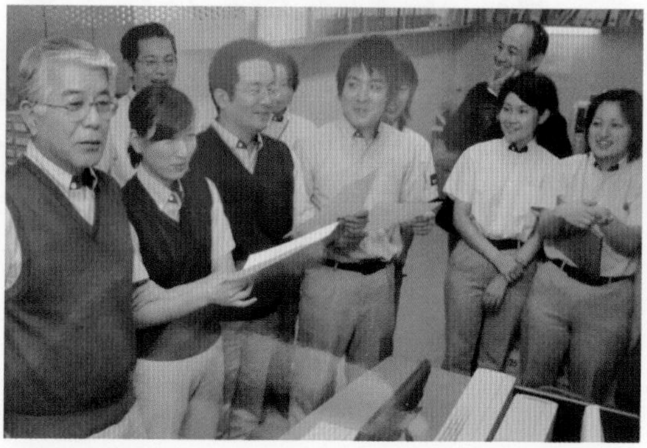

写真１　病棟でミーティングしている石川さん

10時まで残って仕事をしているのが当たり前のような状態が続いていました。そんな中，当時の月１回の朝礼があり，毎回石川さんがスピーチをされました。その時の内容は，いつも患者さんからのお褒めの言葉の披露とスタッフをねぎらう言葉でした。その言葉を聞くことで，疲れたスタッフは鼓舞され，元気を取り戻したことを思いだします。それは，その後20年間そうであったと思います。開院から止まることなく，輝生会のために誰よりも考え，誰よりも働き，誰よりも走り続けたようにわれわれには映っています。

ここでは，初台リハ病院がチャレンジした，いくつかの取り組みを通して，人間石川誠を記せたらと思います。

病棟配属制

初台リハ病院は開院当初より Dr・Ns・CW・PT・OT・ST・SW・管理栄養士は病棟への配属となっていました，いわゆる「病棟配属制」です。これは，近森リハ病院で実践を通して形になったもので，病棟を１つのチームとして考え。コメディカルを病棟に集結し，物理的な壁を排除した状態で日ごろのコミュニケーションを円滑に行える環境の中，病棟単位で患者へのアプローチを多角的に考えるという発想から創られた形です（**図１，写真１**）。

しかし，当時の全国のリハ病院は，リハ室を病棟とは離れた場所にリハ科として置いていることが普通でした。当然，リハはリハ室中心で行うことが当たり前となっており，病棟の医師や看護師との情報交換は，病棟回診時やカンファレンス時，またそのつど病棟へ連絡する形式になっていたと思われます。そのような環境下でしか働いたことのない PT・OT・ST の集まりだったわけです。当然，開院時は，看護とリハの諍いがたびたびあったと記憶しています。石川さんは，想定内のことだったのか，あるいは現場で解決することを信じていたのか，仲裁に入る場面をみたことはありません。もしかすると真のチームを作るためには，必要な過程であると知っていたのかもしれません。現場では，どうにか前に進むため石川さんの信念を考えなおし，看護・介護は PT・OT・ST のことを理解しようとし，PT・OT・ST も看護・介護のことを理解しようとしていました。他の職種も同じであったと思います。いつしか，病棟で一緒に働くことがあたりまえになり，患者さんを中心とした円滑なコミュニケーションが取れる体制に構築されていきました。これがまさに，石川さんの求めていた本物のチームアプローチの形であったと思います。

病棟配属制の中で，医師は病棟のリーダーとしての役割を担う必要がありました。ここでは，石川さんらしい，石川さんにしかできないエピソード2つを記したいと思います。

石川さんならではの記憶に残る二つのエピソード

1つは，昼夜逆転し夜間覚醒した患者さんへ石川さんが取った対応です。

その方は，入院間もない方で，夜になると覚醒し不穏状態となり，頻繁にコールを押され，対応が遅れると独力で動き転倒の危険性が高い方でした。夜勤Nsは疲弊してしまい，当直医師であった石川さんに相談しました。なんと，石川さんは一晩中その方とマンツーマンで起居動作を百回程度行い，どうにか就寝していただいたということを聞きました。夜勤Nsが困っていることに対して，Drが取った行動とは思えない対応に皆脱帽状態となりました。その後，その方は良循環な生活サイクルを取り戻すことができたというエピソードでした。

もう1つは，私の失態を医師（院長）という立場でフォローしてもらったエピソードです。

病棟配属では，患者のベッド周囲の環境設定やケア設定を多職種で考え実践していました。そんな折，ある患者さんに対して，私の環境整備のミスで転倒事故を起こしてしまったことがありました。その家族は納得いかないことには強く意見を言われる方であり，おそらく今回の事故についても病院側に事故の原因について言及してこられ，そのターゲットが私になることも予測されました。私は，ビクビクしながら事故の翌日出勤しました。ちょうど日曜日で家族が面会に来る日であり，私は覚悟を決めてその方の部屋に訪室しました。するとそこには家族と談笑をしている石川さんの姿があったのです。

石川さんは，家族の前で私にリハの進捗を聞き，事故のことは何も言わずに立ち去っていかれました。たまたま，回診に来られただけなのかもしれませんが，おそらく事故のこと耳にして，主治医でもない当時院長の石川さんが休みを返上して来られたのだと確信しました。その患者家族は，石川さんのことを神様のようにあがめており，その後大きな問題になることはありませんでした。自分をチームの一員として考えもらい，何も言わずフォローしてもらった一場面であったと思います。

石川さんは，いつも現場にアンテナを張り，必要と判断されたら自らチームリーダーとして行動されていたのだと推測します。このような体験をしたのは，おそらく私だけではないと思います。本当に頭が下がります。

マトリックス組織の導入

病棟配属制としてチームアプローチをする一方で，専門職としての教育体制を取ることが求められました。開院当初は，看護部とリハ部に分かれており，病棟師長，PT室長，OT室長，ST室長等に分かれていました。更なるチームアプローチの強化のため，開院3年目の2004年に本格的にマトリックス組織が導入されました。これは各病棟をリハケア部としてチームマネジャーの管理下とすることとして，教育管理部に医師・看護・介護・PT・OT・ST・SW等の医療専門職の部門チーフを専従で配置し，各部門が専門職集団の教育管理を担う二重構造とした，いわゆるマトリックス管理体制を試行されました（**図2**）。

あえてマトリックス組織を採用

開院2年目にマトリックス組織導入の提案をしたのは，石川さんと聞いています。しかし，当時の上層部では意見が分かれ反対意見もあったようです。なぜなら，マトリックス組織は，1960年代からアメリカで導入され，日本でも

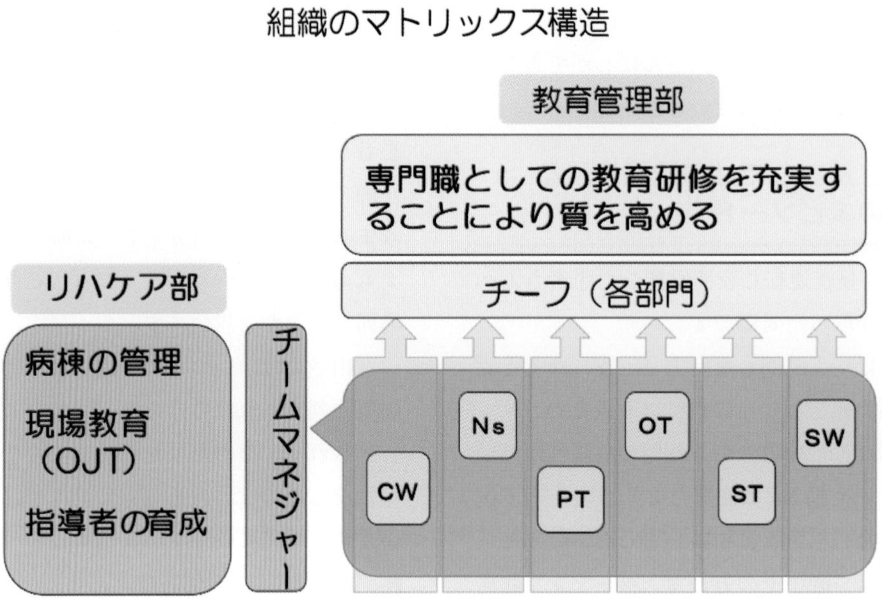

図２　マトリクス組織

1970年代から1980年代に職種を問わずマトリックス組織が採用されたようです。しかし，ほとんどの企業が失敗してしまった歴史があったようです。それらの反対を押し切って2003年12月に試行を開始し，2004年4月に本格的に導入に至ったようです。石川さんは，導入理由を当時の中長期計画の資料に以下のように書かれています。

『従来の病院は，一般的に診療部，看護部，事務部の3部門を柱として運営されてきた。・・・リハを専門とする病院ではこれにリハ部が加わることが通常であった。・・・専門職による縦割りの管理体制では限界もあった。病棟等のサービス現場における迅速なチームアプローチに支障をきたすのである。・・・回復期リハ病棟は多職種が配属される病棟である。制度上，医師，看護・介護スタッフ，PT・OTが病棟専従と規定されている。・・・多職種・多領域の専門職が配属されていることからマネジメント体制の強化が必要となったのである。このため診療部，看護部，リハ部，事務部といった縦割りの組織体制から，チームマネジャー制と教育管理部制によるマトリックス構造の組織体制への移行が必要と考えたのである』

マトリックス組織は，17年継続し運用してきました。やはり順風満帆に進んだわけではなく，縦と横の2人の管理者の指示命令系統に軋轢を生むこともありました。しかし，石川さんの教えのもと，徐々に成熟してきたことは間違いなかったと思います。そして，2021年4月に現場の更なる質向上を目的として，リハケア部と教育研修部が統合した形へと変遷しています。

365日リハ体制

「土日祝日・年末年始・ゴールデンウィーク，PT・OT・ST室には鍵がかかり，リハは休みになる。休み明けの患者さんは，悪くなっている場合もある」石川さんがよく口にしていた言葉です。これが，365日体制を提唱した根本の理由だと認識しています。回復期リハ病棟の使命とされている，できるだけ早期に，しかも集中的にリハを実施するすることで効果を上げ，できるだけ早く自宅に帰ってもらうことに繋がり

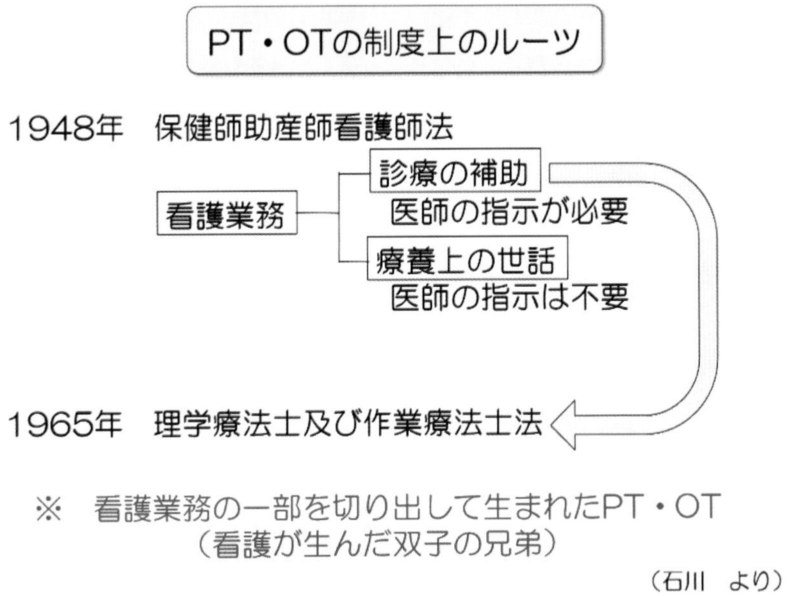

図３　看護から派生したPT・OT

ます。また，こんなことも言われてました「看護・介護は365日勤務しているのに，なぜPT・OT・STは土日祝祭日休むんだ」と，当時は土日祝祭日に休むことが当たり前でありました。あとで記載する早出遅出と同じく，世間のPT・OT・STからは，冷ややかな目でみられていたようです。しかし，石川さんの患者中心のリハ医療を考えるうえでは，世間からの目などは，気にならなかったのでしょう。現在では，診療報酬上の充実加算や休日加算が追い風となり，全国の回復期リハ病棟で365日体制が普及しています。石川さんは，「目先の利益にとらわれるな」「良いことをやっていれば，必ずお金は後からついてくる」と言われていた１つの例だと思います。

PT・OT 早出遅出への参画

石川さんは，いつもケアを知らずしてリハをすることに疑問を持っておられました。早出遅出の導入のきっかけは，近森時代に訪問リハに行ったPTがすぐに帰ってきたことに起因しているようです。そのPTに「なぜ，リハをせずに帰ってきたの」と聞くと「便を失禁していたのでリハができないから帰ってきました」という内容でした。なぜ一緒にやって来なかったと激怒したというエピソードを何度も聞かされました。家族にとってはケアもリハも同じであり，また，その時に必要とされることを望まれています。家族指導をする時にケアを知らずして家族指導ができるのかともいわれていました。リハは看護から派生した職種であり（**図3**），PT・OTは看護を理解する必要があるというものです。PT・OTである前にケアを知るべきであると何度も聞きました。開院時，PT・OTは看護・介護からケアを学ぶ姿勢で接していたと思います。朝・夕のゴールデンタイムに参画することで，いつしか患者の生活をより把握することができること，病棟の様子が手に取るようにわかること，ケアのレベルを把握できること，看護とコミュニケーションがうまくとれることを経験することができました。

ある学会の講演で石川さんが，早出遅出について会場からの質問に答えている場面がありました。「うちの早出遅出を経験したスタッフ達は，志願してやらせてくれというんだよ」という発言です。石川さんがそれまで実践し，確信も持っていたことをわれわれに体験してもらい，気づせてくれた言葉のように理解しました。

最後に

初台リハ病院を石川さんの集大成のように書きましたが，石川さんのゴールはまだまだ先にあったのではないかとも思います。当法人の究極の目的は，「ノーマライゼーションの実現」です。われわれ輝生会は，まだまだ，道半ばです。地域社会のために前を向いて１歩ずつ実現に向けて，10年20年・・・100年と歩んでいこうとしています。幸い輝生会にはなんといっても「人間石川誠」の魂を引継いだ仲間たちが多く在籍しています。一枚岩になって，輝生会を背負おうとしています。一人では，だれも背負いきれないけれども，この仲間たちであれば，やり遂げられると信じています。

3. 教育研修部の立ち上げ

石川さんの目指していたのはどこに出ても活躍できるスタッフの育成

証言：井上　郁（元初台リハビリテーション病院教育研修部長/元輝生会）

石川さんは，初台リハビリテーション病院（以下，初台リハ病院と略）に私を誘ってくださった時，スタッフの育成が何よりも重要だと言われました。私に気を使ってのことかも知れませんが，彼がまだ近森リハビリテーション病院（以下，近森リハ病院と略）におられたころから，新しいリハケアサービスを始めるには，新しい組織システムの構築とそれを支え，共に汗をかいてくれるスタッフの育成が必須なのだと繰り返し話されていました。

多職種による教育組織のスタート

あの頃すでに彼の頭には病院の教育部門の具体的なアイデアがあったのだと思います。それは，第一に教育部門は部署別ではなく，病院にひとつ，全職種合同のものであること，第二にメンバーは専従で各職種を統括できる管理職クラスで構成すること，第三にリハケアサービスの現場と有機的につなぐシステムを作ること，そして，教育目標はチームアプローチができるスタッフの育成，というものでした。

教育部門のメンバーを専従にするというアイデアは，石川さんが若いころ働いていた虎の門病院の看護部の教育部門から得たのではないかと思います。また，教育部門とリハケアサービスの現場とを有機的に繋ぐマトリックス組織のアイデアの基は経営学の論文らしく，「導入した会社もあるらしいが成功例は無く，うまく機能させるのはなかなか難しいようだ。だけどやってみたい。新しいリハ病院の組織としてはいいと思うんだよな」と言っていました。近森リハ病院時代，何度か教育部の役割や組織内での動き方について話したことがありました。耳ダンボの勉強家だった石川さんのことだから，色々なところからアイデアの種を集め，蓄え，温め，育ててきたのだろうと思ったことでした。

そして時は過ぎ，石川さんが初台リハ病院を開設するにあたって考えた，それまで看護やリハ，医療相談などそれぞれに活動していた各部門の管理職をひとつに集めてスタッフ教育に専念させ，マトリックス組織によって現場のリーダーと有機的に繋がって活動することで人材の育成をはかるという画期的な組織が実現したのです。そして，教育研修部は看護師・介護士，理学療法士（PT），作業療法士（OT），言語聴覚士（ST），ソーシャルワーカー（SW）の部門長計８名に，職種に限定されない管理職ポジションである部長を加えた９名の専従スタッフでスタートしました。

多職種チームの教育

教育研修部の役割はもちろんスタッフの教育・育成であり，そのための企画から実施のすべてを担っていました。

活動にあたって石川さんから指示されたのは，「①チームアプローチのための教育の実施，②職種間の上下関係の解消，③専門職としての能力の向上」でした。ただ「それだけでは初台リハ病院のスタッフとしては不十分，チーム作りが最も重要。」と強調されました。

この考え方を基に，教育プログラムは全職種合同研修と職種別研修の２本立てで計画しました。全職種合同研修は，医師，看護師，PT，OT，ST などの医療職だけでなく事務職や調理員なども含めた全職員を対象とし，新採用者研修，採用２年次研修，採用３年次研修を実施し，多職種によるグループワークも活用しました。また，役職スタッフを対象としたサブマネジャー研修，チームマネジャー研修，管理職研修なども実施し，常に全職種合同を基本にチーム作りを重視して計画しました。

同時に全スタッフが３年間で到達すべき目標として「ジュニアスタッフ教育目標」を作成し，若いスタッフにとってのゴールを明確に提示すると共に評価のガイドラインとすることにしました。

このようにして，多職種で活動する日々の業務を通して，また全職種合同の教育の場での体験を通して，一人一人がそれぞれのポジションで常にチームアプローチを意識しながら働けるように考えていきました。

教育研修部のもう一つの役割

教育研修部の役割としてスタッフの育成と共に大きかったのが人事でした。人事は，それぞれの職員が求められているパフォーマンスを行えているかどうかの評価，それによる昇格・降格，給与の査定を行うものだと理解していた私にとって，教育と人事を同時に行うことには抵抗がありました。人事を考えながら教育を行うことによって教育の自由度や柔軟性が制限されるのではないか，対象者に対して「人事」というパワーを感じさせることで「学び」の場での対等な関係性を保つことが難しくなるのではないかと感じていたのです。それで，石川さんに教育研修部の役割から人事権を外してほしいとお願いしたことがあります。その時彼は「スタッフの教育というのはどんな人間を採用するかと考えるところから始まる。初台が必要としている人材に育てるだけでなく，それぞれのスタッフの特徴や長所や欠点を考えて，そのスタッフを伸ばすためのポジションや配置を考えるのも教育じゃないのか。人事は採用から退職まで責任を持つものだ。辞めたスタッフが胸を張って『初台リハ病院で働いていた』と言えるように育ててほしいんだ」と言われました。

教育の場で長く働いていた私にとって，人事も教育の一つという石川さんの捉え方には違和感があり，ストンと腹に落ちるには時間がかかりました。でも今は，初台リハ病院を支えるスタッフを育成するということは，その人たちが初台リハ病院を離れてもそれぞれの場で活躍し，日本のリハケアサービスの質の向上に貢献してほしい，そのためには人事というパワーも必要だと彼は言いたかったのではないかと理解するようになりました。

Dream～Idea～Passion（夢を描いて，それを叶える新しいイデアを考え，目標に到達するまで情熱を持ち続ける）

夢を描いて～ それは目標を持ち遠い光を目指すこと，新しいアイデアを考え～ それは仲間を増やすこと，組織を作ること，政策を考えること，次の世代へ伝えること，そして情熱を持ち続ける～ すべてのプロセスを立ち止まることなく前へ前へと進め，無理をせず，うまくいかない時にも腐らずあきらめず動き続けること ･･･ 石川さんからいただいた「遺産」を大切にして次へ伝えていきたいと思っています。

4. 初台リハビリテーション病院 第２代院長に就任

横並びのチーム医療

証言：木下牧子（光風園病院副理事長/元輝生会）

私はリハのリの字も知らない不埒な参加者

石川さんに初めてお目にかかったのは2002年４月。初台リハビリテーション病院（以下初台リハ病院と略）開設にむけての職員研修会でした。おそらくその研修会場で石川さんに初対面だったのは，私だけだったのだと思います。私以外の皆さんは石川さんというお人柄とその目指すところに深く共感して，熱い思いで集まっておられました。私はと言えば，近くの国立国際医療センターで20年ほど内科医として働いたのですが，母が一人暮らしが難しくなり，郷里に帰ることにしたところ，石川さんをよく存じ上げている兄が，石川誠というすごい人が東京にとんでもないリハ病院をつくるらしいから，そこで少しリハの勉強をしてから帰ってこいと指示されました。石川さんという存在もリハの「リ」の字も知らない不埒な参加者でした。

廊下ですれ違いざまに「今度院長になってもらうから」

リハのことは初心者向け教科書レベルの知識しかなく，右往左往していたのですが，石川さんの示されたもう一つの信念：横並びのチーム医療という考えには200％賛同し，あっという間にチームにのめりこみました。ただ，石川さんの凄さを知らずにチームに入ったおかげ（？）で，石川さんにも怖いもの知らずの言いたい放題。当初は病棟にも喫煙場所をつくり，スタッフルームにも喫煙場所を用意するという計画に真っ向から大反対。ついに院内禁煙を勝ち取りました。そんな私を石川さんは何も言わずに放置（？）していました。当時の私はともかくリハの勉強をせねばと必死でしたし，石川さんの凄さも存じ上げませんでしたから，石川さんが冷静に私のことを評価していたなど，思いもよりませんでした。うるさいヤツだなと敬遠されていると思っていました。

その後も病棟で楽しく言いたい放題で働いていたのですが，ある日廊下ですれ違いざまに，今度院長になってもらうからと石川さんに言われました。廊下ですれ違いざまです。流石にちょっと待ってくださいと反論しましたが，一度言い出したことを取り消すような石川さんではありません。おそらく私に断らせないための戦略をしっかり練っていたのだと思います。何しろ回復期リハをゼロから立ち上げた方ですから，その構想力は私たちのそれとはレベルが違います。回復期リハを確立させ，その全国展開の基礎となる初台リハ病院を成長させるためには，石川さんのような巨人がトップに立つより，小粒のリハ素人，でも横並びチーム医療を楽しんでいる木下にやらせてみるのも一つのチャレンジかもしれないと思われたのかもしれません。「土台はちゃんと作ったから，あとは皆でワイワイガヤガヤやれば何とかなるだろう，俺は他にもやることが沢山あるんだ」というメッセージを受け取ったようにも感じました。

チーム医療は鎬を削る真剣勝負

院長になってからは，石川さんは直接口を挟まれることはなく，黙って陰からずっと支えてくださいました。私が院長としてやったことは，石川さんが作った土台の上で，チーム医療を実践することでした。何故か私もラグビーの熱狂的なファンで，チーム医療に関する感性は石川さんと共有できていたように思います。単なる仲良しグループではなく，切磋琢磨する・鎬をけずりあう真剣勝負が必要でした。1+1が2ではなく，3になるためのチーム医療。相手にとって言いにくいことも上手に伝えるコミュニケーション能力，自分にとって心地よくないことでもきちんと受け止める能力，私自身もこの戦いの中で学ぶことができました。まだ道半ばではありますが。

石川さんはともかく白紙に大きな絵を描くことができる方でした。そしてそれを設計図にまで精度を高め，実際に建物に作り上げる能力も持っておられました。それだけでも素晴らしい才能だと思うのですが，さらにその建物に命を吹き込むという，途轍もないエネルギーをもっておられました。既成の概念とは異なる方向を示しておられるわけですから，当然周囲との軋轢や衝突もありました。でもそんなことは石川さんの中では予想された出来事で，むしろそれをエネルギーに変えて前に進んでおられたように思います。

石川さんのエネルギー源は現場だった

もう一つのエネルギー補充源が，現場でした。初台リハで，カンファなどで若いスタッフと熱い議論をするとき，あるいはことあるごとに開かれる飲み会で，若いスタッフとの掛け合い。この現場の熱気が石川さんのエネルギー源になっていたのは間違いありません。そして私はその石川さんと若いスタッフのエネルギーに守られながら，初台リハというお城の中で伸び伸びと充実した時間を過ごすことができました。その経験は今でも私の大切な財産となっています。

10年後にいよいよ母が一人暮らしが困難となり故郷に戻ることになったときも，何も言わずに送り出してくださいました。その後，回復期リハからは距離を置くことになりましたが，リハにはこだわり続け，今は地域包括ケア病棟で様々なタイプのリハにかかわっています。石川さんはそんな様子もさりげなく見てくださっていて，色々な機会に声をかけてくださいました。

今思えば，私は本当に扱いにくい部下だったと思います。「黙って言うことを聞け！」と何度も思われていたに違いありません。でも石川さんは私を上手に扱ってくださいました。当時はそんなふうには感じていませんでしたが，結構反抗していたように思っていたけど，なんだ石川さんに上手に扱われていたんだなと，懐かしく思い出されます。でも，今度お目にかかったら，改めて，素直な部下でなくてごめんなさいとお詫びしたいです。

5. 区西南部地域リハビリテーション支援センター事業を通して

チームアプローチに求められる姿勢を身をもって示す

提言：東　妙香（元輝生会）

研修対象を介護職に広げる

初台リハビリテーション病院（以下初台リハ病院と略）は，2014年に東京都より「区西南部地域リハビリテーション支援センター」に指定されました。それを受けて，渋谷区・目黒区・世田谷区の３区で働く医療・介護・保健・福祉の分野の専門職を対象にした，地域のリハビリテーション（以下リハと略）力向上のための知識，技術の提供やネットワーク作りに向けた組織化活動等の地域リハ活動が本格的に開始されることになりました。

東京都は，各地域リハ支援センターに対し実施すべき必須の役割を定めており，その中にケアマネジャーに対する知識・技術等に関する研修の実施という項目があります。その研修の企画にあたり，最も生活に寄り添う介護職のケアの質向上を重要と考える石川さんは，対象者をケアマネジャーだけでなく介護職にも広げるよう指示されました。その考えが反映され，セラピストが講師となり，リハの視点を取り入れた体験型の技術研修を行うこととなりました。この研修は現場の介護職に口コミで徐々に広がり，回を重ねるにつれ参加者も増え，新入職者に受講を勧める事業所が出てくるまでになりました。この，研修対象を介護職に広げるという流れは，その後，都内の他圏域の地域リハ支援センターにも広がるものとなっていきました。

多職種合同事例検討会

地域リハ支援センターでは様々なテーマで研修を行いましたが，その中でも石川さんが積極的に参加されていたのが「多職種合同事例検討会」です。「事例検討会」という研修名ですが，事例を題材に多職種が自由に色々な視点で意見交換することを目的としたもので，石川さんもグループに入り参加者とのディスカッションを楽しんでいらっしゃいました。あまりにも気さくにお話しされるので輝生会の会長であることに気付かず，後から驚く参加者もいたくらいです。分かりやすい言葉で話し，他職種の意見に耳を傾け，すべての職種と対等に議論を交わすというチームアプローチに求められる姿勢を，身をもって示されていました。

地域リハ活動を業務として認める

石川さんは，広く地域リハ活動が行えるよう法人内の体制づくりも整備してくださいました。地域リハ活動が広がると会議や講師依頼などでスタッフが院外へ出る機会が増えます。出席するためには通常業務を抜けなければなりませんが，それは容易ではありません。一方，それらの依頼をスタッフの自主的な活動で対応するとなれば，協力者には限界があり展開を広げるのはむずかしくなります。このような状況は区西南部だけではなく，東京都全圏域の地域リハ支援センターが集まる会議において他圏域からも同様の声があり，地域リハ活動の積極的展開を妨げる要因として挙げられていました。それを受け，輝生会では，ある一定の基準を設けたうえで，地域リハ活動の事業運営や地域会議等への出席を業務として認めることが決定されました。それにより，地域リハ支援センターの事務局として，院内において地域リハ活動を積極的に働きかけやすい体制となりました。

このように，初台リハ病院の地域リハ活動は石川さんの完全バックアップのもとで進められていました。そのため，東京都の会議で取組報告を行うと「それは初台だからできる（普通は出来ない）」という反応を受けることが多々ありました。そのような反応に触れるたび，私は，他圏域よりも恵まれた環境で活動出来ている分，目に見える結果を出さなければいけないと焦りを感じていました。私のその焦りは，ときに小手先の方法に飛びついてしまうことがありました。そんな時に軌道修正をしてくださるのも石川さんでした。

リハ職もケアマネも，看護も公平でなければ

ある区から「地域リハ会議へのリハ職の参加率を上げたい」と相談されました。前述のように，地域で働くリハ職は所属機関からの許可を得られないことも多く，依頼をかけても協力者が集まらない状況でした。最終的には初台リハ病院から人を派遣して対応をしていましたが，1つの医療機関で対処するのではなく，区内の様々な機関で働くリハ職が参加できる体制をどう整えていくか，が課題でした。そこで私は，地域ケア会議の参加に区から報酬を出してもらうとよいのではないかと考え，石川さんに相談をしました。ほとんどの場合「やってみろ」と後押ししてくださる石川さんでしたが，その提案に対しては異なりました。半ば驚いた表情で「地域のケアマネや看護師は報酬なんて貰わずに参加してるんだろ？　なんでリハ職だけ報酬をもらうんだ。そんなのおかしいじゃないか」と一蹴されたのです。その言葉で，自分が参加を促すという目先のことに囚われて報酬という安易な提案に流されてしまったこと，すべての専門職に等しく敬意を払うことが出来ていなかったことに気づかされました。地域リハセンターとして取り組むべきことは，地域で働くリハ職とその所属長に対して地域リハ活動の意義を理解してもらい，事業に協力してもらえるよう働きかけることでした。そんな風に，本来あるべき方向を示してくださるのも石川さんでした。

私は「焦るな」と石川さんに窘められることが幾度となくありました。活動の展開に行き詰まると，すぐに自分がやっていることが正しいのか分からなくなり不安になりました。そんな時石川さんは，私の報告に耳を傾け，「お前がやっていることはそんな簡単なことじゃない」「今やっていること（の形）が見えてくるのは10年，20年も先だよ」と励まし，「大丈夫。やってみろ」と背中を押してくださいました。地域リハ活動の意義を全く分かっていなかった私が事務局を続けることが出来たのは，その石川さんの「大丈夫」に支えられてきたからです。輝生会を離れた今でも，ふと行き詰まる時，「目先のことに囚われず，正しいことをする。そうしたら，結果は必ず付いてくる」という石川さんの言葉に支えられています。

第5章
医療法人輝生会としての発展

初台リハビリテーション病院開院後経営も軌道に乗った段階で，新たなる挑戦として船橋市立リハビリテーション病院の指定管理に応募し採択されます。並行して，在宅総合ケアセンターを運営する別法人を輝生会に統合し，さらなる飛躍を遂げます。船橋市は医師会と連携して地域リハビリテーション活動を発展させます。この間のエピソードは地域つくりの動き方を示唆しています。

石川さんの懐の広いリーダーシップの根幹は人を大切にすることです。人を育てる信念と実行力が運営の基盤となっています。育てられた多くの幹部職員から，その気にさせる言葉を語っていただきました。その言葉から懐の広いリーダーシップを感じていただきたい。また理事長を託された水間正澄さんもその気にさせられた一人であり，任せられた思いが語られています。

Contents

1. 新誠会を輝生会に統合

制度は後でついてくる

髙橋　誠（在宅総合ケアセンター成城/輝生会）

「今回はウルトラＣだったな！」

多忙をきわめ全国各地を飛び回っていた石川さんに金銭消費貸借契約の連帯保証となっていただくため，東京駅構内の喫茶店に一緒に入った私への第一声でした。それは経営破綻の危機を抱えていた医療法人の患者・利用者さんと職員約200名を守った瞬間でもありました。ここでは経営支援を受けていた法人から突然の支援打切りにより，経営危機に陥った医療法人のサービス機能を残した石川さんの奔走劇を振り返ってみます。

医療法人財団新誠会の発展

2010年当時，石川さんは医療法人社団輝生会（以下，輝生会と略）と医療法人財団新誠会（以下，新誠会と略）という二つの医療法人の代表を務められていました。輝生会は地域におけるリハビリテーション（以下リハと略）推進を目的に回復期および在宅における生活期のリハサービスを提供するために2002年に設立し，高齢者や障害を持たれた方々が再び輝いた人生を送れるよう入院を中心とした回復期リハおよび外来通院や訪問によるリハを担うことを目的に開設しました。一方，新誠会は在宅生活を支える生活期リハを中心とし，在宅支援と自立支援をキーワードにして，リハ医療サービスを中核とした総合的なケアサービスを提供することを使命とし，輝生会設立よりさらに前となる1998年に東京都台東区と世田谷区に無床診療所からスタートしました。石川さんの想いに賛同した株式会社日本医療事務センターの新村勝由氏と中村澄子氏の後援により，子会社である日本健康機構株式会社より運転資金・施設・財務面において手厚い支援を受けていました。設立当時は，診療報酬ではリハ料は簡単・複雑で実施していましたが，訪問リハなどは地域には全く認知されていなく，周囲からはリハだけで医療法人経営をするなんて気狂いと言われることも幾度もありました。しかし2000年に登場した介護保険制度の施行が追い風となり，訪問リハ，訪問看護，居宅介護支援サービスも加わったことで新誠会の法人経営はまさに薄利多売で順調に進んでいました。そこに登場したのが石川さんの肝煎りである「在宅総合ケアセンター」を台東区と世田谷区に設立する構想でした。在宅総合ケアセンターは石川さんが高知県時代に近森会が開設した在宅総合ケアセンター近森がモデルであり，リハ医療サービスを中核とする地域のケアサービスを提供する拠点を開設するというものでした。在宅総合ケアセンターは通院サービスとして外来診療・外来リハ・通所リハ，訪問サービスとして訪問診療・訪問リハ・訪問看護・居宅介護支援，入院（レスパイトケア）機能を兼ね備え，小規模でありながら多機能サービスを提供するセンターの開設とあり法人内では盛り上がり，いよいよ2003年に東京都台東区に「在宅総合ケアセンター元浅草」，2004年に東京都世田谷区に「在宅総合ケアセンター成城」を開設したのです。

医療法人財団新誠会の経営危機

2010年頃，新誠会が運営する在宅総合ケアセンターは3拠点までになっていました。2か所の在宅総合ケアセンターを連続して開設した影響もあり，収支上は決して明るい法人経営状況とは言えませんでしたが，200名を超える職員数となっていました。この頃，運営の支援を受けていた株式会社日本医療事務センターでは，2007年から代表者が交代し，これまでの手厚い支援の先導者でもあった新村勝由氏と中村澄子氏はすでにその役を退いていました。この会社代表の交代とともに医療法人への支援方針が180度変更となり急遽支援打切りが決定されたのです。運転資金の借入れを受けていた株式会社日本医療事務センターより突然の支援打切りが決定したことにより，新誠会は急転直下，存続が危ぶまれる経営危機に陥り，法人の身の振り方を短期間で決断する事態となりました。金の切れ目は縁の切れ目と言いますが，石川誠さん周辺にいた方々が一斉にいなくなり，石川誠さんを筆頭に数名でこの難局を乗り越えなければならなくなりました。

医療法人財団輝生会への事業統合

医療法において，法人の代表を兼務することが望ましくないと，兼ねてより東京都福祉保健局より指摘を受け，改善をするように指導を受けていました。この事態を法人が一体となり人事・教育に勤めていくことによる相乗効果への期待に舵を切り，数年前より，輝生会と新誠会の人事交流を盛んに取り組んでいました。さらには，回復期から生活期，生活期から回復期への異動を可能とするために，スタッフの不利益な人事とならないための対策として，もともと設立経緯が異なった両法人の雇用条件までも一本化する施策が既に済んでいる状態でした。石川さんはこの事態を予知していたかのような事前準備を既に行っていたのです。輝生会との事業統合に際しては，セコム医療システム株式会社の取締役会長の布施達朗氏（セコム株式会社常務取締役）の尽力により，全面協力のもと輝生会統合後も在宅総合ケアセンターの運営支援を行っていくことが2010年12月に決定しました。

おわりに

生活期の重要さを早くから発信され，開設した一つの法人は解散する結果となりましたが，この難局を乗り切り事業を守り抜いた石川さんは生前，「元浅草・成城は何が何でも守れ。生活期は回復期が守るんだ」とよく仰っていました。また「目先のことばかり言うな，良いことをするには金がかかるんだ。大丈夫。後で制度が追い付いてくるから」。石川さんがスタッフを後押しする言葉を一生忘れることはありません。

2. 船橋市立リハビリテーション病院/船橋市リハビリセンターの指定管理

石川さんの熱い思いを引継ぎながら邁進しています

証言：加納知明（船橋市立リハビリテーション病院/船橋市リハビリセンター/輝生会）

船橋市が必要だったリハ中核病院の設置を立案

船橋市が回復期リハビリテーション（以下「リハ」と略）に特化した病院を開設しようとした背景には，当時，船橋市内および船橋市が属する千葉県東葛南部医療圏にはリハ医療を専門的に提供する医療機関が少なかったことがあります。船橋市が開設している船橋市立医療センターは千葉県の三次救急医療施設として高い救命率を達成していましたが，十分なリハ医療を受けられずに在宅復帰する患者さまも多くいました。このことから船橋市は，脳卒中や大腿骨頸部骨折等の患者さまが再び生き生きとした生活を回復できるよう，回復期におけるリハ医療を専門的に提供するとともに，地域リハ体制における中核的な役割を果たす病院を設置することで東葛南部医療圏におけるリハ医療の充実を図ることを目指しました。

重責を覚悟した船橋リハ病院の指定管理者への応募

船橋市は，民間の団体等に運営を委託する「指定管理者制度」に基づき，「公募型プロポーザル方式」によって平成17年（2005年）11月，指定管理者を公募しました。一方，医療法人社団輝生会は平成14年（2002年）6月に東京都渋谷区に初台リハビリテーション病院（以下「初台リハ病院」と略）を開設し，全5フロアのうち初年度3フロア，翌年にもう1フロア，翌々年に最後の1フロア，と段階的にオープンしながら平成16年（2004年）6月に全フロア173床を稼働させました。開院後さまざまな問題を慌ただしく整備している最中，平成15年（2003年）10月には初台リハ病院が主幹となり「リハビリテーションケア合同研究大会東京」を開催するなどし，まさに息つく暇もない状況でした。平成17年（2005年）4月に初台リハ病院の院長が石川誠さんから木下牧子さんへと変更されましたが，船橋市が指定管理者を公募したのはその年の11月でした。指定管理者の公募前，理事長職に専念していた石川誠さんは当時の初台リハ病院サポート部長富山久巳さんに「公募に応募しようと考えているのだけど，どう思う？」と意見を聞かれたそうです。石川さんはすでに応募の意思は固まっていたと思われますが，初台リハ病院以外に事業を拡大することや，指定管理期間（18年間）の長さへの重責に対し，同意する仲間を増やしたかったのだろうと思われます。富山久巳さんは石川さんの考えに同意しましたが，その時の「重責を意識されながらの安心した笑み」が忘れられないそうです。

医師会，行政，医療センター三者の合意が石川さんの熱い思いを駆り立てた

その後，輝生会は応募しました。石川さんは富山久巳さんと一緒に，地域リハの熱い思いを込めた応募書類を徹夜で作成したと聞いています。応募理由として挙げたのは，初台リハ病院は開院から3年半経ち順調な運営実績を上げて

いること，千葉県は回復期リハ病棟の整備が立ち遅れており船橋市立リハビリテーション病院（以下「船橋市立リハ病院」と略）を輝生会が運営すれば確実に成果を上げることができると考えたこと，船橋市立リハ病院の開設には船橋市医師会，船橋市行政，船橋市立医療センターの三者が合意しており肯定的であること，などでした。第1次審査・第2次審査の結果，最適候補者となった輝生会は，平成18年（2006年）3月の船橋市議会の議決を経て，4月に正式に船橋市立リハ病院の指定管理者に指定されました。平成19年（2007年）12月に建物が竣工され，平成20年（2008年）1月に開設準備室を設置，4月に船橋市立リハ病院は全国でも珍しい公設民営のリハビリテーション専門病院として開院しました。院長の梅津博道さん，リハケア部長の河原木裕子さん，教育研修部長の伊藤隆夫さん，サポート部長の富山久巳さんなど初台リハ病院から異動した幹部職員が中心を固めました。同様に初台リハ病院から異動したスタッフと船橋で新規採用したスタッフをチームとしてまとめながら，初台リハ病院の開設時と同様，全3フロアのうち初年度1フロア，翌年にもう1フロア，翌々年に最後の1フロア，と段階的にオープンしながら平成22年（2010年）7月に全フロア200床を稼働させました。

船橋市リハビリセンターの指定管理に応募をするまで

その翌年，平成23年（2011年）3月に東日本大震災が起こりました。幸いにも船橋市立リハ病院建物，患者さま・職員にも大きな被害はなかったですが，建物周辺の地盤は広範囲が沈下し，病院外周の歩道ブロックは大きくうねり盛り上がった箇所もありました。開院から3年目に震災を経験しながらも着実に運営を行いながら，平成24年（2012年）には，翌年7月に病院機能評価を受審すること，11月に船橋市立リハ病院が主幹となり「リハビリテーションケア合同研究大会千葉」を開催することが決定しました。その準備に追われ院内が慌ただしい中，平成25年（2013年）6月に船橋市リハビリセンターの指定管理者が公募されました。船橋市は平成10年（1998年）に「ケア・リハビリセンター」という施設を設立し，65歳以上の市民を対象に自費での通所リハ・パワーリハ教室・プールリハを運営していました。

船橋市リハビリセンターを地域リハビリテーションの拠点に

この事業に加え，新たに診療所・訪問看護ステーションの開設・運営，市内におけるリハの啓発活動やネットワーク構築等の地域リハ活動を加えた業務を指定管理者に委託することで，外来リハ・通所リハ・訪問リハ・訪問看護を提供する地域リハの拠点として船橋市はリハセンターを生まれ変わらせようとしたのです。この時も石川さんは迷わず応募を指示し，輝生会は応募。12月の船橋市議会の議決を経て平成26年（2014年）4月から指定管理者として運営を開始しました。そして現在も，輝生会は船橋市立リハ病院・船橋市リハビリセンターの両拠点において，石川さんの熱い思いを引継ぎながら，船橋市地域に根差したリハ活動に日々，邁進しています。

3. 石川さんが育ててくれた船橋市の地域リハビリテーション

作りたかったのはネットワーク

証言：江尻和貴（船橋市リハビリセンター/輝生会）

作りたかったのはネットワーク，パスじゃないよ

2008年4月　船橋市立リハビリテーション病院（以下船橋リハ病院と略）が開院しました。開院前，石川さんからは，「船橋は，行政も医師会も協力的だ。初台でできなかった地域リハビリテーション（以下リハと略）の推進を行う」と聞いていました。その言葉を実行に移すべく，最初に行ったのは，「船橋市脳卒中地域医療連携パス」の作成でした。この時，石川さんからは，市内で中心的に活動している人々を集めるよう指示がありました。このため，船橋市介護支援専門員協議会の当時の副会長（現会長）杉田さんに相談し，通所リハ，訪問看護，介護支援専門員の専門職に集まってもらいました。

会合を重ね，2009年，石川さんが取りまとめる形で，「船橋市版脳卒中パス」は出来上がりました。しかし，「千葉県共用脳卒中地域医療連携パス」が完成したため，船橋市版パスが使用されることはありませんでした。多くの方に協力していただいたパスが使われることがなかったことについて，残念な気持ちを石川さんに伝えると，石川さんは「全く残念じゃないよ。あれを作ったことで，ネットワークができたでしょ。作りたかったのは，このネットワークなんだよ」と全く意に介す様子ではありませんでした。見ている世界が全く違うことを感じました。

船橋地域リハ研究会の誕生

2009年10月10日　船橋市地域リハビリテーション研究大会が行われました。記念講演は，「これからの船橋市におけるリハビリテーション医療について」と題し，石川さん自らお話され，「船橋市における地域リハビリテーションを考える！」というテーマで行われたシンポジウムでは，急性期，回復期，かかりつけ医，居宅介護支援事業所，訪問看護，通所リハというそれぞれの現場で活躍する方々からお話しいただき，これからの船橋について語っていただきました（**写真1**）。研究大会のこの形は近森リハビリテーション病院（以下近森リハ病院と略）時代に高知で行っていたことをモデルにしているとのことでした。研究大会の後の懇親会では，石川さん自ら「ポイントヒア」の掛け声をかけ，参加者の一体感は最高潮でした（**写真2**）。懇親会後，石川さんから「今後も継続してこういうことをやっていくから，お前，事務局な」とひと言言われ，その大役に酔いがさめたことを記憶しています。

懇親会やアンケート結果から，こういった研修会・勉強会を継続して行っていくことの希望が寄せられたため，名称を「船橋市地域リハ研究会」と定め，定期的な会合を持って行くこととなりました。命名したのは，船橋市医師会，現船橋在宅医療ひまわりネットワークの代表玉元弘次氏でした。「地域リハ研究会」への参加者は船橋市医師会，船橋歯科医師会，船橋薬剤師

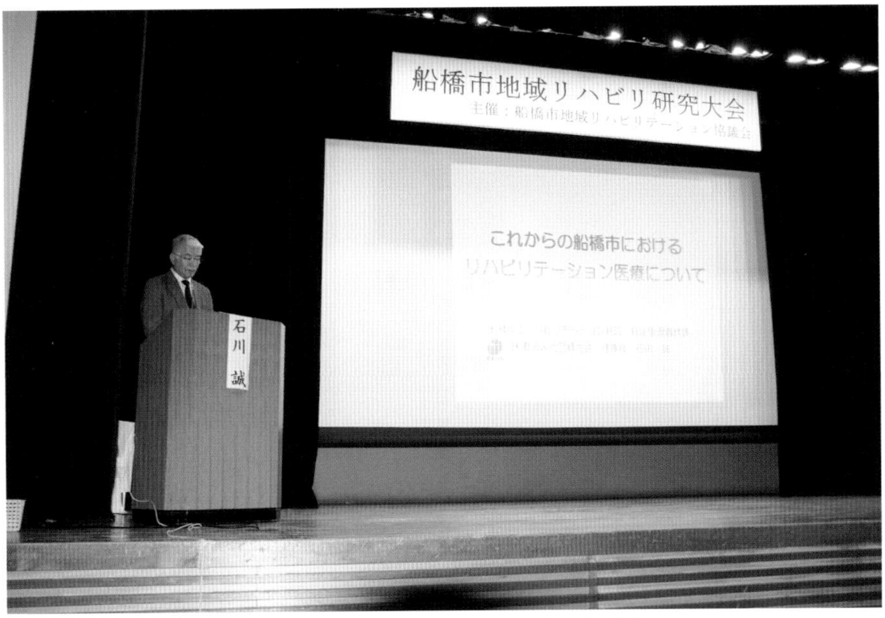

写真１　第１回船橋市地域リハビリテーション研究大会記念講演

会，船橋市栄養士会，船橋市介護支援専門員協議会の他，回復期リハ，訪問リハ，通所リハ，訪問介護等の現場従事者や船橋市の職員と増えていきました。

月１回程度，業務終了後，船橋リハ病院に集まり，国の情報やニュースが石川さんより伝えられ，参加者それぞれ事業の現状や課題について話していただきました。この研究会はボランタリーな組織で，会合や各種勉強会にかかる費用はすべて自前で行っていましたが，石川さんは，みなさんに業務終了後の遅い時間に集まっていただくため，参加者に輝生会のシェフ手作りのケーキやコーヒーでおもてなしすることを欠かすことはありませんでした。

ひまわりネットワークの地域リハ推進委員会に発展

市域を３ブロックに分けて行う「地区勉強会」，栄養と飲み込みに特化したテーマを扱う「摂食栄養サポート勉強会」，市内で働く介護職員を対象にした「介護職員向け勉強会」，「リハ資源マップ」の作成など，扱う事業は増えて行きました。

石川さんは，これらの事業に可能な限り参加されました。特に，地区勉強会は，準備段階で地区ごとにその時の課題について話し合い，テーマを決め，多職種によるグループワークを行うことを常としており，大変気に入っていらっしゃいました。

輝生会は，5つの拠点がありますが，石川さんは世田谷区成城で17時まで外来診療をしてから２時間かけて船橋に駆けつけることもあり，グループワークに途中から参加ということも多くありました。また，勉強会当日に，「ごめーん。どうしても外せない会議が入ってしまって，勉強会を休ませてください」となることもありました。それでも，できる限り都合をつけて，参加されると，参加者名簿に目を通し，どの職種が何人参加しているのか，を必ず確認し，多くの職種が参加してくれることをとても喜んでいました。

2014年，船橋市リハビリセンターが地域リハ

写真２　第１回研究大会後の懇親会でのポイントヒア

の拠点として位置付けられ，輝生会が運営することとなり，地域リハ研究会で行っていた事業は船橋市の事業として実施していくこととなりました。さらに，2016年，地域リハ研究会は船橋在宅医療ひまわりネットワークの中の地域リハ推進委員会となりました。コロナ禍ではありますが，工夫しながら活動を継続しています。

船橋市では，高齢者に対する地域リハはネットワーク形成の面からみても進んできていると感じます。石川さんが「俺があと10年若かったらな～」と障害児者や精神分野におけるリハについて，まだ取り組めていないことを共有していました。石川さんの思いを繋ぐべく，現在，ひまわりネットワークでは，障害児者支援に関する取り組みを検討することも始まっており，歩みを進めています。

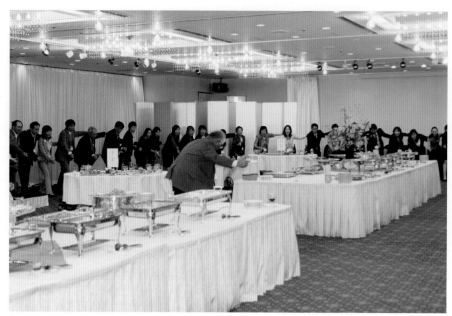

第２節　石川誠さんが育てた輝生会幹部の思い出

1．石川さんに誘われて リハビリテーション医の世界に

損得抜きで支援してくれる尊敬できる人

証言：石原　健（船橋市立リハビリテーション病院/輝生会）

伯父さんからの突然の電話

「そろそろ研修が終わるだろ，その後はどうするんだ？」

臨床研修医２年目の秋，石川さんからの突然の電話でした。石川さんは私の伯父ですが，それまでは直接連絡がくることはなかったため驚いたことを覚えています。当時，すでに決めていた進路について話を始めると，石川さんは穏やかな口調で言いました。

「いやいや，これから世の中に必要とされるのはリハビリテーション（以下リハと略）科医だよ。間違いないから，一度見学に来なさい」

強引だなぁと感じながらも，声をかけてもらったことへの嬉しさを胸に初台リハビリテーション病院（以下初台リハ病院と略）の見学に伺いました。特に印象深く覚えているのは見学の後に連れて行ってもらった飲みの席です。石川さんは様々な職種のスタッフに囲まれながら，近森時代や輝生会での苦労話を交えて「リハビリテーション」と「チームアプローチ」の大切さと，それを理解し実践する医師の存在の重要性を分かりやすく伝えて下さり，すっかり引き込まれてしまった私は帰り際に「どうだった？　面白そうだろう？」と聞いてくる優しい笑顔の石川さんに輝生会へ入職することを告げ，差し出された手をしっかりと握っていました。

どこへでも行って好きに勉強して，そして戻ってきなさい

入職４年目，私は船橋市立リハビリテーション病院に勤務し輝生会の「チームアプローチ」を実践していました。しかし当時の医師教育体制に課題を感じていた私は，このままではいけないと思い石川さんのもとへ直談判に行きました。すると「食事をしながら話そう」と言われ，現状と課題について議論をした最後に石川さんは言いました。

「お前さんの心配することじゃない，どこへだって行って好きに勉強してきなさい」

この一言は病院内だけの狭い視野で考えていた私の目を覚まさせ，外へ目を向けるきっかけとなりました。その後，大学へ勉強に行くことを決め，石川さんに報告した際には笑顔の激励と，「戻ってくるんだよな？」と確認する心配そうな表情を今でも忘れられません。

仲間のために損得抜きで支援してくれた尊敬できるリーダー

輝生会を離れて５年目の春，ある回復期リハ病棟の立て直しに挑んでいた私は，輝生会の「チームアプローチ」を導入したいと考えスタッフを連れて初台リハ病院の見学へ向かいました。石川さんは見学後の飲み会に現れいつもの様子で相談に乗って下さり，厚かましくも輝生会スタッフの派遣をお願いすると「大変そうだなぁ，いいよ，何人くらい必要なの？」と二つ返事で了承され，その後３年半に渡る人的支援

をいただき，現場の視察にも来てくださいました。

私をリハ医療の道に誘ってくれた石川さんは，仲間に入りたいと思わせる魅力に溢れ，組織よりも個人の将来を大切にし，仲間のために損得抜きで行動できる，本当に尊敬できるリーダーでした。これからも石川さんのもとに集まった輝生会の仲間達と共に，よりよいリハ医療を追求していきます。

2. 私の看護人生を大きく変えた出会い

スタッフの生き生きした姿と患者さんの笑顔に入職を決意

証言：川田理恵（船橋市立リハビリテーション病院/輝生会）

この人本当に医師なの？

出会いは，1993 年高知市立高等看護専門学校 2 年生の時でした。日中と週末は准看護師として働き，平日夜間は学校へ通学する今では考えられないハードスケジュールの中，チノパンとサンダル姿，色眼鏡をかけて，リハビリテーション（以下リハと略）医療・看護の講師として教壇に立つ姿を見て「この人本当に医師なのか？」と思ったのが第一印象でした。

しかし，授業が始まると，「君たち看護師がこれからの医療を支える中心なんだよ。いつも患者の傍にいるのは看護師。多職種とつなぐことができるのも看護師。医者じゃないんだよ」などと，身振り手振り熱く語る石川さんに心を鷲掴みにされました。授業の１コマで，近森リハビリテーション病院（以下近森リハ病院と略）を見学させていただきました。夜勤帯にもかかわらず，石川さんや，師長さん達が案内をしてくれ，夜食のパンとコーヒーまで準備してくれました。実際に働くスタッフさんたちの生き生きとした姿，患者さんの笑顔を見て，ここで石川さんと働いてみたいと思いました。1995 年 3 月の卒業式後の謝恩会では，外部講師代表として石川さんに贈る言葉をいただき，大号泣。その年に近森リハビリテーション病院に入職しました。

十八番は「お祭りマンボ」

その後は，飲み会・飲み会・飲み会。十八番の『お祭りマンボ』はここで覚えました。肩を組み，語り合い，飲み明かし，誰に対しても同じ目線で話をしてくれ，決して悪口や愚痴は言わない，未来の希望にあふれたワクワクする楽しい時間でした。

2001 年，東京に遊びに来ていた私達を夕食に誘ってくれた時に，「なぜ私を東京に誘ってくれないのですか？」と，図々しくも自分からアピールして押しかけのような形で，初台リハビリテーション病院に入職しました。

飲み会では「川田は夜学で苦労しててね。おれの授業をいつも一番前の席で目をキラキラさせて食い入るように話を聞いてたんだよ」と私を紹介してくれました。私は「いつも間違ってます。前から2番目です。それも出席番号順で仕方なかったんです」と返すのが19年間の定番でした。

目の前の困っている人に全力で手を差し伸べる石川魂を忘れない

亡くなる2週間前に最期に会えた時は，お互いに涙しながら20分ほどお話ができました。「川田，本当にありがとう。よくここまで一緒に来てくれたな。いいか，川田の人柄にみんなついていくんだよ。それってすごい才能だと思うよ」「おれは人に恵まれてね。輝生会のことは安心してみんなに任せられるよ」などと，最期まで前向きで，残される私たちの活力となるお言葉をいただきました。その時の表情，声，景色，空気感，鮮明に覚えています。

石川さんと出会って30年目，これまでの看護人生を振り返るといつも節目には石川さんがいました。「目の前の困っている人に全力で手を差し伸べる」ここまで看護と向き合い続けられたのは，石川魂につきます。感謝しかありません。

石川さん，もう一度逢う日のために『お祭りマンボ』全力で練習しておきます。

本当にありがとうございました。

3. 風通しの良い職場風土，対等な立場

石川さんの講演を聞くたび輝生会職員であることに誇り

証言：松原　徹（在宅総合ケアセンター成城/輝生会）

誰もが対等な立場で発言できる風通しの良い職場風土

格好よくどんな人にも対等に接する方，それが石川さんです。法人の会長を「さん付けで呼ぶなんて」思われるかもしれません。しかし石川さんは，常々「患者も医者も職員もみんな対等なんだ」と話していました。それを体現した取り組みの一つに「呼称のさん付け」があります。輝生会は職位や職種の上下関係の壁を壊し，誰もが対等な立場で発言できて，風通しの良い職場づくりを重視する風土が根付いています。

その輝生会に入職して様々な場面で石川さんの講演を聴きました。石川さんの講演は，声のトーン，抑揚，立ち居振る舞いが非常に格好よ

く，膨大なデータを整理し誰にでもわかりやすく説明する姿に触れる度，輝生会職員であることを誇らしく思っていました。

お前たちの時代が必ず来る

石川さんは，「学会・研修と飲み会はセットだ」と言われて，会後は毎回呑み会が設定されました。その席でのことです。日頃の悩みを矢継ぎ早に質問すると，石川さんは「お前たちがこれからのリハビリテーション（以下リハと略）を担っていくんだ。そういう時代が必ず来る。」と，何時でも家族のように信じて励ましてくれました。いかに小さな悩みだったのかと思うと同時に，時流を読んだ大局的な物の見方を教示して頂きました。会がお開きになると，石川さんは家路ではなく病院に戻り，仕事をする姿がありました。多忙を極めていたのに，時間を作って頂いたことに感謝しかありません。

諦めない姿勢で向き合う

石川さんの（当時理事長）回診に同席したときのことです。回診前に担当医から病状や今後の見通しなどの説明を聞いた後，「この方の出身は？　仕事は？　趣味は？」と必ず聞いていました。担当医が答えられずにいると，回診時に患者家族に質問をして，生まれた地域を聞いただけで，その地域の歴史や産業へと話が膨らみ，ものの５分で患者家族が笑顔になっていきました。回診後は，「もっと良くなるだろ，なぜ歩いていないんだ。歩かなきゃだめだ」と熱意をもって教示していただいたことは鮮明な記憶として残っています。患者家族を知り，信頼関係を築き，あきらめない姿勢で向き合うことは，私のリハビリテーションの考え方の基礎になっています。

リハはデータとナラティヴの両輪で関わる

講演では膨大なデータを分析し説明する石川さんが，現場ではナラティブな情報を深堀して，患者の生きてきた人生を紐解いていく。まさに，データに基づいた情報整理と目の前の患者に人として興味を持って関わり，良い方向に導いていく。これこそがリハの両輪であり，リハマインドの根幹を成すものだと思います。

石川さんは，「患者の人となりを知らずして，リハなんてできるはずがない。いかに患者をその気にさせるか。それが一番大事なんだ」とことあるごとに話していました。障害を負いながら前を向いて生きていくことは，簡単にできることではないからこそチーム一丸となって支援するのだと思います。石川さんの想いを継承する職員の一人として，チームのあるべき姿を継続的に進化させていきたいと心から思っています。

4. 石川さんの一番の力

とことん人を信じることのできる人

証言：髙野麻美（船橋市立リハビリテーション病院/輝生会）

「石川さんの一番の力は人を惹きつけること」の意味がわかった時

初めて石川さんにお会いしたのは，当時のST部門チーフの藤林さんの案内で病院見学をしている時で，挨拶をしたのが初めての会話でした。その後，初台に入職して２年目の時に同じ病棟に配属されていた医師から，「石川さんの一番の力は人を惹きつけるとこだよ」という話を聞いたことがあります。その当時は，石川さんとの面識はなかったのでよくわからないままに聞いていたのですが，このことを実感する出来事を経験しました。

このやりとりの数カ月後，私は船橋市立リハビリテーション病院開設準備室に参加することになりました。当時は入職２年目で，よくわからないままにお受けし，少し楽観的に受け止めていました。初顔合わせの日，応接室に入室すると，石川さんはじめ，管理職の方ばかりでことの重大さを痛感した瞬間でした。しばらくして，準備室のメンバーを集めた決起集会が開かれました。宴席が進む中で石川さんが私の隣の席に座られ，STの歴史や虎の門病院時代の藤林さんとの関係についてなどをお話しされる中で「僕はね，藤林さんから色んなことを学んだんだよ」と笑顔で話され，お二人が信頼しあっている様子が伝わりました。その時，「僕はね，船橋の準備室メンバーについて藤林さんに聞いたんだよ，STは大丈夫なのかって。そうしたら，今は粗削りなところがあるけど大丈夫って言うんだよ。だから，そうか，わかったって言ったんだ」と話してくださいました。開設準備室のメンバーとして実働で動くのは主に私一人で，参加されているほとんどの方は心配だったと思いますが，藤林さんの選択を尊重されていることが伝わると同時に，自分のことを信頼してもらえていると感じ，少し肩の力が抜けた感じがしました。この時，以前に聞いていた「石川さんの一番の力は人を惹きつけるとこだよ」という言葉が思い浮かび，相手をとことん信頼するからこそ，相手からも信頼され，人を惹きつけるということを実感しました。

私の背中を押してくれた言葉

その後，船橋開設１年目の時にチーフが不在になるなど様々なことが重なり自信を持てない日々を送っていた頃，船橋駅までタクシーでご一緒する機会がありました。「リハをするうえで大事なことは何だと思う？」という問いかけがあり，「患者・家族に説明ができること」という私の答えに対し，満面の笑みで「そうなんだよ。きちんとわかるように話せることが大事なんだよ」と話されていました。当時の私の様子は自信も余裕もなく見えたのだと思いますが，この一言で「自分の考え方は間違っていないのかも」と少し前向きになれたことを覚えています。

私は多くの時間を過ごしたわけではありませんが，大きな岐路で立ち止まりそうになった時には背中を押していただき前に進むことができました。とことん人を信じているからこそ，その時その人に必要な言葉が出てくるのではないかと思います。「人を信じているから人を惹きつける」石川さんから学んだ大切な教訓です。

5. 日本一のフードサービスを目指して

病気の時こそおいしい食事を

証言：桐谷裕美子（初台リハビリテーション病院/輝生会）

東京一のフードサービスにすること

私は2002年に初台リハビリテーション病院の「開設準備室」から，「病院らしくない病院を作る」石川さんのプロジェクトに幸運にも携わらせていただきました。恩師の杉山みち子先生，小山秀夫先生のご紹介で，石川さんに出会ったことで私の人生が変わりました。

石川さんの栄養部門へのオーダーは，「東京一のフードサービス」にすること。その具体策として①病棟パントリーからの配膳，②献立立案は調理師が行うこと，③365日３食選択メニュー，④食器は強化磁器・陶磁器を使用する，⑤年に数回お酒を出す，等でした。「東京一とは，つまり日本一を目指すことだ」と飲み会の席でお話され，ことの重大さを実感しました。8階建ての病院の６階に厨房を配し，窓から富士山や都庁が見える場所で毎日料理が作れることも，石川さんが栄養部門を大事に考えてくれていた証です。

病気の時こそおいしい食事を調理場を直営にする

最初の１年間は，委託業者と共に運営しましたが，法人の要求水準と実践に隔たりが生じてきたため，2003年４月から直営に切り替えました。一晩で運営主体が変わることは想像以上に大変で，病院に皆で宿泊。自分を含めて「新人」ばかりのメンバーでしたが，新しいことに挑戦しようという意欲に溢れていました。直営切り替え後すぐに，患者さんからお褒めの言葉を聞く機会が増え，石川さんも毎日のように厨房に顔を出してくださりました。幹部スタッフには「出来合いのオムレツをビニールから出してお皿に盛っていたんだよ」と石川さんは，委託業者時代の話を笑いにしていました。直営後は，病院経験はないが腕のよい調理師を多く雇い「病気の時こそ，おいしい食事を」と調理師にも石川さんはよく声をかけていました。栄養部門では，栄養士，調理師，非常勤スタッフ，洗浄専門スタッフ，管理栄養士と様々なバックグラウンドのスタッフが協力して運営しますがそのチーム作りは大変です。うまく足並みが揃わない時，思い出すのは石川さんの「チームとは本当に面倒くさい」。この言葉の次には「だから簡単ではないけど，力が集結した時はすごい」と続くのではと捉えており，相手とうまくやろうという高い目標ではなく，フラットな気持ちで意見を聞く・言う，を今でも修行中です。

管理栄養士も病棟配置――

料理は器からと開設当初はノリタケのお皿で揃えましたが，残念ながら多くは割れてしまい，その後，石川さんの発案で名店「アピシウス」のデザインを模した法人マーク入りの強化磁器を作製，今でも初台で使っています。個室フロアでは食器を手洗いすること，他フロアとは違う料理のため，夕食時は大倉陶園のお皿で洋食を提供しています。無知な私は，当初ホテルオークラのお皿だと思っており，それを石川さんは優しく笑ってくれたことも思い出です。

「おいしい食事とベッドサイドでの栄養管理」が栄養部門の基本方針。2003年から「管理栄養士の病棟配置」を開始，多職種チームの一員として病棟で8割以上の時間を過ごし，患者さんの栄養管理に携わりましたが，この活動も2020年診療報酬改定の「回復期リハ病棟入院料1」で管理栄養士必置義務が示され，当たり前となりました。石川さんと過ごせた20年間に心から感謝し，その想いを伝道していきたいです。ご指導ありがとうございました。

6. あふれでる人間的な魅力

変な人が面白い人から凄い人に変わった

証言：佐野　真（初台リハビリテーション病院/輝生会）

石川さんってそんなに有名なの？

文章の冒頭とはいえ，石川さんに否定的なことを書くのは自分だけかもしれませんが，輝生会のスタッフ，石川さんの功績を知る方達とは違い，最初は誰なのか？　そんなに有名な医師なのか？　という感じで，否定的な見方をしていました。

私が診療放射線技師として初台リハビリテーション病院（以下初台リハ病院と略）に入職して，最初の１カ月は病院とは別の施設内での研修でした。研修ではリハビリテーション（以下リハと略）という言葉をひたすら聞かされただけという印象でした。診療放射線技師である自分にとって，リハはあまり身近なものではなく，石川さんのことも知りませんでしたが，リハの分野ではとても有名な医師ということはわかりました。ただ若かった自分は，石川さんに対してこの時点での印象としては最悪で，拒否反応に近い印象を持ってしまったことを覚えています。

面白そうなそうに変わる

そうこうしているうちに病院がオープンし，急性期とは違う仕組みや運用ルールに不満を持ちながらもなんとか勤務を続けておりました。入職２年目に宿泊研修があったのですが，それまでの不満もあり夜の飲み会で隣に座り，不覚にも酔っぱらってしまったのか，あろうことか石川さんに絡んでしまったことがありました。翌朝，起きた時は青ざめたことを覚えていますが，トイレに行くとばったり石川さんに会ってしまい…怒られると思いながら謝罪すると…「そんなことは気にするな」「どんどん来い」と言われました。その時までそんなことを言う医師に会ったことがなかった自分は，ただ変な人だなと思い，とりあえず怒られなかったことに胸をなでおろしていました。

ただこの時から，この人はなんか面白そうな人だという認識に変わっていったように思います。

この人は凄いに変わった日

ちょうどその頃(初台リハ病院開院２年目)，PACSの導入を提案しました。自分としては導入はむずかしいかもしれないと思いながらの提案でしたが，すんなり導入されました。数年後，なぜオープン当初の厳しい収支の中，収益に貢献しないことが分かっていながら導入してくれたのか聞いたことがあります。

石川さんは「病院や診療にとって良いことだと考えての提案だろう？　MRIもそうだけど，最終的に患者さんに良いことだと思ったから導入した」とのこと…言葉にすれば簡単な一文ですが，PACSもMRIも導入することは，費用対効果を考えれば普通はあり得ないことです。この時は面白そうな人という認識に加えてなんか凄い人だという認識に変わりました。

この人は凄い，そして…なんか面白い…こうなるとこちらとしては何とか石川さんと関わりたい，そして認めてもらいたいと思うようになります。放射線技師の自分でさえここまで石川さんに惹き付けられてしまうのです。関わる機会の多い職種の方達は石川さんのためにと一生懸命働いてしまうことでしょう。私にとっての石川さんは周りを巻き込む天才…巻き込もうとは思っていないのかもしれませんが，そのあふれ出る人間的な魅力で大きな力を生み出してしまうような人でした。

第３節　理事長から会長へ

会長からいただいた最後のメッセージ

良いことをしていればいずれはわかってもらえる時がくる

証言：水間正澄（輝生会理事長）

石川さんからの輝生会へのお誘い

2015 年の春，突然石川さんから「ちょっとお話がしたいのですが会っていただけますか」との電話がありました。東京駅で待ち合わせコーヒーショップの片隅で「退職後の行き先は決まっていますか？」「まだ決まっていないならうちに来てくれませんか」といわれました。まだ，はっきりしていないとだけお伝えしましたが，石川さんの下で仕事が出来ることには大きな魅力を感じました。その後，少しして再びお会いすることとなりましたが，そのときには石川さんは契約書を持参され「教育研修局というのがあり，その局長としてお願いしたい」といわれました。私は生活期のリハビリテーション（以下リハと略）医療の現場で仕事をしたいといった希望をお話ししたと思います。最後は石川さんから「お願いします」と頭を下げられ，その場で契約書にサインをしました。

石川さんとの出会い

30 年以上も前のことだと記憶していますが，日本リハビリテーション医学会（以下「リハ医学会」と略）の学会場の外でたばこをくわえて石段に腰掛け若い医師たちに囲まれ談笑されていた人物がいました。私と歩いていた学会の某理事が「この人は将来の日本のリハを担う人だから覚えておくといい」といって石川さんを紹介しました。簡単なご挨拶をしただけでしたが欠けた前歯にたばこをくわえた笑顔が印象に残っていました。

それから数年後，1996 年の第 33 回リハ医学会学術集会（横浜）のパネルディスカッション「地域リハにおけるリハ医の役割」（座長は澤村誠志先生，竹内孝仁先生）に石川さんとともにパネリストとして出席しました。石川さんは私のすぐ前のプレゼンテーションでしたが，ご自身の実践をもとにリハ医療の将来あるべき姿をまとめられ，医師の在り方も明確に述べられた内容に圧倒されました。私は，自分自身の大学病院で行ってきた急性期から生活期までの取り組み，地域連携などをお話ししました。後からお聞きすると，その時話した若手医師の育成方法や自転車で訪問診療活動をしていたことなどが（石川さんの印象に残っていたという意味ですが）印象に残っていたらしく，後に私を誘う要因のひとつでもあったようでした。

輝生会入職から理事長就任へ—石川さんの気遣い

教育研修局は精鋭の職員約 30 名から構成された組織で，すでにしっかりとした教育研修システムを確立されていました。私は新入職員としての研修をうけ，チーム医療を強く意識したユニークで充実した研修内容にも驚かされました。教育研修局長として各拠点の担当とコミュニケーションをとるなかで石川さんの思想，理想とする医療像が伝わってきました。職員への研修会では懇親会も研修の大切な一環として位置づけられていましたが，石川さんや教育研修局員，職員たちと本音を語り合う機会でもありました。

診療については，私の希望もあり初台と船橋で１日ずつの外来診療，その他の日は教育研修に関わる仕事をすることになっていました。

しかし，あるとき「水間さん，船橋の病棟を少し手伝ってもらえますか」といわれました。「医者が足りなくなっちゃってね，１カ月くらいでいいので…」。船橋市立リハビリテーション病院（以下船橋リハ病院と略）で石川さんと私とで４階病棟で勤務をすることになりました。私にとっては30数年ぶりの病棟主治医であり不安だらけでしたが，石川さんにとっても久しぶりの病棟勤務であったようでした。強力なチームメンバーによる病棟の管理・運営は，人間の尊厳の保持を基本に，少ない医師であっても効率的に運営し高度で効果的なリハビリテーション医療（以下「リハ医療」と略）が提供できる体制が確立されていました。ご自身が作り上げた回復期リハビリテーション病棟（以下「回復期リハ病棟」と略）のチーム医療システムはしばらく離れている間に想像以上の進化を遂げていたようで「知らない間にずいぶんと進化しちゃったねー，分からないことばかりだよ」と実に嬉しそうに話されていました。船橋での病棟勤務は結局半年に及んでしまいましたが，石川さんの医師としての姿勢にも身近に接することができたのは得がたいものとなりました。それから後も，成城リハケア病院での特別養護老人ホームへの訪問診療もお願いされ，船橋市リハビリセンターの外来もお願いされ，気がつけば４拠点で様々な診療を経験することになり多くの職員達とも接する機会を得ました。

石川さんは，経営者としてすべての拠点の状況を肌で感じるためにすべての拠点で診療活動を行うことを常に意識されていました。私にも教育研修局の業務を通じて輝生会の理念を浸透させ，外来診療，病棟主治医，訪問診療，訪問リハ，通所リハ等のあらゆる診療に関わらせ，経営者の目線で各拠点の現場を肌で感じる機会を設けてくれていたのではないかと思います。

入職から１年も経っていない年末に，いきなり「来年は理事長をやってもらってもいいでしょ？」といわれました。「無理ですよ！少なくとももう１年は経験させていただいてから考えさせてください」と言って了解を頂きました。強烈なリーダーシップで引っ張っていく，石川さんのこれまでの運営を肌で感じ，この後を継いでいくのはとても難しいと思っていましたのであと１年と言ってしまったことに後悔しました。１年後「もう，来年からはお願いしていいですね」引き受けざるを得ませんでした。

理事長から会長へ

理事長就任にあたっては，石川さんのようにトップダウンで行う運営は難しい，集団管理体制にすることを念頭に組織改革をさせていただくことを了解いただきました。石川さんには会長として最終決済や会議において重要課題に関して意見や判断をいただくことになりました。

経営課題からリハ医療（特に生活期）の将来などに至るまで，幾度となく議論を重ねました。しかし，困難な課題であっても，最後には必ず「心配しなくても大丈夫ですよ」「何とかなりますよ」「良いことをしていれば，いずれ分かってもらえるときがきますよ」と大きく構えておられました。正しいこと，良いと信じたことを焦らず辛抱強く取り組み続けたこと，これが輝生会発展の礎となっているのだと強く認識しました。

会長となられた後も，趣味である釣りやラグビー観戦などご自身の時間も作られてはいましたが，各拠点での診療は欠かさず続けられました。自転車での訪問診療もされるなど原点に立ち戻ってと考えられていたようです。病魔に襲われてからは治療に専念されるため診療は休まざるを得ませんでしたが，職員への研修会などの講演は続け，最後となった管理職研修では集団管理体制のための組織改革案についても，「なかなか良く出来ている，期待している」と締めくくられ，お墨付きをいただきました。これが，公の場での会長からの最後のメッセージとなりました。

石川さんが酒を飲むと私に向かってよく口にした言葉

・「水間さんは由緒正しきリハ医」（私はいつも否定していましたが）

「私は素性卑しきリハ医」が口癖であり，反骨精神を感じました。

・酒宴の後には，よくタクシーで一緒に帰りました

「水間さんに来てもらって…本当に良かった……」と，しみじみおっしゃった。

そのあとの言葉は，

「水間さんが酒が飲めて本当に良かった」でした。

輝生会幹部の，試験にパスした思いでした。

第6章

石川誠さんの業績を振り返る

この章では，石川さんを支援してくださった厚生労働省元官僚の方々から制度の創設に関する内容から，共に学びあった読書会でのエピソードまで幅広い視点で人間石川誠を語っていただきます。

さらに，リハビリテーション医療の発展のために共に闘ってきた，リハビリテーション医学会関連の方々，日本リハビリテーション病院・施設協会，回復期リハビリテーション病棟協会の役員の方々に人間石川誠を語っていただきます。また，関連する日本理学療法士協会，日本作業療法士協会，日本言語聴覚士協会の各会長，石川さんが誕生に尽力した日本訪問リハビリテーション協会会長から石川さんとの思い出や各団体に託された思いを書き残していただきました。

Contents

第１節　元厚生労働省高官からみた石川誠さんの業績

1. 石川先生のご功績

「高齢者を知る事典」は今でも座右の銘

証言：西山正徳（国際医療戦略研究所長/元厚生労働省健康局長）

出会いは天皇の在位 60 年の記念の長寿科学振興財団の設立プロジェクト

石川先生に初めてお会いしたのは平成３年の頃です。

私はその頃，厚生省厚生科学課に主任科学技術調整官として在籍していて，これまで行われて来たシルバーサイエンス研究と痴呆疾患研究とをあわせ「長寿科学」総合研究として拡大進化させ，かつ長寿科学研究センター（当時仮称）の具体化ならびに長寿科学研究振興のための財団を設立する（平成元年 12 月設立）仕事を担当していました。

この取り組みは，昭和天皇御長寿在位60年を記念して長寿科学の確立が求められたことに端を発しています。しかしながら「長寿科学」に関しては概念だけが先走りしており，研究分野として①基礎老化，②痴呆疾患・老年病，③リハビリテーション，④支援機器開発，⑤社会科学，⑥東洋医学・漢方とだけ決定されており，具体的中身は全くと言っていいほど決まっていませんでした。

そのような中，リハビリテーション（以下リハと略）については，その研究の進め方（推進体制），研究領域・課題，選定評価方法等について兵庫県立総合リハビリテーションセンター所長澤村誠志先生，南小倉病院長浜村明徳先生を中心に作業をお願いしました。当時のリハは外来通院リハが中心でしたが，これからは入院直後の早期リハ，地域在宅リハ，維持期のリハも非常に重要な分野になるとのご指摘をいただき，高知におられる石川誠先生をご紹介いただきました。

リハの前置主義の薫陶を受ける

そして早速，近森病院に勤務されている石川先生を高知県まで訪ね，お話を伺い，また，ご一緒に在宅訪問し，地域在宅リハの現場を経験させていただきました。訪問した家の玄関が蹴上がりになっていて出入りに支障をきたしているとのこと，スロープをつける作業まで先生が行っている姿を拝見し，リハ医師はそこまでやるのかと感銘を受けたことを今でも鮮明に記憶しています。そして，高齢化社会が超高齢社会を迎えるわが国において，在宅におけるリハがもっと全国で実施できるようにするには医療費の手当や人的資源の確保・育成を急がなければ回復できるはずの患者も回復できなくなる，リハ前置主義の考え方が必要であると熱心に語られました。ちなみに長寿科学研究費は当初８億6800 万円でしたが翌年の平成３年度には 15 億500 万円と，当時としては破格の増額となりました。

老人保健課長で石川先生と再会

さて月日も経ち，その後私もあちこちの部署を転々とし，平成８年保険局医療課企画官に，また，平成 10 年には老人保健課長（介護保険推進本部次長併任）に就任し，急性期医療の包括化（DRG 試行）や介護保険における新たな報酬体系の構築（介護報酬），そして市町村における予防事業である老人保健事業の推進等を担当・実施しました。この老人保健事業には老人健診や健康教育の他に機能訓練事業があり，その設計に関しても石川先生に随時ご助言をいただきました。この機能訓練事業は現在では介護予防の事業として拡大発展してきています。

リハ病棟というコンセプトの誕生から制度化へ

一方，報酬体系については，以前から入院（病棟）基準は，何故医師と看護師だけで構成されているのだろうか，すなわち，リハを行うなら理学療法士や作業療法士が入院病棟にも必要ですし，また，精神科社会復帰であればPSWが配置されていても良いのではと考えていました。このことを石川先生とも語る中で「リハ病棟」というコンセプトが形成されていきました。それが平成12年介護保険制度発足とあわせ診療報酬改定で「回復期リハ病棟」として制度化されました。

保健医療制度と福祉制度の両面に通暁し厚生行政に偉大な功績

介護保険制度は従来の保健医療制度と福祉制度を合体したものです。したがって担い手の共通理解が必要で，介護保険サービスが円滑に利用者に届くためには両方の知識を併せ持つケア提供者の存在が必要不可欠です。そこで石川先生にもご参加いただいて介護・医療・予防研究会を設立し，その結果，**写真 1** にあるような書籍「高齢者を知る事典―気づいてわかるケアの根拠」が刊行されました（平成12年7月）。そこには，石川先生の熱き思いが書かれています。今でも座右の銘として大切に保管しています。その書の中で，リハ体系を①予防的リハ（老人保健事業，介護予防事業），②治療的リハ（医療保険），③維持期リハ（介護保険）の3つのカテゴリーに分類し，それぞれの深化を図りつつ，すべての人にリハを，が彼のメッセージでした。石川先生が厚生行政に残されたものは偉大です。その御恩に報いるために厚労省の後輩たちが研究し地域リハやリハ病棟の拡大に繋げてくれています。今後，さらなる発展に期待致します。

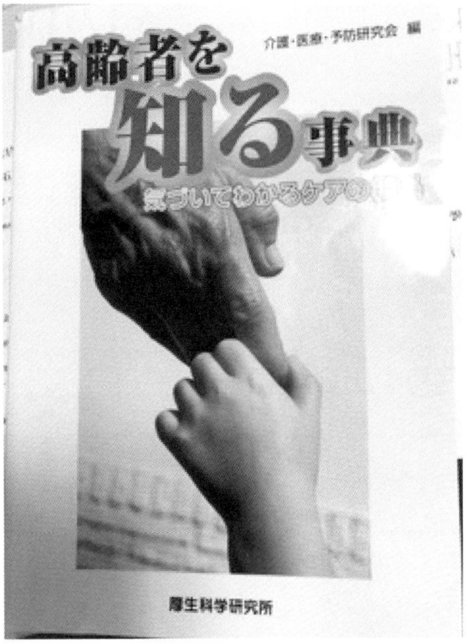

介護・医療・予防研究会を設立して成果をまとめた書籍。

引用文献

1. 荒尾孝：我が国における長寿科学の発展と現状。体力研究 No. 95，pp.21-24，1998
2. 介護・医療・予防研究会：高齢者を知る事典―気づいてわかるケアの根拠。厚生科学研究所，2000

2. 石川誠先生の思い出

何よりも回復期リハビリテーションの質の向上に貢献される

中村秀一（医療介護福祉政策研究フォーラム理事長/元内閣官房）

最初の出会い

石川誠先生に初めてお会いしたのは，私が厚生労働省の医療保険・医政担当の審議官で，初台リハビリテーション病院（以下初台リハ病院と略）がオープンした直後でした。それまで医療課の課長補佐や保険局企画課長を務めたこともあり，病院を見学するように心がけていました。どこかで石川先生というリハビリテーション（以下リハと略）で名高い方が東京でリハ病院を開設されるという話を聞き，早速，新病院を単身で訪問いたしました。それが先生との最初の出会いです。

当日，先生は伊藤隆夫さんと二人で応対していただきましたが，二人とも「何しに来たのだろう」という感じで，少々ぎこちない出会いとなりました。後日，親しくなってから「何の監査に来たのかと思った」と打ち明けられ，大笑いしました。

老健局長時代

その後，老健局長となり，介護保険法制定時に約束された「施行5年後の見直し」を担当することになりました。その準備のため，2003年の秋に「高齢者リハビリテーション研究会」（上田敏座長）を立ち上げ，検討していただきました。リハは，私にとっては1990年に老人福祉課長を務めた時からの課題でした。課長時代にはほとんど何もできずに終わってしまったので，今度こそはという思いで取り組んだのです。

そのような私の動きを石川先生は評価されたようで，初台リハ病院が担当した最初の大規模なイベントであるリハビリテーションケア合同研究大会に招かれ，講演することになりました。これを契機に，先生とは急速に親しくなったように思います。

社会・援護局長時代

2005年の国会で介護保険法改正法案が成立し，夏の異動で社会・援護局長となりました。福祉部局ですので仕事面での先生とのお付き合いはほとんどなくなりました。そのような折に，先生から文科系の本を読む読書会をしたいのだがというご相談があり，2006年5月から病院での早朝読書会が始まりました。

この読書会は新型コロナウイルス感染症の蔓延で2020年3月に休止されるまで，14年間続きました。毎週水曜日の朝（7時30分から8時10分まで），病院6階の応接室に集まり，終了後，病院の食堂で朝食となり，先生が診療を開始される前に散会となります。

この読書会があったので，短い時間ですが時々の話題について雑談するという，仕事以外でのお付合いが週一回のペースで続きました。図らずも，石川先生の活動をいわば横から拝見することになりました。

毎年の恒例となった読書会メンバーが参加しての暑気払い，忘年会などは本当に楽しいものでした。読んだ本に因んで，先生引率の下に「修学旅行」と称して，金沢，長崎，出雲，高知，京都に行きました。それぞれの地で先生の同志ともいうべき皆様にもお目にかかり，また，先生一押しの店にご案内いただいたことは，忘れ難い思い出となっております。そのような旅行中にも締め切りに追われて，深夜原稿を書いている先生の姿がありました。

内閣官房時代

その後，厚生労働省を退官し，社会保険診療報酬支払基金理事長を2年間務めたところで，民主党政権が「社会保障と税の一体改革」をするというので，仙谷官房長にスカウトされ，内閣官房社会保障改革担当室長に就任しました（2010年10月）。

消費税率を引上げて社会保障改革を行うという「一体改革」は，民主党内もなかなかまとまらず，難航したのですが，どうにか政府案がまとまるところまで漕ぎ着けました。そこで岡田克也副総理が中心になって，週末に各地で説明集会を開催することになり，私も何回か同行することになりました。

ある土曜日，午前中は千葉県の流山市で開催，午後の会場は八王子市の中央大学に行くことになりました。その途中で初台リハ病院を視察するという日程が組まれました。岡田副総理一行だというので，病院では地元選出の長妻昭議員も待機していました。一行はいつも読書会で使っている応接室に通され，石川先生から説明を受けました。同行している私を見て，先生や森本栄さんが「中村さんがどうしてここにいるの？」と驚いていたことが，おかしくてたまりませんでした。

先生の功績

私がお付き合いいただいた期間での医療政策面での石川先生の功績は，誕生したばかりの回復期リハ病棟を全国に普及させたこと，そしてそこで行われるリハ医療の質の向上に貢献されたことであると思います。

先生は，回復期リハ病棟の皆さんのデータを地道に積み上げ，それを厚生労働省に提示されました。それによって，2年ごとの診療報酬改定は回復期リハ病棟をあるべき姿に向けて誘導するものになり，回復期リハ病棟は量的にも，質的にも大きく発展し，向上しました。先生の努力が結実したものと認識いたしております。

さらに，診療報酬改定の手法という観点から見ても，この間の回復期リハの診療報酬点数表のあり方は，他の分野と比較して内容的に最も先進的であったと思います。この点も，先生がおられたからこそ実現したものとして，その功績は高く評価されるべきものと考えております。

また，忘れてならないのは，石川先生が地域リハの推進に大いに尽力されたことです。私が直接関与したのは，輝生会の在宅ケアの拠点がある台東区や世田谷区において，先生が主催されていた関係者を集めての研修会でした。そのような会に講師として呼んでいただいたのです。会が終わると，参加したリハ職の皆さんとの飲み会や地域の医師会の幹部との懇親会を主催されていました。熱心に地域リハの普及・定着に務めておられる先生の姿に，感銘を受けました。

私個人としては，石川誠先生との出会ったことにより，人生が本当に豊かなものになりました。先生から多くのことを学びました。心から感謝いたしております。

3. 人生の大先輩，石川誠先生をこころに刻む

目線は患者サイドから

鈴木康裕（国際医療福祉大学学長/初代・厚生労働省医務技監）

早いもので石川誠先生とお会いできなくなってから，相当の年月が経ってしまいました。先生との交流は，厚生労働省で医師の資格を持って行政官として働く，いわゆる「医系技官」の私にとって，ふたつの側面を持っていました。

欲ではなく，大義に生きる

まずひとつは，厚生労働省の老健局や保険局で働いていた私と先生との仕事上の繋がりです。いまから四半世紀前，私は老人保健課というところで，医系技官の筆頭課長補佐を務めていました。まだ30代半ばだった私にとって，診療報酬改定や次期の老人保健事業計画，リハビリテーション（以下リハと略）や認知症などの仕事は，目が回るほど忙しかったけれど，新しい知識を吸収し，自分が信じる道を実現できるという点において，天職と思えるほど楽しかったことを思い出します。

そんななか，紹介されて高知にある病院まで見学に行ったのが石川先生との出会いでした。大学時代にあまり勉強をせずにスポーツばかりに熱中していた私はラガーマンだった先生にすぐに同調したのですが，脳外科医からリハを専門とするに至った経緯，リハ関係職種と横に繋がりながら仕事を進める姿を拝見し，僭越ながら，外科医志望から公衆衛生・行政へと目標を変え，新しい医療の地平を探していた私にとって，人生の長い道のりの彼方なる先方に曉光を発見した思いでした。

それからはかなり無理をお願いしました。リハに関する膨大なデータを信じられないような短い時間でまとめて分析していただいたり，深夜に明日の審議会に必要な資料を大学の図書館までコピーしに行っていただいたり。でもどんな時も先生は，合理的な理由さえあれば，苦笑しながら引き受けてくださいました。今から考えると，10数歳年下の人間がとてもお願いできるような難題ではなかったのではと反省していますが，おこがましいですが，あのころの私は，先生に一種の「同志意識」を感じさせていただいていた気がします。

リハに関する診療報酬の改定に関する先生の立場も，ある意味で「尋常」ではありませんでした。わかりやすいことですが，通常は，医療関係者から診療報酬に関する陳情をお聞きするとき，値段を上げてほしい，条件を緩和してほしいということ以外のお願いを聞くことはほとんどありません。でも先生は違っていました。もちろん，必要なコストは根拠を示した上で要求されることもありましたが，最も中心的な課題は，リハ医療の質の向上でした。「土日に訓練ができないのはおかしい」，「訓練室でしか訓練が行われずに，病棟で寝て過ごしているばかりではよくない」，「療法士がこんなに多くの患者を対象に一日にこんなに働けるはずがない」などなど。

今だから言えますが，かえってこちらが関係団体における先生のお立場が心配になるほどでしたが，先生からお申し越しの案件が当方での真摯な議論のあとで実現する確率は驚くほど高かったと記憶しています。また，それらの多く

が，その後の病棟における毎日のリハや回復期リハ病棟制度など，その先を見越した点であったことも特筆に値すると思います。

目線は上からではなく，患者サイドから

もう一つのつながりは，先生が理事長を務めておられた初台の病院で毎週の朝の「読書会」でした。たしか医系技官の後輩に紹介されたのだと思いますが，多士済々の方々が週に一度の早朝，病院の会議室で，指定された本を１ページずつ音読していくのです。医療関係の書籍というより，文化や歴史，政治の本や小説が多かったのではないでしょうか？

自分では選ばないような様々な書籍に触れることは，新しい世界を覗くことができる特権でした。また，それほど漢字を読むことを苦手としていない私ですが，漢文や古文となると大苦闘の連続で，スマホのアプリを使って指で漢字を書いて読みを調べることができることを発見したのも収穫でした。

ただし，本当のことを申し上げると，私が毎週，よろこんで石川先生の病院に早朝におうかがいしていたのは，じつは読書会の後で皆で楽しむ検食（病院食をいただくこと）が狙いだったのです。和食も洋食もとても美味しく，「この病院給食が食べられなくなるなら退院したくない」と患者さんがおっしゃっているという噂も「本当だろうなぁ」と思えるほどでした。それに加え，注目すべきと思ったのは，食器でした。入院したことがある方はおわかりでしょうが，病院給食の食器は，割れないようプラスチックで，またなるべくワンプレートで済むようにいろいろな料理を一つの皿に合わせて盛り付けをします。

栄養価と洗浄のしやすさには問題はないですが，病気を持ち，動かない体にむち打ちながらリハに毎日汗を流しておられる患者さんにとって，生きる喜びを感じさせ，明日からまた頑張ろうという気持ちにさせるものではかならずしもないのが，残念ながら一般的な真実です。先生の病院では，ご自分で選ばれたひとつひとつの陶磁器に，正規職員（通常は病院食は価格が抑えられるように委託することが多いのですが，先生はそれでは食事の質を保つことはできないとのお考え）のシェフが材料を吟味し知恵を絞って食事を提供していました。先生の病院が経営的にどうだったかはお伺いしたことはないですが，私がもし病人になったら，自分の母校や勤務先の紹介ではなく，先生が手塩にかけた病院に絶対に入る，と密かに決意していました。

そんな先生やお仲間との読書会でしたが，コロナの流行で一時中止になっていました。いえ，コロナのせいだとばかり思っていたんです。先生が最後まで，ご家族と周囲に気を配りながら，医師らしく，ご自分のお身体のことを冷静に見極めておられたとは，全く気づきませんでした。

先生，一度でいいから，先生のご自慢のキャンピングカーで解禁されたばかりの渓流の鮎釣りに連れていっていただきたかったです。

第２節　リハビリテーション医学からみた業績

1. 人間石川誠さんの思い出

都会に作られたリハ拠点の先見性と災害時に示されたリーダーシップに感嘆を惜しみません

証言：上田　敏（日本障害者リハビリテーション協会顧問/元東京大学教授）

はじめに

石川誠さん（親しくしていたので，このように呼ばせていただきたい）のリハビリテーション医学（以下リハ医学と略）の実際面，特に地域医療の面への業績には大きなものがあるが，それについては多くの方が語られると思うので，ここでは個人的な思い出を中心に述べさせていただきたい。

東大での研修

私と石川さんとの「出会い」は1980年代初頭にさかのぼる。そのころ石川さんは虎の門病院分院（川崎市高津区）脳神経外科に所属し，脳神経外科医からリハビリテーション医（以下リハ医と略）への転身を図っておられた。１週間に１回（木曜だったと思う）東大リハ部に来られ，午前中には私の診察を見学し，午後には「ブレース・クリニック」を見学した。これは装具や義肢の処方・仮合わせ・チェックアウトを，リハ医・理学療法士（PT）・装具屋さんが議論し決定していく場であり，装具・義肢を処方する立場のリハ医としての研修の重要な場である。

夜は毎週のリハ医の「勉強会」に参加してもらった。「勉強会」とは，現にリハ部に所属している医師（みな週１回「関連病院」に研修兼アルバイトに行っていた。私は週１回の午後，それらの「関連病院」を訪れ，実地指導していた）と，かつて東大で研修して，今はそれぞれの病院でリハビリテーション（以下リハと略）を担当している人々との共同の勉強の場であった。具体的には毎回交代で，一人が最近の論文（主に海外の専門誌からの）を紹介し，自分の考え（評価すべき点，議論すべき問題点）を述べ，それを巡って皆が議論するというもので，なかなか良い勉強になった。

石川さんは1～2年はこの形で研修に来られたが，その後は夜の勉強会だけに参加するようになり，それが高知の近森病院に行かれる（1986年）まで続いたように思う。「論文紹介」を担当するまで行ったか，議論に参加するだけにとどまったかは記憶がさだかでない。二木立氏（当時代々木病院）も1973～74年に１年間の研修に来た後，この夜の勉強会に欠かさず参加しておられた。

高知の近森リハビリテーション病院を訪問

石川さんが1986年に高知の近森病院に移られてリハ科を創設されたこと，そして1989年に「近森リハビリテーション病院」（以下近森リハ病院と略）を建てられたことはご本人からのご挨拶でよく知っていた。「一度見に来てください」と言われて訪問したのは何時だったか，正確な記憶はない。しかし，見学した「近森リハ病院」がまだかなり新しかったことを記憶しているので，1990～91年頃と思われる。「親病院」と「リハ病院」の両方を見学し，特に後者の立派さ，広々とし，天井の高いPT・OT部門の建築などに感嘆した。

東上野の事務所

石川さんは早くから東京進出を計画していたように思われる。というのは1997年3月の私の「第2の定年」(1992年の東大の次の帝京大学市原分院の)の時に，本が溜まりすぎて，家にもって帰っても置くところがなくて困っているのをみて，「東上野の事務所においてあげましょう」と，かなりの量を一時あずかってくれたことがあったからである（2, 3年後に何とか引き取ったが)。この時にはすでに輝生会の前身ともいうべき東京の拠点ができていたわけで，2002年の初台リハ病院の開院の5年以上も前から着々と準備が進んでいたわけである。

船橋の病院見学と講演

石川さんは輝生会のもとにたくさんのリハビリテーション病院や居宅介護支援事業所等々を作ったり，船橋市立リハ病院や船橋市リハビリセンターのような公的病院の受託運営をしたりする，優秀な経営者でもあった。この船橋の2つの病院については私も2018年9月に見学させていただき，その規模の大きさや建築や運営の上でのキメ細かい工夫に感心した。

その日の夜，船橋市中央公民館で，石川さんが大会長（の一人）をつとめた「第18回船橋市地域リハビリテーション研究大会」に呼んでいただき，「ICFを活用したリハビリテーション医療」の講演をさせていただいたことも，石川さんにまつわる良い思い出である。

初台リハ病院訪問

初台リハ病院は何回も訪れたので，いつが最初だったか記憶にないが，その合理的でかつ斬新な設計ときめ細かな運営にはいつも感心させられた。また交通便利な（しかし地価も高いであろう）都会の中心部にこれだけのリハ病院を作った先見性にも感嘆した。(後に続くものがあまりないのが残念だが)

東日本大震災での活躍

石川さんは2011年3月11日の東日本大震災の時のリハ面での対策の立案と実行に深くかかわっていた。「総合リハビリテーション」誌は震災の1年後の2012年の第40巻第3号に5篇からなる特集「東日本大震災とリハビリテーション」を組んだが，そのトップが小林由紀子（初台リハ病院，看護師）と石川 誠による「東日本大震災リハビリテーション支援関連10団体の活動報告」であった。それは震災のわずか約1カ月後の4月13日に「東日本大震災リハビリテーション支援関連10団体」が発足したこと（リハ医学会，PT協会，OT協会，ST協会，リハ病院・施設協会，回復期リハ病棟連絡協議会，等々の10団体)，石川さんがその対策本部長となったことを述べている。彼がこの10団体協議会を発案し，わずかな日時に10団体をまとめあげたのは明らかである。日頃の活動と「人徳」のなせるわざであった。結局，①全国（九州からも！）32の法人・施設が参加し，②派遣期間は5月6日～9月30日の148日間，③延べ派遣者総数は1,218人であり，④3か所の支援の実例が報告されている。

以上のように実に活動的で，まだまだ若かったのに，お亡くなりになったのは残念である。心からご冥福を祈りたい。

2. 日本生活期リハビリテーション医学会の創設

リハビリテーション科医がリードし，地域の医師とともに地域生活に根差したものに

証言：水間正澄（輝生会理事長）

在宅生活（維持）期リハビリテーションにおける医師の役割

石川さんは，高知において急性期～回復期～維持期にわたるリハビリテーション医療（以下リハ医療と略）のすべてに携わり，革新的な取り組みを展開していました。その中で，医師の役割について「戦略としてはリハ医療の流れを確立する役割，地域リハの組織化と教育啓発活動のリーダーとしての役割であり，戦術としては，急性期の超早期のリハ処方と回復期リハの迅速な誘導。回復期では主治医としてプライマリ・ケアとリハ処方・目標設定のリーダーとなり，できるだけ早めに在宅へと誘導することが役割となる。維持期にはリハ処方とマネジメントとなるが，地域のかかりつけ医との連携が最も大きな役割と考えられる」と述べています。

2000年以降には介護保険制度や回復期リハ病棟の制度化等により急性期，回復期，維持期とリハ医療の機能分化が進み，地域でリハ医療を受ける環境が整うと，リハ医療の急激な需要増加に対応すべく資源も飛躍的に増加してきました。その頃「質的には未だ玉石混淆といわれ，成果が乏しいサービスも存在するという批判もあり課題は山積状態にある。」と講演などで語っておられました。

そこには，質の高いリハ医療の提供をリードしていくべき医師への働きかけをいかにすべきかと思い巡らせていたのではないかと思います。

2015年3月に「高齢者の地域における新たなリハの在り方検討会」の報告書がまとめられ，在宅生活期のリハが機能訓練に偏っていることへの疑問が投げかけられました。リハ医療本来の目標である活動や参加に目を向けた対応を可能とするためには，医師による総合的な診察，判断そして十分な説明が必要であり，マネジメントする医師の関与が重視された介護報酬改定が行われました。

質の高い在宅生活（維持）期リハ医療を目指して

その頃，石川さんは日本リハビリテーション医学会（以下リハ医学会と略）理事に就任されていましたが，診療報酬や回復期・生活期におけるリハ医療に関して多大な貢献をされました。以前から訴えていた「かかりつけ医」への啓発活動の必要性についても，医師の役割が明確に示され介護報酬に反映されたこともあり「在宅生活期リハの研修会（仮）」をリハ医学会が主導で開催すべきと提案し承認されました。

第1回「在宅生活期リハ研修会」は2015年10月に開催されました。厚労省，日本医師会，関連団体などから講師陣を招き，講義とシンポジウムの2日間の研修でしたが，翌年も大好評であり参加者からの反響も大きく，一般医家向けにさらなるリハ医療の研修を望む声が多数寄せられました。

かねてより，リハ科医と在宅医の連携こそがより質の高い生活期リハ医療の普及につながると考えていた石川さんは，研修会の反響が大きかったことに意を強くし，リハ医学会が在宅医学会，在宅ケア学会，プライマリ・ケア連合学

会などと連携して，在宅生活期リハの研究を深め，適切な在宅生活期リハの普及・啓発をはかることの必要性を訴えています。リハ医学会の理事会において，日本プライマリ・ケア連合学会・日本在宅医学会・日本在宅ケア学会とも協調して「在宅生活期リハ研究会」を立ち上げることをお認めいただきたいと提案しました。

日本生活期リハ医学会の設立へ

公益社団法人内には学会組織を設立することはできないこともあり，リハ医学会との連携の下で「在宅生活期リハ研究会」が発足することになりました。当初の構想では，チーム医療も意識して関連する学協会などにも働きかけて研修事業を中心にスタートさせたい意向がありましたが，まずは医師がしっかりと組織の基盤づくりをして行くことになりました。

前身となった研修会では地域包括ケア，高齢者へのリハを意識したものでしたが，対象となる疾患や障害も，急性発症で急性期・回復期を経て生活期に至るような疾患・外傷ばかりでなく，小児や難病，加齢にともなう変化，終末期なども含めて広く対象としてとらえて考えることとし，名称も在宅生活期ではなく「日本生活期リハ医学会」とすることとしました。平成29年6月11日，岡山でのリハ医学会学術集会の最終日に記念講演会が行われ正式なスタートを切りました。

リハ医学会会員だけでなく，一般医家の学会参加にも力を入れ，研修会事業を中心に活動をスタートさせることとしました。リハ医学会学術集会での合同シンポジウムも開催されるようになっております。学会員は在宅医療を専門とする医師をはじめとして，緩和ケア医，救急救命医，総合診療医などリハ医療を専門としない様々な領域の医師が所属されるようになってきています。

日本生活期リハ医学会の活動を通して，石川さんが目指した「リハ科医がリードし，地域医療をになう医師達とともに生活期リハ医療を地域生活に根差したものとなる」その基盤が作られつつあります。

石川誠のメッセージ

「リハ医学を極めようとする医師たちが，リハを狭い領域（ステージ）で捉えることなく，常に医療と介護の両面を見据え，日本のリハ医療を牽引することを切に願う」（石川誠：Jpn J Rehabil Med 2016：巻頭言）

3. 全国リハビリテーション医療関連団体協議会報酬対策委員会における業績

幅広い見識と会議のまとめ方に感動

証言：近藤国嗣（東京湾岸リハビリテーション病院院長）

全国リハビリテーション医療関連団体協議会とは

全国リハビリテーション医療関連団体協議会は，リハビリテーション（以下リハと略す）医療に係る諸団体が協働して一体的な活動を行うために平成24年度に日本リハ医学会，日本リハ病院・施設協会，日本理学療法士協会，日本作業療法士協会，日本言語聴覚士協会，回復期リハ協会，日本訪問リハ協会，全国デイ・ケア協会の８団体で発足し，翌年度に日本リハ看護学会，国際リハ看護研究会（後に日本リハ看護学会と一体化）が加入し，現在は９団体で活動している。

本協議会では当初４つの検討部会が設けられ，その一つが平成25年度に発足した報酬改定検討部会（現報酬対策委員会）であり，初代の部会長が石川誠先生であった。先生は平成24年度から日本リハ医学会の理事となり，同学会の社会保険委員会も担当されておられたため，まさにオールジャパンで報酬対策に臨む体制が整えられた。本部会の設立までは，各団体が独自のルートで厚生労働省に要望提出を行っていたが，協議会として意見の一致がみられた要望については，共同として提出することになった。会議は平成25年度の６月からは毎月開催され，10月に厚生労働省保険局医療課に，協議会として初となる平成26年度診療報酬改定に向けた要望書が，先生より提出された。

報酬対策委員会での幅広い見識と会議のまとめ方に感動

私自身は，報酬発足時は同委員会の委員ではなかったが，日本リハ医学会の社会保険委員会委員であったため，先生が担当理事になられたことにより，直接報酬制度について学ぶ機会を与えられた。社会保険委員会ではもちろんのこと，多くの学会の意見が飛びかう内科系社会保険連合（内保連）リハ関連委員会において，多様な意見を傾聴されたうえで，医療全体に対する幅広い視点と先を見据えた観点を持って会議をまとめられる姿を目の当たりにする機会は貴重な経験であった。

平成26年度から，私も報酬対策委員会に参加する機会を得られた。通所リハ事業を運営していた私にとって，平成27年度介護報酬改定に向けての議論は刺激的であっただけでなく，「会議では各団体そして職種の立場からの活発な意見を引き出し，アフター会議で各委員の本音を融合させる。適時，厚生労働省とも議論の内容を共有する」という方法は，まさに石川先生の人間力によるものと感じた。最近のCOVID-19感染拡大により変化はしているが，現在も報酬対策委員会はこの方式を踏襲している。なお，本介護報酬改定で始まったリハマネジメント強化の概念は，その後エビデンスとしても効果が示され，現在の介護保険でのリハ医療の中核的要素となっている。

大局的，長期的観点からのアドバイスは私の財産

平成27年度からは，石川先生は報酬対策委員会の相談役となられ，当時リハ医学会の理事長であられた水間正澄先生が委員長となられた。その後の石川先生と水間先生の二人三脚は周知のとおりである。同年度から委員会では団体間の連携を目指して，各団体の個々の要望についても情報を開示することが決められた。また，日本医師会等とも要望を共有することが決められ，共同要望書は他団体との共有とあわせて，先生より厚生労働省に提出された。

平成28年度途中から，私は副委員長として会議を進行する立場となったが，当然のことながら先生のナビゲーション無しには困難であった。局所的かつ短期的視点になりがちな意見（私を含めて）に対する，大局的かつ長期的観点からのアドバイス，そして行政や医療団体との関係構築など，数多くのことを学ばせていただいたことは私の財産である。その後も，報酬改定に向けた議論や様々な問題が生じるたびに，先生にご相談させていただき，解決への道筋をご指導いただいてきた。また，アフター会議の場では，先生の人生経験と叡智，これからのリハ医療のあるべき姿，そして何よりも情熱を学ばせていただいた。そして時には，議論もさせていただいた。ラガーマンである先生に対して，生意気にもアメフトあがりの私なりの考えを話したこともあるが，すべて先生の創り出したフィールドがあってのことであり，そこを走り回っているだけの自分に気づかされた。

これからも心中の先生に問いながら学び続けたい

まさに先生は，日本のリハ医療維新の父であった。若き日の先生は坂本龍馬，そして私が直接知る先生は西郷隆盛のような人物であったと感じる。

脳神経外科医からリハ科医に転じ，どこの医局にも属さずリハ科専門医となり，土佐の地で，チーム医療による回復期リハ医療を構築し，日本で初めて都市型の民間リハ病院を開設された。その成果と情熱を胸に，全国を駆け巡って多くの仲間を作り，日本の将来を見据えて国との交渉に昼夜を問わず邁進され，2000年の回復期リハ病棟の創設，そして介護保険へのリハ事業導入というリハ医療維新を成し遂げられた。その後は，ご自身のお仕事のみならず後進たちの指導と育成に力を注がれ，様々な立場の弟子たちを全国で育てられた。末席ではあるが私もその一人である。

先生のお話しは，いつも明るく，楽しく，他者を否定することなく，そして夢と希望に満ち溢れていた。それは私にとって幸せな時間であり，未来への活力であった。学びの時はもっともっと続くものと思っていたが，叶わぬこととなってしまった。これからは，心中の先生に問うことにより，弟子の一人として学びを続けたい。

1. 石川誠先生の想い出

地域リハビリテーションの理念の啓発に偉大な功績

証言：及川忠人（東八幡平病院地域リハビリテーションセンター理事長）

三島博信先生の指導で訪問リハビリテーションを始める

わが病院の地域リハビリテーション（以下地域リハと略）活動は 1978 年（昭和 53 年），中伊豆リハセンター長三島博信先生が弘前の日本脳卒中学会の帰路に，「リハビリテーションの理念」と題してご講演をいただき，同席の保健婦さん達から地元在住の脳卒中後遺症の患者さん達への支援を依頼されました。このことが地域支援活動の出発点になり，「多職種が瓦の如くに情報の共有化を図り，患者さん，そして家族の支援活動を大切にする」との三島博信先生のご指導ご助言により，地域の訪問リハビリテーション（以下訪問リハと略）支援活動が開始されました。地域リハ活動により安代町等の寝たきり老人の方々への回復効果が顕著であり，寝たきりの患者さんが減少することに繋がり，また近隣町村への活動展開が評価されました。老人保健法が施行され間もない頃，機能訓練事業にリハ・スタッフの派遣が地域リハ活動の中心となり拡大して行きました。（地域リハ白書 '93 p180–182）

日本リハビリテーション病院協会での「地域リハビリテーションの定義作り」に参加

1980 年後半に日本リハビリテーション病院協会（以下リハ病院協会と略）が設立されて間もない頃，小生はリハ病院協会地域リハ検討委員会の最も若い委員として，東八幡平病院院長の立場から参加することになりました。当時の地域リハ検討委員会の委員長は兵庫リハビリテーションセンター中央病院院長の澤村誠志先生であり，数か月毎に地域リハの課題が検討されると同時に「地域リハビリテーション」の定義が検討されました。当時の地域リハ検討委員会のメンバーは澤村誠志先生を委員長に太田仁史先生，浜村明徳先生，堀尾慎弥先生そして小生が末席におりました。主として太田先生と浜村先生が原案を作られて澤村先生が手直しした内容が，協会会報に掲載され「地域リハビリテーションの定義」（1991 年）が制定されました。

石川先生の講演が回復期リハビリテーション病棟の立上げに繋がる

1996 年（平成 8 年）の当院院内研修会に石川誠先生をお招きし「リハの流れ」と題してご講演とご指導をいただき，大きな感銘を受けました。同年秋の高知県高知市の近森リハ病院で，管理運営の実際を当院スタッフが学ぶ機会をいただきました。このことがわが病院スタッフにとって，貴重な経験となり当院の回復期リハビリテーション病棟（以下回復期リハと略）の立ち上げに繋がり，今でも懐かしい想い出であり，現在もそのご指導に感謝しております。

「リハビリテーションの在り方」の「機能評価マニュアル」を担当

「地域リハビリテーションの定義」が最初に制定された（1991 年）頃に，澤村誠志先生の推挙により石川誠先生はリハ病院協会の重要スタッフとして着任されました。詳細は石川誠先生追悼会で二木立先生のご講演に経過がご説明されていますが,「リハビリテーションの在り方」の小冊子をまとめた時,小生は機能評価マニュアル作成の担当者として責任を担っておりました。「リハビリテーションの在り方」の中の内容は当時としては斬新的なものであり,回復期リハ病棟体制が創設されて,リハ病棟に相応しい機能評価表の必要が高まり,機能評価表の内容が大きな変革の転機にあったと思います。その中での重要な論点の一つは「高次脳機能障害」の位置付であり,臨床心理士が法制化されていない時代においてその位置付が課題になりました。国際学会等の視察では,欧米の状況は臨床心理部門がリハ部門の中に併設または付設されている現状を学び,機能評価表に質問形式でその内容を織り込むことを試みましたがそれは困難な時代であり,高次脳機能障害へ対応等が重要な論点となりましたが,現状の臨床心理士法制化の気運醸成に繋がっていることは懐かしい取り組みでありました。

回復期リハ病棟の基礎を築かれたことで地域リハの理念の啓発に偉大な功績

2000年(平成12年)に介護保険導入と同時に回復期リハ病棟が保険診療制度の診療報酬制度の中で整備される直前に,全病棟を療養病床への転換を目指していた経過の中で,回復期病棟設置の朗報を得たことは感謝でありました。また介護保険法施行前から地元医師会における介護保険認定審査準備体制整備に没頭し,未熟児のような状態で生まれてくる介護保険体制整備に地元福祉行政関係や医師会・歯科医師会相互の連携支援は地味な活動でしたが,障害を持つ高齢者介護保険体制整備への草分け的な活動となり,地域の介護保険事業担当者相互支援協議会を結成し,その諸活動の中で「地域リハの理念」を啓発する機会を得ることができたことは有難いことでした。

石川誠先生はその後一貫して回復期リハ病棟体制整備と運営指標となる情報を整備され医療診療報酬制度の窓口として,またリハ病院施設・協会担当責任者として重要な役割を担って活動され,今日の回復期リハ病棟体制の基礎を確立されたことは,最大のご業績であると思います。特にその中で回復期リハ病棟の運営経営指標を公開することを一貫して継続されたことは,石川誠先生の御尽力と御努力に負うところが極めて大きかったことは誰もが認めることであります。

回復期リハ協会は石川先生なくしてはできなかった

高知の近森リハ病院から東京の中心地「初台リハ病院」立ち上げに至る先進的活動には脱帽せざるを得ないことが限りなく,また協会草創期の回復期リハ病棟協会の設立等への活動範囲の広さと深さを持つ行程は石川誠先生でなければ実現・実施に至ることは困難であったと思われます。

ポストコロナの対応が求められる時代の中で,石川誠先生の推し進めた回復期リハでのご活躍は“One for all, All for one”のラグビー競技のラガーマンシップにその原点があると思われます。リハビリ臨床を繋いで素晴らしい足跡を残されたご業績を心から讃えつつ,石川誠先生の示された開拓精神を範として,全世代亙るリハ医療従事者の科学的信条と愛情豊かな人間力への向上のため,「急がず,休まず Haste not Rest not」の歩みを進める使命と役割の重要性を示唆し続けている「精神的遺産」をわれわれに残されたことに心から感謝して,石川誠先生の追悼の言葉に替えさせていただきます。

2. 石川誠先生を偲んで

不世出の天才リハビリテーション医

証言：畑野栄治（はたのリハビリ整形外科理事長）

不世出の天才リハビリテーション医

石川誠先生ご逝去のお知らせは，日々の何げない生活の中で，突然に襲ってきた悲しみであり，日本中の医療・介護・福祉界に激震が走りました。不世出の天才リハビリテーション専門医（以下リハ医と略）として神棚に祀ってもいいような存在でありましただけに，痛恨の極みで残念・無念でなりませんでした。理論的にも実践的にもそして政策的にもわが国の中心的存在として多くの者が信頼し敬愛していました。このように偉大でありながら，訪ねてくる者に対してもいつも心あたたかくアドバイスやご指導されてこられた先生がご逝去されたことが，いまだに信じられません。石川先生からご指導いただいた多くの医療・保健・福祉分野の者はまだまだ寂しさと悲しさに明け暮れていると思います。

回復期リハビリテーション病棟創設がもたらしたもの

私よりももっともっと若い後輩たちの中にも同じように先生を慕っている者は本当に大勢います。そういう魅力の持ち主でした。そして，その姿をみてきた多くの人たちの心の中にこれからもずっと生き続けます。石川先生が私達に遺された足跡を身近にいた者の目から記録に残したいという気持ちにかられてこの原稿を書いています。

石川先生は，急性期から在宅に戻ってのリハビリテーション（以下リハと略）の間に積極・集中的なリハを行うことができる病棟を創設するという画期的なアイデアを出されました。これが国を動かして平成12年の介護保険制度が始まった時から，『回復期リハビリテーション病棟』（以下回復期リハ病棟と略）として運営可能となりました。正に，リハ元年の思いを持ったことを想い出します。回復期リハ病棟創設によって，急性期医療から在宅生活の流れの中でリハの位置づけが明瞭になってきました。

卓越した言語能力の指導者

このようにリハとは何であるかの理念と実践をエネルギッシュに導いてこられました。リハ関係者だけでなく国の政策など多くを牽引して来られました。その独特の個性と存在感を失うことなく，活躍を続けられましたので，まだまだリハの発展のために頼っていただけに残念です。これまでのリハの地位向上に対しての先生のご活動とこれまでのご功績に対して厚くお礼を申しあげたいと思います。

先生は気を許したリハ関連職種仲間との会話に威圧感はなく，屈託のない笑いが魅力的でした。後輩の面倒見も良くて，よく若いものを集めてリハのあり方などについてしっかりと時間を割いてお話をされていた姿が目に浮かびます。先生のこの卓越した才能の一つは言葉を上手に操れるという点ではなかったのではないかと思います。特に卓越した言語能力は会話，交渉，時によっては喧嘩になりそうな議論を有利

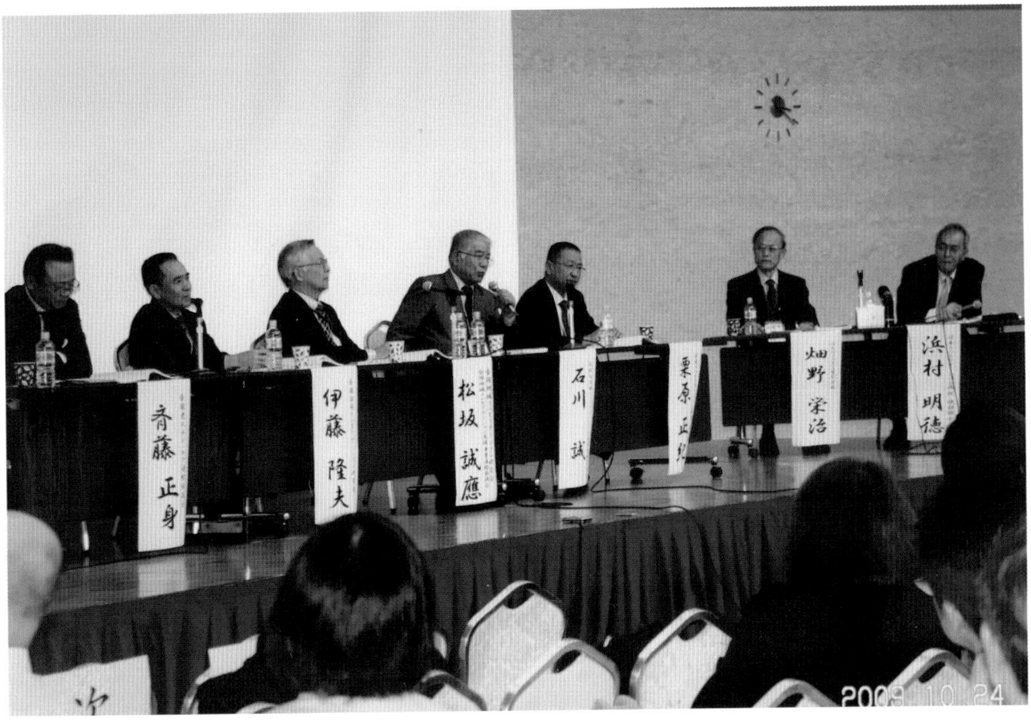

写真１
リハビリテーション・ケア合同研究大会広島 2009 での大会最終日最後のプログラム。シンポジウムで６団体からの発表があり，回復期リハ病棟連絡協議会会長の石川誠先生から貴重なご意見とご提案をいただけた。浜村明徳先生と私が座長を務め，充実した気持ちで大会長の最後の務めを終えたことを思い出します。

に導くための最強の武器となっていたように思います。したがって，先生は大事な局面において，ひとことでピシャリと封じることのできる人でした。相手の本質を見抜く能力も素晴らしくていつも感心していました。

自法人だけでなく全国に後身を育てる

当時，世界的に活躍されていた日本リハ病院・施設協会会長の澤村誠志先生が，石川誠先生の卓越した能力を早期から見抜きそして見込まれて当協会のけん引役とされたことは特筆すべきことです。石川先生はリハ砂漠と言われていた大都会東京都でクリニックや病院などを開設してこの多機関に適材適所に人材を配置して，強いチームを作りあげて，さらに自法人だけでなく全国のリハ病院で後身を育てるといった教育体制の組織づくりにも非常にたけていた先生だと思います（**写真１〜3**）。そして，書かれた原稿も膨大であり，文章は理論的であっても常に簡潔でとてもわかりやすい内容です。

先生のリハ理念を求めて訪れる多くの医療者に対して惜しみもなく知識やリハマネジメントなどのあり方を与えてこられたことが示すように歓待の人でもありました。私は幸運にも，日本リハビリテーション病院・施設協会での理事会や委員会などでお会いする機会が頻回にあり，何度か先生と会食する機会もありました。談話の楽しさもさることながら，先生がこちらに向けられる懐かしそうな顔にこそ，あの歓待の精神を見て取れました。

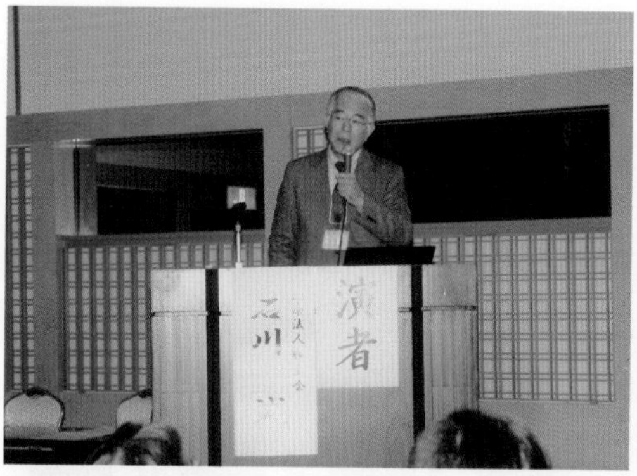

写真２：特別講演中の石川先生

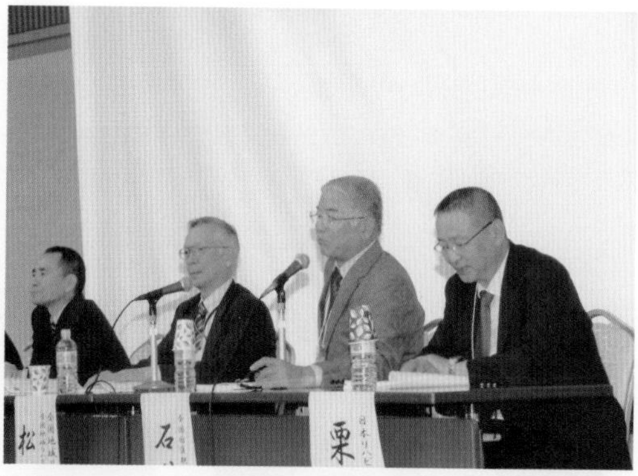

写真３：シンポジウムで，回復後のリハビリ病棟の理念を，熱っぽく話される石川先生（右から２人目）

もともと地上に道はない，歩く人が多くなればそれが道になる

この靴を擦り減らすような先生のお仕事ぶりは長年に渡って定評があり，また先生の実践されてきたことはスケールが大きいにも関わらず，どなたに対してもいつも笑顔と優しいお心をお持ちでありました。石川先生の研究，実践，教育，管理業務などに対する姿勢の後ろ姿を拝見するだけで，日本的規模で多くの者に強烈な意欲向上のインパクトを与え続けてきたのではないかと思います。

まだ制度になっていなくても，あくまでリハを求める患者さんのニーズに沿った医療リハや介護リハなどを長年に渡って継続して模索しそして展開してこられました。中国の文豪魯迅の言葉にあります。「もともと地上には道はない。歩く人が多くなればそれが道になる」を信じて，制度になっていないことにも勇気と夢を持って，ニーズを解決すべく挑戦してこられたのが，正に石川先生であると思います。夢を持ちそして果敢に挑戦することがいかに大切であるかを石川先生から教えていただきました。

今は亡き石川先生のご好意にそうことができるのは，ご指導をいただいた私たちが共に力を合わせて，夢を持ちそして果敢に挑戦し，学んできたことを地域で実践していくことであると思います。

3. 石川先生と老人保健施設の関わり

高知県の「いごっぱち」の位置づけと入所期間の短かさに驚嘆

証言：山田和彦（御薬園グループ代表・介護老人保健施設リバーサイド御薬園施設長）

出会い

私が石川先生にはじめてお目にかかったのはいつだったのか記憶に定かではない。おそらく日本リハビリテーション病院・施設協会（以下リハ病院・施設協会）の外部理事（関係団体）として理事の末席に加えていただいた2005年ごろではなかったかと思う。石川先生は回復期リハビリテーション病棟（回復期リハ病棟）の生みの親としてあまりにも有名であるが，長年老人保健施設(以下老健と略)の運営に携わり，全国老人保健施設協会の役員を務めていた私としては，石川先生と老人保健施設とのかかわりについて記録に残すのが務めであると感じ筆をとらせていただくことにした。

高知に入所期間わずか10数日，ベッド回転率200％の老健があることを知る

私が老人保健施設を開設したのが1992年だが，老人保健施設の世界に身を置くようになって数年たったころ，高知県に「いごっぱち」という入所定員36名，デイケア30名の小規模の老人保健施設があり，その施設の平均入所期間はわずか10数日というすごい老健があることを知った。その老人保健施設「いごっぱち」が近森リハビリテーション（以下近森リハ病院）グループに誕生したのは1993年，当時はまだ老人保健施設がわが国に誕生して５年ほどしかたっていない時期であった。当時の老健は病院で作られた寝たきりの患者さんをとにかく少しでも介護の手間を軽くして自宅へ帰すこと（いわゆる在宅復帰，当時は自宅復帰といわれていた）が使命だといわれていた。

老健「いごっぱち」のコンセプトは在宅生活支援

「寝たきり０作戦」という言葉を覚えている方もいるだろう。「寝たきりの人は座らせろ，座れた人は立たせろ，立った人は歩かせろ」なんていう合言葉も誕生した。老健の人員基準の中に利用者100人に対してPTまたはOTが一人必置という規定があったので，リハビリテーション（以下リハと略）職員はどうにか各施設にはいた。しかし，職員の確保に苦労する施設は絶えないうえに，当時は維持期リハという言葉どころか，多くの老健では開設したもののリハ＝機能訓練，一部の老健では病院もどきの訓練室にセラピストがでんと座って電話で療養棟に「―――さんのリハの順番ですからリハ室に連れてきてください」(リハ出し）が普通に行われていた時代で，どこの老健も手探りで運営にあたっていた時代だった。これに対してして，石川先生の経験と理念に裏付けされて構築された，急性期から，在宅生活までを見据えた近森リハグループのコンセプト（図１　近森会のリハ・システム）の中で老人保健施設「いごっぱち」は，在宅支援型の施設として機能させ，訪問看護と合わせて維持期リハを提供し，配食やテクノエイドのサービスと合わせて在宅での生活までを総合的に支援するという，明白な理念

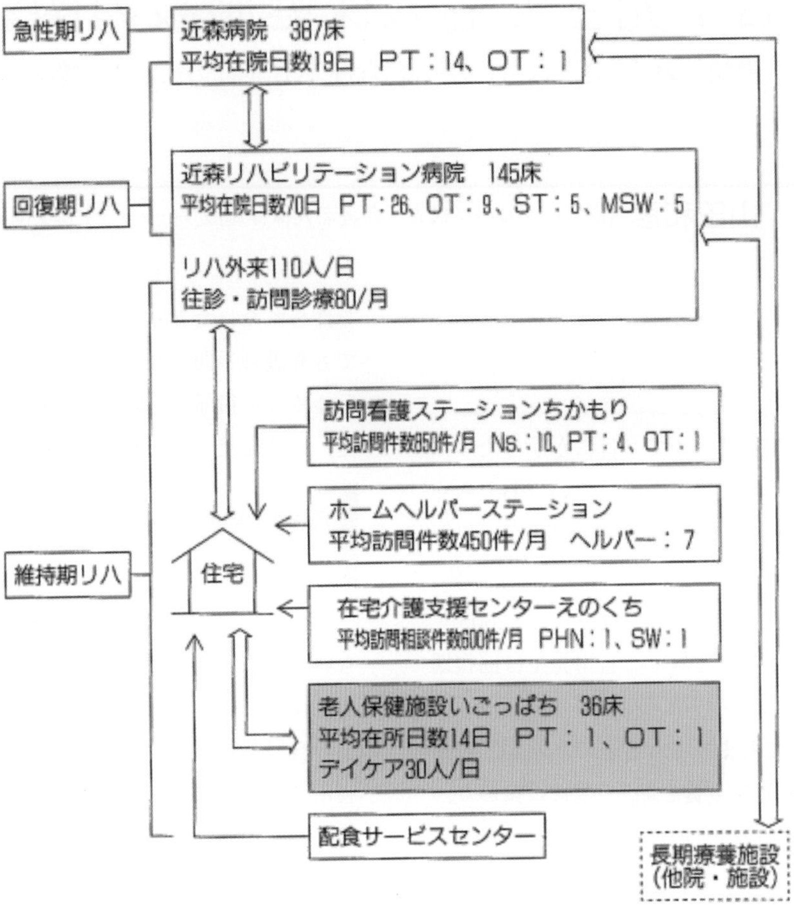

図１　近森会のリハビリテーション・システム
(河本のぞみ，石川誠　著：夢にかけた男たち。三輪書店，1998年。より引用)

のもとに設立され最初からはっきりした目的をもって運営された。平均入所期間が10数日，つまりベッド回転率で言えば200％という驚異的な数字は，石川先生がリハの道に足を踏み入れた後の自らの目と足で確かめた在宅支援の姿と，当時のその理念に向かって全員一丸となってひた走った職員のチームワーク(多職種協働)から導かれた結果にほかならなかった。

老健を含めた在宅総合ケアセンターの立ち上げ

この老健については開設当初から「デイケアとショートステイが主な機能である在宅支援型老人保健施設」と言い切っているところに，その確固たる信念がうかがえる。石川先生は近森リハグループの総仕上げとして，その老人保健施設「いごっぱち」をはじめ，在宅介護支援センター，訪問看護ステーション，ホームヘルパーステーション，配食サービスセンター，テクノエイドセンター等を統合し，それにリハクリニックを併設した在宅支援の拠点としての在宅総合ケアセンターを立ち上げられている。それはまさに，利用者個別のニーズにオーダーメイドに対応する多職種・多機能の在宅生活支援の出動拠点の完成であった。そこにあったのは，多様な事業所，そしてそこに所属する多くの専門職が壁を越えてチームワークを組み，お互いの専門性を尊重し，結果，最高のパフォーマンスを創出するための工夫と知恵であった。

石川先生は回復期だけでなく，急性期のリハから地域リハまでくまなくリハサービスを行き届かせるという大きな目標をもって進んでいた

石川先生とリハについて語るとき，あまりにも回復期リハ病棟の実績が目立ってしまうが，振り返ってみると，石川先生は急性期のリハから地域リハまでという縦の流れの構築と全国くまなくリハサービスを行き届かせる横の充実という大きな目標をもってリハ医としての人生を邁進されたのではないだろうか。

石川先生なき今，先生の在りし日を思い出すとき，言葉は少ない中にも，老健のありようを心配し，また維持期リハの中での老健の立ち位置に期待されていた心のこもったお話や配慮が蘇ってくる。わが国のリハのシステムづくりの中で老健に大きな期待をいただいていたと改めて実感する。何かことあるごとに老健におけるリハや，介護保険分野での老健の役割について気にかけていただいた。私が全老健の役員の第一線を退いた後も，リハ病院・施設協会を中心とした介護報酬改定への勉強会や日本リハビリテーション医学会の研修会などに呼んでいただき意見を聞いていただいた。その折々の話の中にも老健の役割への期待がにじみ出ていた。その期待にたいし，申し訳ないことに，まだまだ，老健の実態も地域のありようも道半ばであると言わざるを得ない。

老健施設運営の根幹である在宅支援と維持期リハの提供にいち早く着目し即実行に移されたその思いを今の老健の現場にぜひ語っていただきたかった。今となってはそれもかなわぬ夢となってしまった。石川誠先生，本当にお世話になりました。ありがとうございました。

（参考文献）

1）石川誠：一般病院の立場から。リハ医学 34 (6)：387-390，1997

2）河本のぞみ，石川誠：夢にかけた男たち―ある地域リハの軌跡―。三輪書店，1998

4. 石川さんに育てていただいた 20 年

間違いなく石川さんによって熱くされ，打たれ，成長した

証言：角田　賢（錦海リハビリテーション病院院長）

近森リハビリテーション病院の見学で常識が崩れる

2000 年 4 月，私は家庭の事情もあり，大学入学以来住み続けた関西から地元に帰り，それまで全く未経験であったリハビリテーション科医（以下リハ医と略）としてのキャリアをスタートしました。いったい何をすれば良いのかもわからないまま帰郷した私が当時の勤務先，松江赤十字病院のリハ科課長（理学療法士）の誘いもあり，高知の近森リハビリテーション病院の見学に出かけたのはリハ医になって 1 か月ほどの 5 月の連休明けでした。この時，回復期リハビリテーション病棟（以下回復期リハ病棟と略）に出会い，私の人生が大きく変化しました。

その当時も今も松江赤十字病院は島根県の県庁所在地，松江市で最も大きな総合病院で市内の救急患者の半分以上が搬送される急性期医療機関です。2000 年当時は，まだ病院の機能分化が進んでいなかったため，脳外科の病棟には緊急手術を受け，人工呼吸管理されているくも膜下出血患者さんから，退院のめどもなく 1 年以上入院している寝たきり状態の患者さんまであらゆる病期の患者さんが混在している状態でした。近森の視察は頑張っても週に 2，3 回のリハ提供がやっとの人員体制を当たり前のように感じていたその頃の自分の「常識」をすべて覆されました。

回復期リハ病棟立ち上げのさなか地域リハ研修会で石川さんの講演を聞く

こんなことができる，こんなふうにしたい，そこから 1 年かけて山陰で初の回復期リハ病棟を立ち上げました。病棟が動きだしたばかりの 2001 年 8 月，松江市立病院主催の地域リハビリテーション（以下地域リハと略）研修会の講師として石川さんがいらっしゃいました。これが石川さんとの出会いでした。何もわからない素人同然の私の質問に丁寧に一つずつ答えてくださったことに感激したことを今でも覚えています。この原稿の依頼を受け，石川さんとやりとりしたメールを読み返してみました。一番古いメールは2006年のもの。島根県松江市で講演をしてくださった直後のものでした。この時，講演だけでなく，控室でいろんな話をしました。日々の診療の悩み，苦労，これからやりたいこと，取り止めのない私の話を聞いていただき，さまざまなアドバイスをいただきました。この時のやりとりのメールの最後，石川さんからのアドバイスは「焦らずじっくり仲間を集めてください」という言葉でした。

石川さんに近づきたくてこの 20 年頑張ってきた

その後，現勤務先，鳥取県の錦海リハビリテーション病院に移りましたが，毎年のように山陰の地まで足を運んでくださり，そのたびに講演だけでなく，お酒を飲みながらいろんな話

を聞かせていただきました。石川さん得意の「飲みニケーション」，お酒を全く飲めない私にはいつもウーロン茶を飲みながらでしたが，回復期のこと，在宅退院後のリハ継続の重要性，チーム医療について熱く語ってくださったことを覚えています。全国各地を飛び回りながらも，往診を続けている話，高知時代には室戸や足摺，山間部にも訪問していた話など。入院中に動けるようにするだけでは駄目。実際に自宅に帰ってからの生活で役に立ってこそ価値があることをその後も何度も語ってくださり，回復期が地域とつながる重要性を叩き込んでもらいました。石川さんに少しでも近づきたくて，この20年間，主治医として受け持った患者さんの退院前訪問に必ず同行してきました。患者さんの帰りたかった家，その地域，暮らしを見ることではじめて理解できることも少なくありません。回復期で働く医師としての基礎はここで作り上げられたと実感しています。

以前講演で石川さんが「鉄は熱いうちに打て」，ではなく，「鉄は熱くして打つ」のだと語っておられました。私は石川さんによって熱くされ，打たれ，成長させていただきました。

突然の電話で回復期リハ協の理事を拝命

今から10年前，病棟カンファレンスの最中に石川さんから突然電話があり，何事かと焦りましたが，「回復期リハ病棟協会の理事になれ」とのことでした。さらに理事になると同時に研修委員会に入れと。それがいったいどんな仕事かもわからぬまま，研修委員となりました。当時，研修会のほとんどで石川さんが回復期総論を受け持っておられました。研修会のたびに石川さんの講演を聴き，控室で雑談するなかで，研修会は，石川さんからかつていただいた言葉「じっくり仲間を集めてください」を実践する場だと感じるようになりました。石川さんに「熱くして打ち」鍛えられたこの熱を全国の仲間へ，次の世代へと繋げていく仕事を与えていただきました。

医療を取り巻く状況は変化しても，果たすべき役割は変わらない

石川さんは回復期リハ病棟をよくラグビーに例えてお話しされました。石川さんは講演のたびに，One for All，All for One，チーム全員で戦わなければ勝てない，一人でボールを持ち過ぎても自滅してしまう，スクラムの結束力が一番重要，フォワードが頑張って球を出さなければ，どんなに速いバックスがいても意味がない，回復期のフォワードは看護・介護だ等々。いろんな役割，特長を持った人間が集まって一つのチームが出来上がるという点も様々な職種が集まって患者さんの在宅復帰を目指す回復期リハ病棟のチームと共通しています。そんな回復期リハチームのキャプテンが石川さんです。他のスポーツと異なり，ラグビーではゲーム中にグラウンド外から指示を送ることはありません。グラウンドに立つキャプテンが全て決定します。回復期リハ医療のすべての場面でチームの先頭に立ち，引っ張り続けてくださった姿はまさにラグビーにおけるキャプテンそのものでした。われわれはこのキャプテンのもとでずっと戦い続けてきました。医療を取り巻く状況はどんどん変化し，回復期リハ病棟も診療報酬改定のたびに変化し続けてきましたが，住み慣れた自宅で自分らしい生活を送るためにわれわれが果たすべき役割はまったく変わりません。これからも石川さんの掛け声の下，スクラムをプッシュし続けていきます。

5. リハビリテーション・ケアの伝播を現実に

生活全体がリハビリテーションになる病院を作りたい

証言：室谷ゆかり（アルペンリハビリテーション病院理事長）

療養病院のあるべき姿を求めて スタッフと全国を見学・研修

20年ほど前ひょんなことから実家の病院運営を手伝うこととなりました。医療制度の変化が始まり，地域の中小病院の運営も厳しく，方向性が見えなくなりました。療養病院は今後どうあるべきか？　答えを求め，スタッフと全国に見学・研修に行きました。折しも石川さん方が1病院多職種のチームで参加する研修会を企画され，30過ぎのリハ未経験の医師（私），卒業して間もない理学療法士・作業療法士・言語聴覚士の4人で参加しました。野の物とも山の物ともわからないひよこチームに対して『君たちのようなところから始まるんだ』と背中を押していただきました。とはいえ，現実問題の拘縮や褥瘡の寝たきりの方々にどうしてあげたらいいのかわからず，『リハを勉強させてほしい』と石川さんに手紙を書いて，すぐに電話をいただいたときは感激しました。

患者様ファーストのケアを 目の当たりにする

初台リハビリテーション病院（以下初台リハ病院と略）は，東京のど真ん中にあり，外観もホテルのようでしたが，何よりこまやかな気配りに驚きました。石川さんは『家で食事をするときには，テーブルクロスをかけるだろう，花も飾るだろう』と言われ，クラークさんが毎食前テーブルクロスをかけ，一輪挿しの花を飾ってくれました。患者様のエプロンに対しても，『食べやすい食器や道具を使い，介助に気を配れば，そもそも服も汚さないし，これまで生きてこられた方のプライドもある』とカッコいい紙ナプキンで口元をそっと拭くという，常に患者様の気持ちファーストなケアでした。機械浴を使わず，家庭と同じ浴槽に重度麻痺者も入浴できると聞いたときは耳を疑いましたが，浴槽やケアの工夫で患者様の安心した笑顔を見たとき，汗も苦労も吹き飛ぶケアがここにあると思いました。

一方，地元のスタッフが3カ月ずつ研修をさせていただいたときには，来たら歓迎会，去る時にはお別れ会に集まってくださり，丁寧に書かれた色紙の寄せ書きを見たときに，人を大切にするということはどういうことかを学びました。著名な方が入院されていたときも，スタッフ皆が知っていたにも関わらず誰一人として情報を漏らさなかったことは，本当に驚くと同時にお互いへの敬意を感じたものでした。

リハ・ケア研究大会でうけた 演者の言葉の重さと味

そんな中，リハビリテーション・ケア研究大会開催の裏方をすることになりました。石川さんより『ここではみんなウェルカム。批判をする人は誰もいない。みな，“さん”づけでいきましょう』ときっぱり言われたとき，心細さが安心感に変わり，武者震いするような気持ちになりました。設備トラブルがあったときは，石川さんが自ら電気店に走って，すんでのことで間に合わせ，みんなで作り上げるんだという背中を見せてもらいました。研究大会で学んだ後の懇親会は，全国から集まった仲間の1年ぶりの同窓会のようで，日々泥臭い現実に奮闘している仲間に敬意を持ち，やさしさとは何か，お互いを尊重するとは何かを考え，実践しようという石川さんの思いがどんどん伝播していく場のようでした。そして澤村先生，大田先生，浜村先生・・・と，どのくらい多くの現場で学ばれたらそうなるのかと思うほど，発せられる言葉に重みと味がありました。私たちも年を重ねていく中で，若い人たちとリハ・ケアの面白さなどを語っていけたらと憧れました。

生活全体がリハになる新たな病院を立ちあげる

病院運営に関しては，当初私は地元の病院の1病棟を回復期リハ病棟に変えられたら御の字と思っていたのですが，石川さんから『いっそのこと病院全体を回復期にしちゃったら』と笑顔で言われ，患者様にとって生活全体がリハになるような病院を作りたいと思うようになりました。娘が夢のようなことを言いだしたと不安に思っていた両親も，上京して石川さんと二言三言話したところで，『石川さんが言われるなら』と，全面改修して間もない療養病院を，新築移転することを了解したくらい，石川さんは“よいことをしていれば，必ず結果はついてくる”ことを人に信じさせる力がありました。

その後地元の病院の運営がさらに厳しくなり，いただいた恩も返せないまま，急に地元に戻ることになりました。医師とセラピストを増やさなければ，日々赤字が累積するという綱渡りの中，志を共にする数名のセラピストと奇跡的に出会えたことに助けられ，初台で学んだリハ・ケアを地元でも実践することを目指し，研修をさせていただいたスタッフと共に現在の病院を立ち上げました。

いただいた優しさの種を，未来の人たちに渡しますに

全室個室の病院は，居室自体が生活の練習になる理想的な環境でしたが，その分の借金が多く，質の高いリハ・ケアをすることで，納得して差額ベッド代をいただけるよう，頑張るしかない，稼ぎ出すしかないとスタッフと踏ん張りました。例えば全室個室になった分動線が長く，コールが鳴ると130メートルの廊下を疾走するという，今思い起こせば，どうやってやったのかと思うくらいの頑張りをスタッフがしてくれました。ですが，患者様にひたすら合わせるケアがしんどくないわけがありません。『アルペンはキツイ』と言われ，退職者が続出してしまったこともありました。

40を目前にした私の出産のときには，代わりの医師が見つからず，困り果てて相談したところ，石川さんの呼びかけで，多くのリハ医が1週間ずつリレー方式で来てくださり，2ヶ月つないで助けていただきました。思い返すと，赤面の至りですが，勝手に突っ走っていた私を，いつも守っていただきました。感謝ばかりしかありません。

石川さんが突然おられなくなってから，思い出す言葉があります。石川さんは私に『本物の病院を作るんだ』と言われました。本物とは何か，ずっと考えています。そして地域の一病院でも何かできれば，そこができるのなら私たちもと，さらに拡がっていくことを夢見ています。石川さんからもらったやさしさの種を，地域で次の未来の人たちに渡していきます。石川さん，人への愛情と勇気をありがとうございました。

6. 石川誠と私　～Shall we change?～

上医は世の中を変えていく

証言：宮本　寛（南国中央病院院長）

「あ，そりゃ，私ですよ」～鮮烈な出会い～

脳塞栓症で右片麻痺・失語症になってしまった父親を何とかしなければと思い，在籍していた同志社大学の図書館（当時日本一の蔵書数）の片隅で「脳卒中リハビリ日記」（横田整三著　朝日選書）を見つけ，その中に脳卒中になった著者の主治医が書いた「医者が一人でふんぞり返っているのではなく，みんなで力を合わせてやっていくものだ」とか，「社会を変える」とかのニュアンスの文章に惹かれた私は，何とか，その医師に父親を診てもらいたいと思いました。当時父親が入院していた近森リハビリテーション病院（以下近森リハ病院と略）の病室に回診に来た父親の主治医は，その文章を書いた医師と同じ名前の石川誠でした。件の本の話をすると，「あ，そりゃ，私ですよ」とおっしゃったのが石川誠との出会いでした。その時，リハビリテーション医(以下リハ医と略)になろう，この「本物」の下で修業をしよう，社会を変えようと思いました。

「カレーなら三度でも食えるよ」～食にはうるさいわりにシンプルなものが好き～

それから７年後，高知大学医学部を卒業と同時に，周囲の100人中100人が反対するのを押し切って，大学の医局に所属せず（当時ではほぼありえないコース），直接石川誠の下に入職しました。そんな私のために，毎朝７時から医局員を集めて，みんなでパンをかじりながら「目で見るリハビリテーション医学」（上田敏著　東京大学出版会）の輪読会をしてくれました。開店直後の近くのパン屋でパンを買ってくるのが私の役割でした。そのパンを見て，石川誠は文句を言いました。「もっと気の利いたパンを買って来いよ」「カレーパンとか無いの？」。

医局は時々カレーの匂いがしていました。医局に棲み着いていると言ってもいい石川誠は，よくレトルトカレーを温めて食べていました。「私はね，カレーなら三度の飯でも食えるよ」「羽田空港のさ，到着ロビーのね「銀座ライオン」のカツカレーが美味いんだよねぇ」「カツがさ，カリッ！としてるんだよぉ」

「公衆衛生だけは面白くてねぇ」～石川誠の学生時代の話～

「学生時代はね，ちっとも勉強はしなくてラグビーばかりやってたよ。早朝練習に起きてこない部員の家まで行ってさ，「おい，起きろ！」ってドアをガンガン叩くんだよ」「試験勉強は「家庭の医学」っていう素人向けの本があるだろう？　あれでやってたんだよ」「でもね，公衆衛生だけは面白くてねぇ，あれだけはまともに勉強したよ」

石川誠が社会を変えたのは，このパワーと，公衆衛生に関心を持つ，国を診る上医の思想が根底にあったからではないかと思います。中国の古典「小品方」に「上医医国，中医医民，下医医病」とありますが，まさに石川誠は，上医として国全体を憂えて制度を作って多くの人を救い，中医として目の前の患者さんの生活や人生を支え，下医として昼夜を問わず日々の臨床に自己犠牲を厭わない姿をいつも見せてくれました。

「1人で100人以上の患者さんを診てるからさぁ」～下医　石川誠～

夜遅く，医局で勉強していると，フラッと石川誠がやってきて，「宮本，飯でも食いに行こうか」ということがたまにありました。当時40歳代半ばの石川誠が，革ジャンに野球帽を被り，病院の南にある夜の街に渡る廿代橋を夜風に吹かれて歩く姿は颯爽として，昼間の白衣姿とはまた違った格好良さがありました。「よこやま」という店のカウンターに座るなり，次々と注文し始めました。「こんな夜中にカレーかよ」と思いつつも，うまそうに食べている横から「先生は家には帰らないんですか？」と尋ねました。「いや，帰りたくっても帰れないんだよ，1人で100人以上の患者さんを診てたこともあったからさぁ」「昔ね，病院の受付から電話がかかってさ，行ってみたら，妻が子どもを抱いて「面会」に来てたこともあったよ」

「これもリハ医の仕事なんだよ」～中医　石川誠～

夜中の医局で，いろんな話をしてくれました。「とある身体障碍者の家に往診に行く。そこには精神障害の妻がいて，一歩家の中に入ると，便臭がして，あちこちに便が落ちている。まずはそれを一つ一つ拾って，掃除をするところから始める。これもリハ医の仕事なんだよ」

「私が近森に来て，最初にした仕事は，当時は木製だったベッドの脚切りだよ。医者や看護師が処置をしやすいように高くしてあるベッドでは，患者さんが自分では降りることができないんだよ。患者さんの足が床に届くように，のこぎりを持って来てさ，ベッドの脚を一本一本切るんだよ。」という石川誠の話を聴いて，「そうか，それもリハ医の仕事か」と感動しました。

「リハ科ってさ，体育会系のノリなんだよねぇ」

ある年の2月，一人の高齢の女性がやむを得ず，急遽退院をすることになりました。足腰はまだ弱く，一人暮らしなので，ベッドサイドのポータブルトイレも使えません。すると石川誠が，「宮本，今夜はあの人の家に泊まり込んで，排泄介助をしろ」と。その夜，患者さんの家で布切れのようなものに包まって，隣の部屋で患者さんの動く気配がすると，すぐに傍に行って排泄介助をしました。本当にものすごく寒い夜でしたが，石川教に洗脳されていた私は「これもリハ医の仕事」と熱い思いで過ごしました。時々，人から，「リハ科って，内科系？　外科系？」と聞かれます。いつも，「体育会系です」と答えます。

「世の中を変えていくんだよ」～上医　石川誠～

ある夜遅く，医局で石川誠がパソコンに向かって書類作成をしていました。いろいろ尋ねると，「こうやってさ，普段俺たちがやっている仕事をデータにして，それを厚労省に持って行って世の中を変えていくんだよ」「年をとるとこういう作業も大変でさ，若い時に，もっとこういうことをやっときゃあ良かったよ」と。そういうと，その頃，厚生労働省が近森リハ病院を視察に来ていました。最初に想像していた通りのその背中をみて，「リハ医は世の中も変えていくのか」と多いに納得をしたものです。

高知県にはまだまだ随所に石川イズムが引き継がれています。

7. 電子カルテ開発を通して情報共有とチームワークの意義を学ぶ

思い出に残る第 10 回電子カルテ共通勉強会を主催して

証言：公文　敦（適寿リハビリテーション病院理事長）

日本リハビリテーション病院・施設協会

日本リハビリテーション病院・施設協会は，病院・診療所・介護老人保健施設・介護老人福祉施設・障害者更生援護施設を含めた会員施設により，リハビリテーション医療の向上と発展を図り，社会の医療，介護，福祉の充実に寄与することを目的に活動しています。

当協会の発行する協会誌では，地域リハビリテーション（以下リハと略），地域共生社会，在宅支援といったテーマごとに，協会の行う調査研究や各地域での取り組み，行政の動きなどが取り上げられていました。特に，協会関係者らによる座談会等では，公式の文書やスキームだけでは得られない，先駆的な事例に取り組む生の声を知ることができ，貴重な情報源として拝読していました。

石川誠先生には，当協会顧問として長年ご指導いただいたばかりでなく，協会広報誌でもしばしば，地域リハやチーム医療についての思いを伝授いただき，印象深く拝読していました。

私は，2020 年より広報委員長を拝命し，ひきつづき広報誌の企画編集・発行を担う立場となり，石川先生が育てられた思いを礎に，全国で実践されているリハ医療の理念を伝え続ける思いで取り組んでおります。

石川誠先生の語り

私は，2006 年に現在の勤務先である適寿リハビリテーション病院（神戸市）に就任し，初めてリハに接しました。何もわからず，毎月のように勉強会に参加し，リハは急性期・回復期・維持期すべての病期にかかわっていく，ということから勉強し始めました。

当時は，ほぼすべての勉強会に石川誠先生がご登壇され，イキイキと未来を描き，チーム医療の大切さを語っておられました。

2000 年の回復期リハ病棟の創設に奔走，ご尽力されました。創設後も病棟の成長を支えるため，障害のある患者さんに対する接し方を，チームとして，病棟として，病院でも地域でも，組織的に，システム的に組立て，実践し，そのノウハウを惜しみなく伝授くださいました。さらに，行政との深く良好な関係を作られ，地域医療におけるリハ医療の必要性について社会的な評価や診療報酬上の評価の確立にご尽力されてきたことを，心から敬意を表します。

電子カルテを通して

石川先生は，別項で紹介されているように，長年培ってきた病棟運営のノウハウを詰め込んだリハ支援のためのチームアプローチ対応型電子カルテを開発されておりました。

2012 年当院で電子カルテを導入するにあたって，真っ先に石川先生にご相談にうかがったところ，チーム医療に適したシステム運営の工夫についてご指南いただき，エムビーテック社の穴見雅士社長をご紹介いただきました。電子カルテ導入後も何かと気にかけていただき，親身になり，電話やメールを頂戴するようになりました。

石川先生の声掛けで，年に一度，同じ電子カルテを使う病院が集まり，リハ医療の改善，患者支援や病棟運営について情報交換を行う目的で，『電子カルテ共通勉強会』を開催しておりました。

毎年秋ごろ，各病院持ち回りで行われ，同じ回リハ（回復期リハの意，以下同じ）病棟，同じ電子カルテを用い，言い換えれば，病棟運営についても非常に近い志をもつ病院やスタッフが集まり，日頃の課題や解決に向けての取り組みを議論し合う場であり，いつの間にか，他病院のスタッフの方々と毎年お会いすることがとても楽しみになっていました。

同じ電子カルテと言っても，病院ごとのオプションやオリジナルの機能もあるため，この勉強会では，エムビーテック社の多大な協力のもと，研究会参加の全病院の電子カルテを内容を匿名化して閲覧できるよう持ち込まれていました。他病院の電子カルテのアレンジした画面やユニークな活用方法を閲覧するだけでなく，画面や記載をとおして，チーム医療をどのように行い，情報共有しているのか，評価や役割の仕組みは？　などを勉強することができました。この場でのディスカッションを通して，新しい機能の拡張や使用方法の改善に至った事例も多くあり，自院の病棟運営を見直す貴重な機会でした。

石川先生からお声がけいただき，今となっては最後となった第10回電子カルテ共通勉強会を，2019年10月神戸市で当院が主催しました。「電子カルテを医療の質改善・業務改善に活かす～たまったデータをどう活用していますか？～」というテーマを掲げ，各病院のデータ

第10回電子カルテ共通勉強会で挨拶する筆者（2019年10月神戸）

活用の取り組みについて意見交換しました。

研究会後に開催される懇親会では，全員でOne For All, All For One! と掛け声をかけてお互いを激励し合うことが毎年の恒例行事でした。

石川先生がこのような研究会を発起され，各病院やスタッフを共に歩む大切な仲間として気にかけるやさしさや包容力をいつも思い出します。懇親会場の責任者から，みなさんの親しさと温かさが感じられました，大変良い会でしたね，と声をかけていただきました。石川先生と先生を信頼して集まる同志の作り出す熱く温かい空間だったと思いだします。

石川誠先生，日本に暮らす私たちが安心して暮らしていけるよう，リハビリ医療に従事する私たちに多くの教えを授けていただき，ありがとうございました。

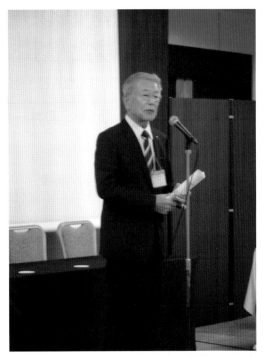

第４節　回復期リハビリテーション協会への貢献

1. 石川さんが回復期リハビリテーション病棟協会で設けた仕掛けからみえる先見の明

「石川さんならどう考えただろう」が皆の原点です

証言：宮井一郎（森之宮病院院長代理）

回復期リハビリテーション病棟協会の黎明期

私が石川さんに出会ったのは，2001年の回復期リハビリテーション病棟協会（当時は全国回復期リハビリテーション病棟連絡協議会，以下回復期リハ協と略）の設立直後のことです。早々に理事として加えていただいたわけですが，新しい舞台の上でさらに革新的な医療を生み出そうというワクワク感に満ちていたことが今でも鮮明によみがえります。全く新しいタイプの病棟であったことから，同病棟を有する病院の協会加入への関心は大変高いものでした。全国の病棟数がうなぎ登りに増えていく中においても，組織率は常に80％以上を保っていました。協会として会員病院に向けた事業として，研修事業と調査事業を柱に据えたことは，まさに石川さんの先見の明を物語るものだと改めて認識されられます。石川さんが自身の施設で実践してきたことを，新規参入する回復期リハ病院にも汎化し，かつ進化させていくための仕掛けが当初から作られていたわけです。

研修事業

研修事業では，各専門職に向けた様々な研修が企画されました。きわめて特徴的であったのは全職種研修で，石川さんが基調講演において，多職種に自身の想いを雄弁に語られ，その話し言葉のトーンや間の置き方，表情，ジェスチャーなどから得た熱量を蓄えて，グループワークに突入する流れは大変効果的でありました。研修委員長の黒沢さんやそれを引き継いだ三橋さんが中心となって，理事や委員の方が週末を含めて，労をいとわず研修会を企画・運営し，その想いを具現化させました。また，研修事業から派生した取り組みとして，石川さんの発声で始まったのが各専門職の行動規範としての十カ条の制定です。協会の目指す回復期リハビリテーション病棟(以下回復期リハ病棟と略)のあり方を一般職員の方にもわかりやすく示すもので，全国の病棟のスタッフステーションなどに多く掲示されています。

調査事業

調査事業としての年次の実態調査は2001年から始まりました。全国の回復期リハビリテーション病棟を8･9月に退院した患者に対する全数調査のデータを，病院・病棟の病床構成や施設基準，病棟の構造，専門職の配置や資格，リハビリテーション（以下リハと略）の運用などを紐付けるものです。2020年以降はコロナ禍のため，対象を８月のみとしています。全国の回復期リハ病棟のインフラ，スタッフ構成，患者の特性や転帰などのデータを20年以上にわたって蓄積しており，2021年度時点で累積45万例以上のビッグデータとなっています。なによりも驚きなのは，継続的に約60％の回収率が保たれていることで，質と量を担保した経年変化を客観的に評価できるという意味において，類似の調査の追随を許さないものです。調査結果は「回復期リハビリテーションの現状と課題に関する調査報告書」として会員病院や非会員協力病院に公表されてきました。診療報酬に関して，エビデンスに裏打ちされた要望を行うことで得られた成果は大きいものでした。主なものとして，2010 年の休日リハ提供加算・リハ充実加算，2012 年度の看護配置 13：1（入院料 1），2014 年の体制強化加算の創設，2016 年度のアウトカム評価へのFIM導入(実績指数)，2016 および 18 年改定の重症度，医療・看護必要度 A 項目の見直しと廃止，2020 年の管理栄養士専任要件（入院料 1），2022 年の第三者評価受審の努力義務（入院料 1・3）などがあげられます。特に2010年の休日リハ提供加算・リハ充実加算の導入により，大多数の病院で 365 日リハが実現しました。日本のリハ医療が大きく変革したといえるのではないでしょうか。

また，実態調査データのうち，ストラクチャー指標やアウトカム指標を中心に病院毎に集計した情報の公開も 2013 年度より開始しています。同意を得た病院の情報を，協会ホームページのリンクから確認することができ，一般利用者が回復期リハ病棟とは何かを理解したり，病院選択するツールとしても利用できるようにしました。さらに情報を活用した病院のベンチマーキングを会員病院にうながすことで，協会が自浄作用を発揮する役割もはたしてました。石川さんの手を離れても，質の高いリハ医療を促す仕組みが継続するように，始めから巧妙に打たれたくさびの一つが調査事業であると考えられます。

病院機能評価

石川さんからの連絡は，時間を問わず携帯に突然かかってきます。会話は短いものですが，中身は結構大変であったり重要なものであったりするので，油断はできません。2011 年に石川さんから電話があり，病院機能評価に回復期リハ病棟バージョンの新しい体系を作りたい，君しかいないからよろしくと言われました。その後 10 年以上にわたりこの事業にたずさわってきましたが，公共性の高いものでもあるので，作業行程は大変で気を遣うものでした。それでも，本体機能種別リハ病院 3rdG2.0，付加機能 Ver.3，高度・専門機能 Ver.1.0 を世に送り出すことができました。とくに高度・専門機能評価では，回復期リハ病棟のアイデンティティーを確保するためのエッセンスをできるだけ詰め込みました。近年は認定病院も増加し，2022 年改定では一部の入院料の基準にも盛り込まれたことは感慨深いものです。

さいごに

石川さんが亡くなってから一年以上が経過しましたが，今でもその存在の大きさを感じる機会があります。たとえば，協会のさまざまな議論の中で，結論が出ないときには,「石川さんならどう考えただろう」と言った言葉が誰かから発せられます。それはまさに原点に戻って考え直すためのリセットキューとなっています。現在の回復期リハ病棟でスタンダードとなっている様々な取り組みは，石川さん自身が制度化される前から実践されてきたものです。世界的に見てユニークなこの制度を発展させるためには，防御に入るのではなく，まずは新たな実践，制度は後からついてくるという姿勢が必要であることを身をもって示されてきました。

2. 患者さんにとって良いことはなんでも行う

みんなのために

証言：西村一志（やわたメディカルセンター副院長）

2004年の夏に初めて石川さんにお目にかかってから17年の間に沢山のことを経験させていただき，教えていただきました。

石川さんの影武者になる

石川さんは，全国回復期リハビリテーション病棟連絡協議会として設立以来，協会活動の中心として実施してきた各専門職の研修会や年間10回実施している全職種研修会など，ほぼすべての研修会で会長講演を行い，回復期リハビリテーション病棟（以下，回リハ病棟と略）の創設目標である「ADLを向上，寝たきりを防止し，在宅復帰を促進する」を啓発されました。2013年に会長から相談役になられた時，三橋さん（現在の回リハ病棟協会会長）と私に，「おまえ達は何時まで俺を働かせるつもりだ。今後は全職種研修会の講義１を最初の１回は自分が行うが，残りの９回は同じスライドを使用して二人で分担して行いなさい」と言われました。その後の数年間，「石川誠の影武者」を行わせていただくことになりました。石川さんは，われわれに講義を行わせることで回リハ病棟の理念・過去・現状・未来，そして石川イズムを全国の仲間に伝えていくことの重要性を教えることが目的であったように思われます。私自身も講義を行ったことで回リハ病棟への思いが深まりました。

石川さんが「回リハ病棟の役割は，急性期から可能な限り早く受けて，十分な個別リハビリテーション（以下リハと略）を提供し，早く良くして，可能な限り在宅復帰を目指すこと」と言われていたことは，重症患者割合，休日リハ提供加算，リハ充実加算，重症者回復加算，在宅復帰率等が診療報酬の要件に加わるたびに全国の回リハ病棟に波及しました。

石川さんのカバン持ちで厚労省へ

2013年９月のリハ医療関連団体協議会報酬改定部会の時に，「厚生労働省へ行かれる時，是非一度鞄持ちでいいので同行させてください」とお願いしましたところ笑われてしまいました。しかし，10月10日の17時頃，「明日，厚生労働省に行くが午後東京に来られるか」とお電話をいただき，翌11日に日本リハ医学会の水間正澄理事長と日本リハ病院・施設協会の山鹿真紀夫理事の４名で厚生労働省医療課を訪問しました。石川さんは，医療課筆頭課長補佐に１時間半近く持参した資料に基づき，リハ９団体の13分野15項目の要望を説明しました。その中で，「当時質の評価により３区分となった回リハ病棟の入院料１の病棟において，病棟専従のリハ科の医師および社会福祉士が配置されていない病棟があること，休日加算・充実加算を算定していない病棟もあることなどから，必ずしも最も質が高い病棟とは言えない。入院料１の病棟は，回リハ病棟のモデル的病棟であり，より一層の質の向上を目指すために要件を厳しく設定するべきである」と説明され，点数を上げて欲しいと要望することは全くありませんでした。翌2014年の診療報酬改定で体制強化加算が新設され，医師，社会福祉士の病棟専従が実現しました。

「石川誠とゆかいな仲間たち」の企画の経緯

2004年6月に当院の職員約20名で初台リハ病院を見学させていただきました。当時，回リハ病棟の運営経験の浅いわれわれに，先進的な初台リハ病院で実際に取り組んでいることを隠すことなくすべて教えてくださったことがとても驚きでした。さらに驚かされたのは，その夜に，当院の参加者と同じ数の同職種が参加した懇親会を新宿ワシントンホテルで開催してくださったことでした。その席で同職種同士の交流と石川さんのお話を伺い，参加者全員の回リハ病棟活動への意欲が高まったことを思い出します。また，毎年行われている回リハ病棟協会研究大会とリハ・ケア合同研究大会の大会懇親会の後に，輝生会を含む複数の病院から総勢数十名が参加する2次会を鵜飼さん（鵜飼リハ病院理事長）と二人で「石川誠とゆかいな仲間たち」と称して企画していました。輝生会は，大人数で参加されることがありましたので，年によっては単独で2次会を開催されていました。2014年2月名古屋で行われた研究大会の2次会では，別会場で行われている輝生会の2次会に石川さんをお誘いに行ったところ，輝生会の理事長でありながらわれわれの2次会場に移動して他の病院のスタッフと交流してくださいました。

どんな環境でも仕事のできる人

また，回リハ病棟協会の研修委員会は毎年3月に石川さんを交えて「納会」を開催していました。2010年は石川さん行きつけの赤坂の懐石料理店で食事し，2次会は黒沢さん（当時の研修委員長）行きつけの赤坂のライブハウスに行きました。大きなカントリー音楽が流れ，フロアーでは人が踊っている店内で，突然石川さんは鞄からPCを取り出して「今からしばらくの間仕事をするから」と言って，無言でPCに向かわれました。数十分後に，USBメモリーにデータをいれ，同席していた協会スタッフに「はい，原稿」と言って渡されました。どのような環境でも仕事ができる人であることに驚かされると同時に，どんなに忙しくてもわれわれとの交流を大切にしてくださったことに感動しました。

振り返ってみますと，石川さんの行動・発言は常に「患者さんにとって良いことはなんでも行う」が基本にあったと思います。石川さんにとって患者さんとは，ご自身の目の前にいる患者さんだけではなく，リハを必要としている人すべてでした。

そのために，講演活動等で回リハ病棟の理念・役割を広め，診療報酬制度を変えることで全国の回リハ病棟の質を高め，そして優しい人柄と包容力で理念に共感する仲間を増やされたことが，今日の回リハ病棟の発展に繋がっています。

3. 石川さんと過ごした研修委員会の思い出

人たらしの魅力

証言：黒沢崇四（元 NTT 東日本伊豆病院院長/
回復期リハビリテーション病棟協会初代研修委員長）

石川さんとの再会

「おうっ！黒沢お前何をしにきた，やはりあの黒沢じゃないか」この言葉が，石川さんと同窓の大学を卒業して以来，20 数年ぶりに近森リハビリテーション病院見学で再会した時の言葉でした。「最先端のリハビリテーション（以下リハと略）病棟の運営を NTT 東日本伊豆病院の仲間たちと見学にきました」との私の返事に驚くとともに大いに喜んでくれた石川さんでした。その時の石川さんは医学生時代のアイビーボーイそのままのダンディさと溌剌とした印象そのままで，相変わらず格好よかったのを思い出します。

その後，石川さんとの再会から日本リハ病院協会の理事にしていただき永い交友が再開されました。さらに平成13年の全国回復期リハ病棟連絡協議会（現回復期リハ協会）の結成時にも理事として迎え入れていただき，永く石川さんとの交友が始まりました。さらに同協会では初代の研修委員会の委員長を任命され，多職種に渡る豊かな人材からなる委員が任命され，優秀な事務局のスタッフとともに研修委員会生活が始まりました。

日本一の講演の名手―石川誠一座

初代委員長を託されて以後，およそ年間10回近くの全国研修会旅行での出来事を中心に述懐してみたいと思います。当時，研修会は看護などの職種別研修会の他に，講演会とワークショップを組み合わせた全職種研修会が最も人気でした。とりわけ毎回の研修会の定番である冒頭の石川さんの開講講演が圧倒的に人気でした。私たちはこの石川さんの講演が自慢で「石川誠一座」と自ら名付けて全国を巡ったものです。石川さんもこの呼称を後に知り，嬉しそうに苦笑いをしていたのを今でも覚えています。

石川さんは恐らく日本一の講演の名手でした。ゆったりとした静かな語り口で始まる石川さんの分かりやすい名講義は，研修会一の自慢でもありました。スライドの美しさと明快さでも抜群のセンスでした。乱雑になりがちなカラーを使わずに，簡便な文章と分かりやすい図表の配置もさすがです。字体のフォントの選択のセンスと美しさも抜群で，私も随分とそのスタイルを真似させて貰いましたが，やはり二番煎じの哀しさで似て非なる出来栄えとなるのが常でありました。また，石川誠一座の研修旅行でありながら，石川さん本人が都合で来られない時もありました。そのような時には，私自身が石川さんのスライドを借りて，代役で講演する羽目になるのですが，これがまた辛い思い出でした。

研修会では終了後に参加者のアンケートを毎回とります。この内容では講演者の講義の出来栄えの評価も受ける羽目になるのです。石川さんの開講の名講義には 80％以上の参加者から「良かった」の評価を受けるのが常でしたが，同じスライドを借りて行った私の代役講義はせいぜい30%台の「良かった」しか評価を得られず，いつも代役の価値に当たらず申し訳なく思ったものでした。

開腹期リハビリテーション？

研修委員会の活動で北は北海道から南は沖縄まで移動する中で，驚いたのは石川さんを知るあるいは支える知己の方々の多さでした。それも医師だけに留まらず，看護師，理学療法士，作業療法士，言語聴覚士，栄養士，医療ソーシャルワーカーなどすべての職種に渡る多彩さであります。しかも，多職種に当たるその方々の氏名を全て覚えていることは私には驚きでした。石川さんは抜群の記憶力ゆえに博識王でもあります。したがって，石川さんとともに過ごす宴席での楽しさは論壇風発となり面白さも格別でありました。

研修会後の懇親会からの二次会でも，石川さんのお人柄を頼って，多くの参加者が懇親会からおよそそのままの人数がきてくれたことも思い出します。毎回，石川さんの周りが足の踏み場もないほど盛り上がったものでした。回復期リハ病棟医師研修会に参加されたさる外科系のベテラン医師が石川さんに「腹部手術後の開腹期リハ病棟」と間違えて参加されたなどの，思わず笑ってしまうような心和むエピソードも数知れません

ひとたらしの魅力

石川さんとの飲み会の思い出は尽きませんが，彼は大の日本酒等でしかもいわゆる「熱燗」燗酒を特に好みました。石川さんの飲酒スタイルはお猪口と徳利を持って宴席の皆に声をかけて回るのが大好きというか，これがスタイルでした。これは彼によれば，日本酒を持って宴席を回ればつぎつつがれずのコミュニケーションがさらに深まるとの考えのようでした。

さらに日本酒を注ぐ時，注がれる時のマナーまで教えてもらいました。徳利は不透明で中身がどのくらい残っているか分かりません。ですから相手が徳利を持ってお酌を受ける時には，その傾き方と持った時の重量感で中身の残量を推し量り，その分だけお猪口の酒を開けて相手に恥をかかせないようにするべきだと教えられました。このような石川さんの宴席でのマナーを含め，多くの方々が，彼の公平無比なお人柄を含めてまた周りにファンや親しい知己を増やして行くのでしょう。表現が適切かどうか分かりませんが，多くの方々が石川さんの魅力を「人たらし」と表現します。こうして知り合った方々をことごとく，彼の魅力的人柄から仲間にして知己を増やしてしまうからなのでしょう。全く石川さんの「人たらし」の面目躍如たるものです。

石川さんの武勇伝など書きたいことはまだまだありますが，もう私の筆力が尽きたようです。もう石川さんと宴席で一献傾けながら，語り合うこともできないなんて・・・とても哀しすぎますが，今も宴席につくたびに，石川さんの明るい笑顔が一緒にいて，夢と理想をあくまで追求する数々の言葉を想い出します。石川さんは今でも私たちと一緒にいます。

4. 石川誠のマインドとその人柄を知る

笑顔の中に厳しさを感じた

証言：三橋尚志（京都大原記念病院副院長/回復期リハビリテーション病棟協会会長）

厳しさと笑顔

私は協会に関わるようになってからは継続して研修会企画・運営を担当していたので，石川さんとは研修会を通じてよくお話をさせていただきました。非常に穏やかなお人柄で，研修会で全国を回る時はいつも和気あいあいとしていましたが，私が石川さんと話をするときには常にある種の緊張感を持っていました。石川さんに叱られたトラウマではなく，笑顔の石川さんの中に常に厳しさを感じているからだと思います。ご自分に対する厳しさが言葉ではなく伝わってくるのです。

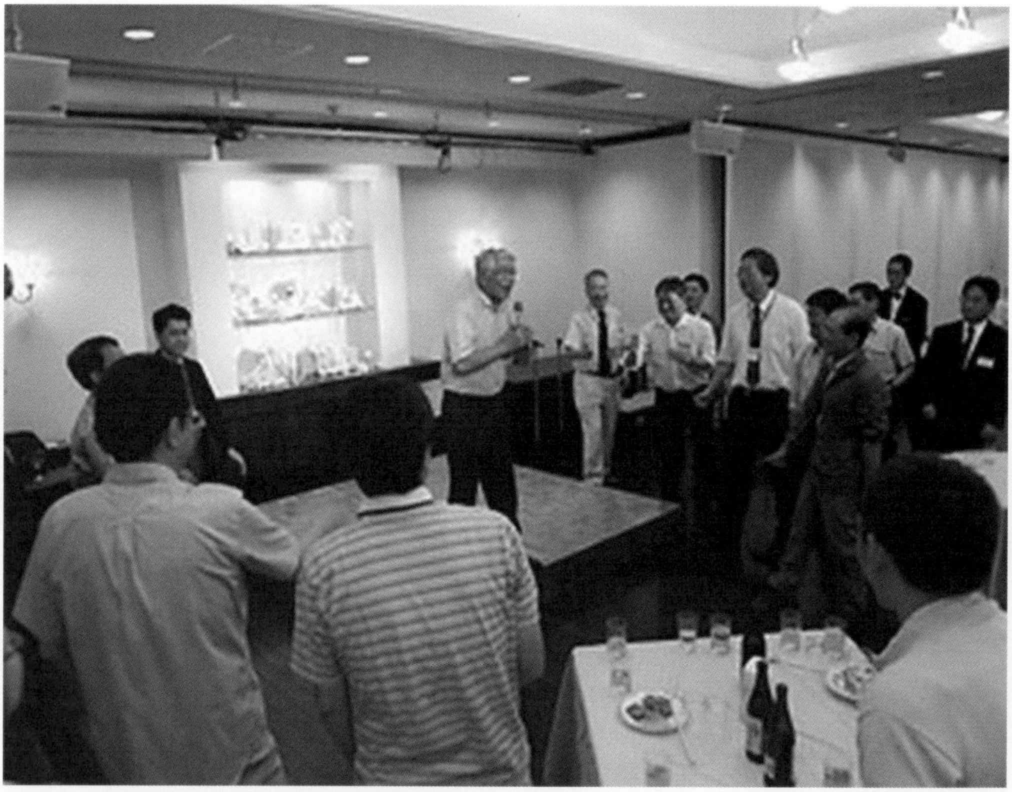

写真１　医師研修会で会場を盛り上げる石川さん

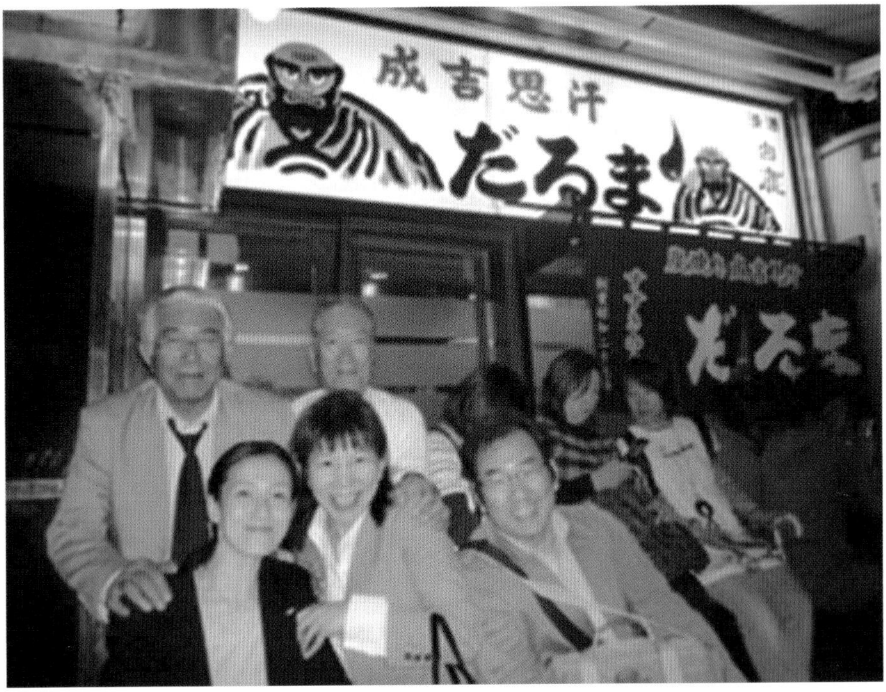

写真２　札幌ジンギスカン屋に並ぶ石川さん

引き出しの広さで何にでも前向きな回答

石川さんは研修会後の宴席にはほぼ毎回参加してくださいます。通常の研修会は100人規模となりますが，乾杯をして研修委員とひとしきりお話をされると，コップ片手に参加者の席を回られます（**写真１，２**）。「どうなの？」，「頑張ってるかい？」などと話しかけながら，時には参加者の悩みを聞き，時にはリハビリテーションマインドを語られます。とにかく引き出しが広いので，参加者の悩みにはご自身の実践を踏まえて回答されます。前向きな回答なので，最終的には参加者にも笑顔が見られます。偉大な石川さんと直近に話ができる，悩みが聞いてもらえるなんて，研修委員と参加者の財産でした。

5. 実践を重ねるたびに石川さんの言葉の奥深さがわかる

在宅ケアと回復期リハビリテーションは表裏一体

証言：岡本隆嗣（西広島リハビリテーション病院理事長）

私は2008年に「協会の仕事で仲間と一緒に汗をかけ」，と石川さんから電話をいただきました。その後，石川さんの言葉や後ろ姿から学んだことは数えきれません。今回はその中からいくつかご紹介したいと思います。

回復期リハを知らずして在宅ケアを語るなかれ，在宅ケアを知らずして回復期リハを語るなかれ

石川さんはよく「20年先を見越していた」と言われます。石川さんの話を聞いてから実体験として理解できるようになるまで，しばらくかかることがありました。この言葉もその１つです。

私は協会の仕事を始めた頃から，退院患者や地域在住高齢者の訪問・通所の在宅リハビリテーション（以下リハと略）に本格的に関わるようになりました。入院とは違い，在宅ではすぐに結果が出るわけではありません。また年月には勝てず徐々に能力が低下し，なかには残念ながらお亡くなりになる方もおられます。

当初は「どうやったら良くなるか」，「訪問や通所の役割って何なのだろう」と自問自答していましたが，しだいに「最後まで元気だったのはリハビリのお陰です」とご家族から声をかけていただくことが増えました。

確かに，在宅でリハを続けておられた方は，介助者の協力も得て，ベッドから離れ，自分の足で歩き・口から食べ，外に出て人と交わるなど，最期まで「寝たきり・閉じこもり」を防ぐことができていたように思います。手足の関節拘縮が強く，オムツ替えや車いすへの移乗に難渋するケースでは，PTのポジショニングなどの工夫で可能となり，さらに医師，看護師・介護士，通所・訪問の療法士，ケアマネジャーなどで，入浴や外出ができるよう試行錯誤しました。このような経験はとても貴重です。

在宅ケアから多くのことを学ぶと，たとえば病棟での「寝たきりを防ぐ」アプローチが，退院後の生活でどのように役立つかが見えてきます。つまり，回復期と在宅ケアは表裏一体であり，両者を知らなければ良いリハができないことを石川さんは言いたかったのだと，後日やっと理解できました。

在宅生活を支える３つのケア

2015年６月に広島県では，回復期リハビリテーション（以下回復期リハと略）病棟を有する病院間の情報交換や研修会の場として，連絡協議会を立ち上げました。設立記念講演をお願いしたのは，もちろん石川さんです。リハ医療の歴史，機能分化，質向上に向けた課題，などを分かりやすくお話されました。

この中で一番印象に残ったのは，「これからの在宅ケアの構成要素は，“プライマリ・ケア”，“リハビリテーション・ケア”，“ターミナル・ケア”だ」，という質疑応答中の言葉です。回復期も在宅生活を支援する（発症後に集中的な入院リハを提供する）ための“場”と言え，良い在宅生活を開始するためには，質の高い回復期リ

ハが必要です。

また生活を理解すると，リハとケアには境界がないことが実感できます。もちろん誰がやるか？　によって，その呼び方・考え方・対処方法に違いがあるかもしれませんが，この両者は全人的復権，すなわち社会参加を支援するための「車の両輪」です。光が粒子と波の両者の性質を併せ持つのと同じで，リハでありケアでもあるのです。それをリハビリテーション・ケアと呼び，プライマリーからターミナルに至るまで，在宅ケアの重要な要素なのだと感じました。「回復期は患者を地域に送り出すだけでなく，チームアプローチを学んだスタッフを地域（在宅ケアの場）に送り出す使命がある！」と石川さんがわれわれに語っているように聞こえました。

現在の回復期リハ病棟の課題

私は研修医2年目に派遣された病院で，回復期リハ病棟の立ち上げに関わりました。当時療法士は訓練室で患者を待ち，“リハ出し”（病棟から訓練室まで送迎する）を担う看護補助者がいました。また訓練は1日合計1時間程度，病棟生活やADL動作への関わりも希薄でした。特にトイレや入浴については，「それは私達の仕事ですか？」という感じです。しかしこれは決して珍しい例ではなく，回復期を開始するときには，どこもぶつかる「壁」でした。

石川さんは高知から東京に移り，「後に続け」と言わんばかりに，24時間・365日のリハビリテーション・ケアを実践し，多くの病院が模範としました。初台で初めて本物のチームアプローチや病棟でのADL訓練を見た人達は，きっとショックを受けたことでしょう。

協会の理事病院などの地域中核病院は，マンパワーを増強し，個別訓練と病棟ケアを融合したリハビリテーション・ケアに取り組みました。それぞれ院内で，石川さんが高知で経験したような抵抗にあったと想像します。しかし血のにじむような努力で乗り越え，そこから協会の力になる多くの人材が輩出されました。1日3時間・365日の体制が認められたときは，毎日3時間も訓練を「させてもらえる」という，新時代到来のワクワク感がありました。

しかしこれが当たり前になり，「回復期後」しか知らない若いスタッフが多数を占め，立ち上げの苦労を経験した世代が現場の第一線から退くようになると，「1日○単位がノルマ」，「病棟ケアを手伝うのはモチベーションが下がる」などが平然と語られ，機能訓練やFIMの数値にのみスポットライトが当たるようになりました。

高度経済成長期を支えた世代が引退し，日本の戦後を支えていた仕事が“キツい”と敬遠され，国力の低下に歯止めがかからない現状と，今の回復期の現状はよく似ています。しかし在宅生活の維持には，トイレや入浴介助などの“キツい”動作が一番重要なのです。

リハマインド

石川さんは，「リハビリテーション・ケアは単なる機能訓練やお世話ではなく，地域生活の視点に立脚したチームアプローチが重要だ」ということを自ら実践して示してくれました。試行錯誤しながら苦労して身につけたこのマインドの「上」にシステムが乗ったことで，回復期リハ病棟は発展してきたと言えます。

私たちが次世代につなげていかなくてはならないもの，それは石川さんの遺したこのリハマインドにあると言えるでしょう。なぜなら在宅ケアには，個別性を持った「その人らしい生活」を支えるマインドが必要だからです。

6. 偉大な指導者，石川先生

厳しさと縁の下の力持ちの両様のサポート

証言：城戸麻三子（現 JCHO 湯布院病院元看護部長）

全国回復期リハビリテーション病棟連絡協議会の理事会で，初めての出会い

当時勤務していた湯布院厚生年金病院は，いわゆる温泉地にあるリハビリテーション専門病院でした。しかし，昭和 37 年（1962 年）の開設当時から成人病のリハビリテーション（以下リハと略）が中心でした。国内第二位の湧出量を誇る温泉を利用したプール，入浴施設，和式・洋式・アパート式のモデル室など，かなり充実した訓練施設を有していました。

回復期リハ病棟が制度化された2000年5月に全国で 7 番目に 60 床で開設し，2002 年 2 月に 60 床，7 月に 60 床と増床し 180 床の全国最大規模になっていました。

その関係で，理事に選ばれたのだと理解していましたが，2001 年に関連の急性期病院から転勤したばかりの私は，回復期リハ病棟の増床やそれに伴う職員の採用，教育に追われ，正直言って会議に出席しても戸惑うばかりでした。したがって石川先生と直接お話しすることもありませんでした。

そんな時期に初台リハビリテーション病院を見学する機会を得ました。

広いエントランスホール，美術館のような絵画や花が飾られた廊下，多床室でも個室のように工夫された病室，各病棟でそのつど準備される一流シェフによる食事，大倉陶苑の食器，どこを見ても豪華なホテルのような環境で感動しました。何より，チームワークを大切にして，全職種が同じユニホームという回復期リハ病棟の理念を体現している院長の石川先生はすごいの一言で，強く印象に残りました。

看護委員会を通して「有言・実行」の人

2006 年に研修委員会より独立した看護委員会が，看護・介護の全研修を担当することになり，看護委員長として石川先生とご一緒する機会が多くなりました。

人間としての尊厳を守り，その人らしさを支え，その人にとっての健康な生活を継続する力を取り戻すための支援をするという，看護の役割に石川先生は理解を示してくださり，看護委員会が開催する研修会には必ず講師を務めてくださいました。そのたびに，映画「ベン・ハー」を例にとり「リハの本質は人間としての権利を復活すること」と熱く語られました。

石川先生の講義は，美しく整理されたスライドを用いた解りやすい内容で，受講生の満足度評価で高い支持率を得ていました。私も自分の講義の際に大いに参考にさせていただきました。

「日常生活機能評価」の導入時には，看護委員会が評価者研修を主催することになるや，「研修を担当するからには看護委員全員が研修内容のテストで 100 点を取る必要がある」と厚労省の担当者を呼び，本当に看護委員全員が揃って 100 点を取るまで，何度も何度もテストを繰り返し重ねました。全員が揃って 100 点を取れたのは深夜になっていました。みんなグッタリで懐かしい想い出です。

看護委員会では，厳しいご指摘やご指導をいただきましたが，私たちが計画したことを実現するために「縁の下の力持ち」としてサポートしていただきました。

特に，「回復期リハ看護師認定コース」では，当時日本看護協会が「脳卒中リハ看護認定看護師」の育成を予定していたため，開講が危ぶまれました。石川先生は直接，日本看護協会の会長に交渉してくださり，2007 年無事に開講することができました。また，著名な講師の方々をご紹介いただき，その人脈の広さに感服致しました。

認定の条件は，120 時間（18 日）の講義・演習・実技と各講義終了後のレポート，全講義終了後 4 カ月以上の実践を踏まえたレポートの提出とかなりハードな内容でしたが，2009 年 11 月，無事 1 期生 113 名に認定証を渡すことが出来ました。

垣間見た人間石川先生

頻回の看護委員会や長期に及ぶ研修を担当し，自院の副看護部長より「留守が多すぎる」と苦情を言われたこともありましたが，石川先生から暖かい見守りや励まし，そして労いの言葉をかけていただき乗り切れたと感謝しております。

会議や研修会での常に凛とした真面目な石川先生のお姿を拝見していましたので，熱海での「看護師長宿泊研修」の懇親会では，捧腹絶倒の思いがけないかくし芸を見せていただき，意外な一面に驚きと親しみを感じたものです。

看護委員会の活動を通じ，委員の皆さまとは濃厚な時間を共有することが出来ました。

退職し，回リハを離れて 10 数年が立ちますが，現在も交流が続いております。このようなご縁を作っていただいた石川先生には感謝しかありません。きちんとお礼を申し上げることが出来なくなったことが残念でなりません。本当に有難うございました。

先生が出演された「カンブリア宮殿」は永久保存版の宝物です。今はただご冥福をお祈り申し上げます。

7. 燈燈無尽

回復期リハビリテーション病棟はわれわれの手でさらに大きく引き継ぎます

証言：渡邊　進（熊本機能病院副院長・総合リハビリテーションセンター長）

当院米満会長と石川先生のエピソードから

当法人会長米満弘之先生は，石川誠先生をはじめ諸先生からのたくさんのご指導・ご支援をいただき，社会医療法人寿量会を発展させてこられました。少しですが，米満先生と石川先生とのエピソードなどにつきまして述べさせていただきます。米満先生が以前に執筆された「日本リハビリテーション病院・施設協会協会誌　私の備忘録」の内容を一部抜粋いたします。

「平成５年に突然澤村先生から電話がありました。澤村先生が日本リハビリテーション病院協会（以下リハ病院協会と略）の２代目会長となるから，私に事務局を担当せよという御命令で本当にびっくりし，勿論お断りしました。「君が事務局をせえへんだったら僕，会長せんわ」と独特な神戸弁で言われ，事務局長を引き受けました。(中略)大田仁史先生や山本和儀先生方が「面白い病院を作ったそうだね」と言って訪ねて来られ，私にとって大きな出会いでした。リハ病院協会の先生方で，地域リハビリテーションを支えた地域の中で尊敬される浜村明徳先生や回復期病棟（当時リハ専用病棟）の必要性を説き，実践されていた石川誠先生（初台リハ病院理事長），地域医療の立場から及川忠人先生（東八幡平病院），「救急車からリハビリテーション」の栗原正紀先生（リハ病院・施設協会会長），地域リハビリテーション支援事業を推進される松坂誠應先生（長崎大副学長），会誌作りに力を注がれました三友堂病院の川上千之先生やパワーリハを推進された竹内孝仁先生等多くの先生方と出会い，まさに私の師であり人生において多くのことを得ることが出来ました。」（医療法人社団寿量会熊本機能病院会長・総院長　米満　弘之）

JRAT 活動の先駆けとなった東日本大震災での初台リハチームとの合同チームの編成

〈東日本大震災（2011 年３月 11 日）での支援活動の日誌〉

３月 11 日　地震発生

４月 13 日　東日本大震災リハ支援関連 10 団体会議　設立

４月 18 日　東日本大震災リハ支援関連 10 団体対策本部　開設

４月 25 日　日本リハ病院・施設協会よりリハ支援関連 10 団体震災支援リハチーム登録依頼

４月 28 日　石川先生より米満先生に依頼があり，第１陣支援チームとして，初台リハ病院チームと熊本機能病院チームとの合同チームが編成される。

５月６日　第１陣支援チーム出発し，石巻市桃生にて活動が開始される。

これがJRAT 活動の先駆けとなりました。

2014 年には多くのご協力のもとに訪問リハ研究大会in熊本を開催しました。写真は打ち上げの会のリハ協三役の石川，浜村，米満先生です。

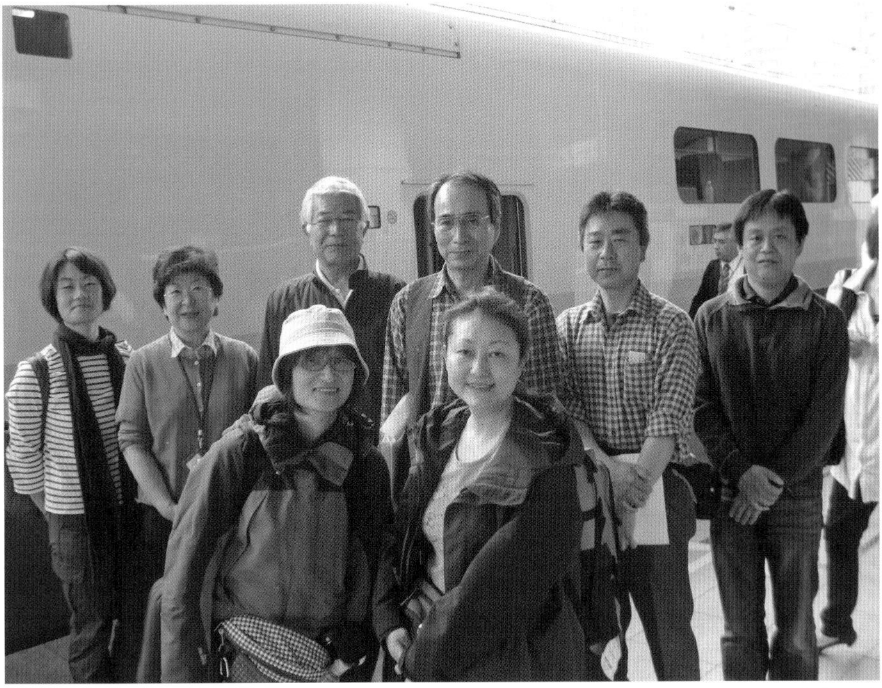

写真①：東日本大震災第１陣支援チーム（初台リハ病院と熊本機能病院チーム，東京駅出発。2011 年５月６日）

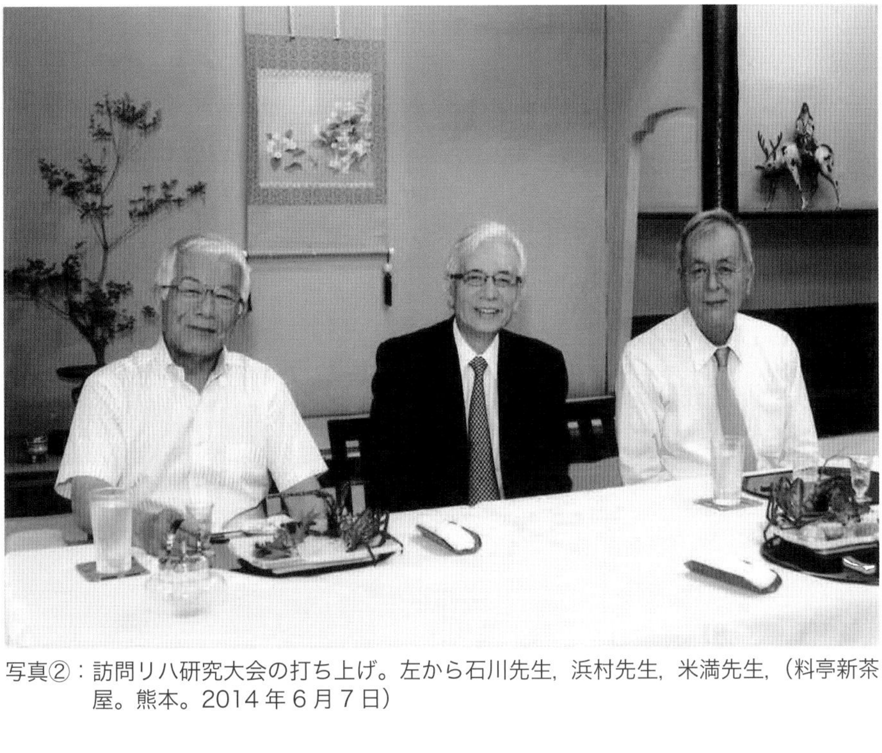

写真②：訪問リハ研究大会の打ち上げ。左から石川先生，浜村先生，米満先生，（料亭新茶屋。熊本。2014 年６月７日）

あなたから受けた影響で われわれは回復期, 生活期リハに目覚めました

ここからは渡邊から石川先生への感謝の言葉を述べさせていただきます。

初めて石川先生と直接お話しできたのは2001年4月, 当院熊本機能病院会長の米満弘之先生のお計らいにより, 石川先生方が参加されるドイツの病院・施設での先進的リハの視察旅行に同行させていただいた時でした。その間, 石川先生より, これからの日本における回復期リハ病棟の重要性, 365日リハ・多職種によるチーム医療の必要性, 療法士の病棟専従　介護保険でのリハなどについて, 厚く語られるのを拝聴でき, また, 先生の走ってこられたリハ医療への情熱と行動力を学ばせていただく良い機会をいただき, とても感謝いたしております。このことが, 私自身や熊本機能病院の回復期リハや生活期リハに強く革新的な影響が及ばされたのをよく覚えております。

次回の回リハ研究大会は あなたにちなんでテーマを 「澄澄無尽」にしました

2007年2月に第9回研究大会を熊本機能病院米満弘之大会長として熊本で開催し, 石川先生から基調講演や市民公開講座をしていただきました。閉会後, 先生より握手をしていただきながら, 開催お礼の暖かいお言葉をいただいたのをよく覚えております。2021年2月には, 第37回研究大会in熊本で石川先生の特別講演を予定し, 熊本で先生の好物の馬刺しでおもてなしをするのをとても楽しみにいたしておりましたが, コロナ禍で大会中止となり, とても残念でなりません。2024年2月8,9日に回復期リハ病棟研究大会熊本を再チャレンジいたします。石川先生の意思を引き継ぎ, 回復期リハ病棟を発展させるという意味を込めてテーマを「燈々無尽」として開催予定です。どうぞ天国からお見守り下さい。

石川先生の門下生の一人（自分で勝手に思っております）として, リハ医療を学ばせていただいた幸せを実感しています。心からの感謝の気持ちを捧げます。誠にありがとうございました。

8. やさしさと大きな心と勇気を私たちは忘れない

この人のために頑張りたい魅力のある人

証言：堅田由美子（回復期リハビリテーション病棟協会事務局/輝生会）

骨身を惜しまない姿に驚く

今から20年前，私は学会事務経験があるという理由で輝生会に採用されました。入職後すぐに，当時設立間もない全国回復期リハビリテーション病棟連絡協議会(以下回復期リハ協と略)の事務局を担当させていただくことになりました。初台リハビリテーション病院（以下初台リハ病院と略）ができて2年目，建物も新しければスタッフも若く，夜になっても熱気が冷めないといった雰囲気の中，石川さんは病院長として奮闘しつつ，連絡協議会の常務理事としても昼夜問わず働く毎日でした。研修会の前日に研修会のテキストを院内で大量コピーし段ボールに詰め，それを石川さん自らキンコーズ（印刷サービス会社）へ運び，冊子綴じをして翌早朝に会場へ搬入する，といったことまでされていて，その骨身を惜しまず働く姿に驚きました。

畳の懇親会

会長に就任された後も協議会が開催する週末の研修会には「石川誠一座」などと冗談を言いながら，日本全国どこへでも委員たちと一緒に出向いて講演されました。会長講演として「回復期リハビリテーション病棟の社会的使命，役割」などの演題名で，わかりやすく情熱的な語り口で，チームワークの大切さ，回復期リハビリテーション病棟（以下回復期リハ病棟と略）のやりがいをお話されます。そして，研修会に続く懇親会では参加者と，それは楽しそうにお酒を酌み交わし，深夜まで二次会三次会と続くことも。事務局である私には「懇親会は畳！」と指示があるので，地方で100名が入れる懇親会場を探すことに苦労したことも懐かしい思い出です。ある時は，ホテルにお願いしてテーブル席用の宴会場に畳を入れてもらったこともありました。石川さんはご自分から参加者に笑顔でお酒をついで回り，親しく回復期リハの未来について語り合うことを常としていました。そのためには固定されるテーブル席ではなく「畳の懇親会」が必要だったのです。

一人では何もできない

ご自分の努力を誇示することは決してありませんでしたが，周囲の人々の小さな努力にはすぐに気づいて，誉めて感謝されますから，石川さんには，この人のために頑張りたいと思わせる魅力がありました。研修会でも昼食のお弁当の空箱を黙って回収したり，会場撤収時の片づけを一緒にしてくださったり，小さなことでも厭わず，当たり前のように手伝ってくださるのです。連絡協議会の委員の皆様も石川さんに惚れ込んで，回復期リハ病棟のために，協力を惜しむことがありませんでしたから活動はますます活発化しました。「一人では何もできないよ。こんな会はない。特別だよね。」といつも連絡協議会のことを誇りにして，喜んでいらっしゃいました。

結果は後からついてくる

また，石川さんは回復期リハ病棟の質の向上のために，エビデンスを重視されました。このため，連絡協議会発足間もない2022年9月には会員病院対象とした回復期リハ病棟実態調査を開始しています。質問項目も多く細密な調査でしたので会員病院の担当者泣かせだったかもしれませんが，石川さんは調査結果を最大活用し診療報酬改定時には具体的なエビデンスを基に厚生労働省へ具申されていました。改定前の数か月となりますとデータを求められる回数も増えます。就業後に初台のスタッフをよく呑みに連れていかれましたが，宴席も賑やかになったその場を，そっと離れて支払いを済ませると，ひとり病院に戻ってデータ整理をされることがしばしばありました。「結果は後からついてくる。先ずはやって見せてから。」「点数ありきの交渉はしない」とおっしゃっていたことを思い出します。実態調査報告が膨大な内容であるにも関わらず毎年回収率が高かったのは，石川会長に対する深い信頼の証であったと感じます。

全国の回復期病棟会員へ情報発信

さらに情報公開にも積極的でした。連絡協議会時代には既に会員病院の情報をホームページにアップし，医師をはじめとする医療職員の数値などを掲載しています。患者さまにとっては病院選択の一助になりましたし，手厚く職員を配置している病棟と乏しい病棟の差が明らかになりました。「365日リハビリテーション」「病棟専従」など初台リハ病院で実証済みの取組みを全国の回復期リハ病棟でも導入ができるように，励まし勇気づけながら旗を振り続け，回復期リハ病棟数は一般社団化するまでの10年で7倍ほどに増えました。

自ら動く

連絡協議会時代，永田町にある都市センターホテルで開催された「第5回研究大会イン東京」でのことです。2日目の最終セッションのシンポジウムは，早めに切り上げる人も多いと見込んで会場設定をしていました。しかし，大会は活況を呈し参加者が帰る気配がありません。このままだと予定を超える席が必要であることは明らかでした。ホテル側に交渉して会場変更したところまでは良かったのですが，どうしても資料を前方2画面で映写しなければならないレイアウトになりました。ところが映像分配器の用意がありません。セッションの開始まで30分を切り，事務局の私も途方に暮れる気持ちになりかける中，石川さんの姿が見当たりません。すると，石川さんが，すごい速さで階段を二段飛びで駆け上がってくるではないですか。なんと，永田町からタクシーを飛ばして新宿の家電量販店にいき，そこで映像分配器を買ってきてくださったのです。そこからあっという間にスクリーンはセットされ，最終セッションは無事に始まりました。大会後，石川さんは「店のことを良く知っていたから，自分が行ったほうが早いでしょ。」と笑いながらおっしゃるだけでした。

あれから，月日は流れました。その都市センターホテルで，石川さんの1周忌追悼行事を開催することになろうとは誰が想像していたでしょう。全国回復期リハ病棟連絡協議会を立ち上げ，全国の病棟のレベルをあげるため，リハの神髄を広めるために精魂を傾けて尽くしてくださったリーダーでした。病やケガに倒れ，障害が残った方たちに再び輝いてほしいと願い，そのために誰よりも働いたリーダーでした。いつもたくさんの若い人たちに囲まれ，笑顔でお酒を酌み交わし，夢を語っていた石川さん。石川さんのやさしさ，大きな心，勇気を，私たちは忘れることはありません。

第５節　他団体との関わり

1. 日本理学療法士協会と石川誠さんとの関わり

石川さんは日本の理学療法史に変革のエネルギーをくれた

証言：斉藤秀之（日本理学療法士協会会長）

はじめに

私と石川誠さんとの関わりについては他紙で述べているところですが，平成21年4月に私は石川さんからのお電話で回復期リハビリテーション病棟協会（以下回リハ協と略）理事に就任し，以来濃密となりました。一方，日本理学療法士協会（以下PT協会と略）の立場での私の関わりは，その2年後の平成23年6月に私がPT協会理事に就任してからです。そこで，これ以降に私が知る限りのPT協会とのエピソードを書き残すことでご容赦ください。

共感と反発

リハ医療の世界で石川さんの偉大さは既に異論の余地はなく，当時の本会内でも存在は強大であり，理学療法士に対する発言は他に類を見ないものでした。納得できるもの，戒めになるもの，が圧倒的だとPT協会としては感じながらも，石川さんのようにリハ医療の中で同じ目線に立ってあるべき論を唱えられ，理学療法士の意識変革を舌鋒鋭く発信され，厚生行政に影響を及ぼされたパワーに対して，本会内で反発や批判を聞くことも少なくなかったと記憶しています。むしろ嫉妬に近いものかもしれません。

しかしながら，それは理学療法士への愛情，叱咤激励，つまりエールだと私は感じていました。何故か。前述した回リハ協理事会などでお会いすると「PT協会はどう？」と毎回気にかけていただいたからです。そして石川さんの狙い通りだったかは今では確認できませんが，PT協会はこの時期から大きな変革がなされたのです。つまり，石川さんは，日本の理学療法史に大きな変革のエネルギーを注入されたのです。

PT，OT，ST協会を繋ぐ

半田一登前協会会長が当時「石川さんが3協会の会長が仲良くやっていることを喜んでいる」とよくお話しされていました。石川さんからも「昔は口もきかなかった理学療法士と作業療法士，それを高みの見物している言語聴覚士の協会の長が仲良く活動するようになった」と聞いたのも同時期でした。

どうも石川さんの発案で，輝生会の勉強会に3協会の会長を招き，その後の宴席での懇談が端緒のようです。中村春基日本作業療法士協会会長，深浦順一日本言語聴覚士協会会長，そして半田一登前会長はいずれも九州出身であり，波長が合ったようで，その後も3会長は様々な場面で杯を酌み交わし，カラオケに興じ，未来を語っていました。3協会で組織するリハビリテーション専門職団体協議会での活発な活動につながったと想像しています。

訪問リハビリテーション

石川さんが会長となり立ち上げた日本訪問リハビリテーション協会（以下訪問リハ協と略）

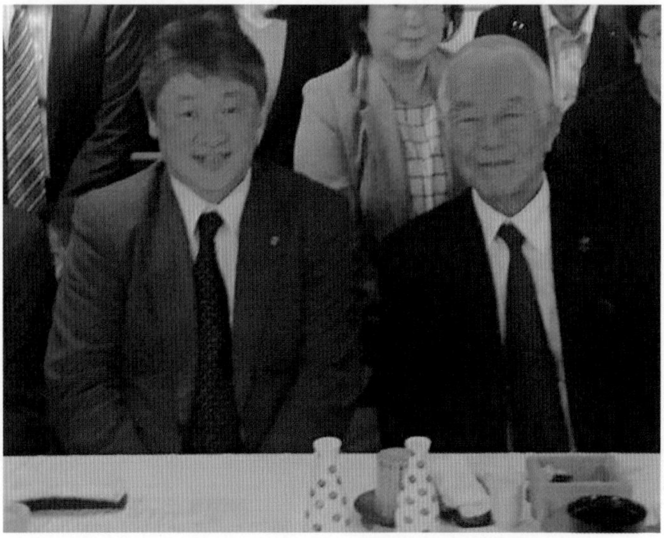

図１　茨城での記念写真（抜粋）屋形船での懇親会後。

ですが，理学療法士に会長を交代してからしばらく経過していた時のことです。ある研修会の講師控室でご一緒した際に「協会が関わっている訪問リハの財団と訪リハ協が一緒になるように動くのが君の仕事だ」とよもやま話の１つとして囁かれたのです。私が協会副会長に就任したことも相まってのことかもしれません。

東日本大震災後の復興支援を目的とした規制改革のなかで，PT 協会，OT 協会，ST 協会により訪問リハ振興財団を創立し，財団立で東北3県を拠点に訪問リハサービスを特区制度を活用して提供・展開していたことを指しているものでした。暫くしてから財団理事長であり，半田一登前協会会長にその旨をお話ししました。「それぞれ目的が異なるから，今は同じにしない方が良いと考えている」とのお返事でした。しかしながら，その後，人材育成を共同で行う絵姿になりました。

日本医師会と日本看護協会

私が会長に就任する時期に，回リハ協の理事と委員長を辞する旨をお誘いいただいた石川さんにご了解をいただこうとアポイントを取り，お伺いしました。「お前も高知である訪リハ協の学会に行くんだろ，こんな内容を話す」と，パワポを説明いただきました。そして，「訪問リハステーションはどうして作りたいんだ」とも。「過疎地などの特別な事情がある時は特例で認めればよいだけだ」と明快でした。そして，「会長になるのなら（やりたいことがあるなら），とにかく日医と日看協に日参して，説明して，頭を下げるようにしなさい」と今までにないエールをいただきました。

実は私は当時石川さんの状態を存じあげず，後から聞くととてもおつらい時期だったようです。私はこの言葉を私に送っていただいた遺言として終生大事にしていくつもりです。

おわりに

石川さんが茨城県で講演される時はその発信を逃さないと日参し，「お疲れさまでした」とご挨拶に行くと，「どうだった？」「辛口すぎたか？」と言われます。この言葉とその時にお顔を思い出し茨城での記念写真を掲載して終わりにします。

2. 日本作業療法士協会と石川さんとの関わり

ペイシェントファースト，今ではあなたが常識になった

中村春基（日本作業療法士協会会長）

ペイシェントファーストに感動

石川さんに（先生とお呼びしたいのですが，ここは先生のお考えにそって「さん」とさせていただきます）日本作業療法士協会を代表して心から感謝を申し上げます。

当会との関わりついてとお題を頂きましたが，本書の目次を追いながら，改めて石川さんの足跡に思いを馳せております。当会とのお付き合いは，そのほとんどが，初台リハビビリテーション病院（以下初台リハ病院と略）時代からと記憶しております。印象に残っておりますのは，初台リハ病院のフルオープン前に，杉原素子前会長はじめ数人の役員で見学に伺ったときのことです。その時，セラピストが「石川さん」と話しかけていることを目の当たりにし，また，電子カルテシステム，教育システム，エスカレーター，屋外庭園，テクノエイドショップ等，先進的な取り組みの数々に感銘を受けました。昼に病院食を頂いたのですが，豪華さと美味しさに目を瞠りました。石川さん曰く，「食事は大事」と一言。多くの病院がクックチルド方式を採る中で，食事まで patient first に徹していることに，またまた感動した次第でした。

今ではあなたが常識になった

当会としましては数々の場でご指導いただきましたが，いずれの機会におきましても，回復期リハビリテーションに関する心構え，365 日リハビリテーションの必要性，多職種連携によるチームアプローチ，リハビリテーションの質と量，臨床と教育等について，医師として，また経営者として，日本という物差しで熱く語っていらっしゃいました。365 日リハ，モーニングケア，イブニングケアなど，初台リハビリテーション病院から発信された取り組みには，当初，疑問を抱く会員が多くいましたが，今では常識となっております。

石川さん，回復期リハ病棟の作業療法の現状をご報告します。臨床を主業務する作業療法士は 41.383 人（会員の約 64％），その内，回復期リハ病棟の対象となる疾患に従事する者は 28.911 人（臨床家の約 7 割）です。（2022 年 3 月 31 日時点），石川さんが創設されたといってもいい病棟で，実に多くの作業療法士が生活の糧を得，自己実現の機会を頂いております。有り難うございます。しかしこの原稿を書きながら，石川さんの期待に応える作業療法が提供できているか？　改めて，この原稿を書きながら，事例検討会や事例報告等をみますと，いたらぬ点が多くあります。きつと「しっかりしろ，OT 協会」とお叱を受けることと思います。

M ショックをへて われわれは大人になった

疾患別リハビリテーションの導入は（M ショック）本当に驚きでした。当時，関連学会との折衝は，石川さんと才藤先生が当たられたと記憶しておりますが，「多勢に無勢」，抗しがたい状況の中での折衝であったのだと今では分

かります。本当にご苦労様でした。しかし，リハの重要性は様々な診療科で認識されるようになり，作業療法の活躍の場も広がっている現状を見ますと，「いいこともある」と，きっと評価されていたのではないでしょうか。そのような中で，日本医師会の理事に就任されたのも，Mショックの経験からだったのではと拝察いたしております。診療報酬の話題に戻しますと，京都の祇園で，ある会と当会の幹部をまねき，「犬猿の仲」と評され，事実，色々な場でも批判されていましたね。寒い夜でしたが，今後の診療報酬への対応，リハ医療の将来について，関連団体が協力することの必要性を切々と語っていらしたのを思い出します。事実，今では想像もできないほど交流の機会がありませんでしたから・・。これにつきましては，昔は・・だったと，松山での回復期リハ研修会での懇親会で話をされていました・・。少しは，大人の集団になったのかなと思った次第でした。（そのころから，俺は現役を退くと，おっしゃっていましたから，それは困りますとお返事したことを覚えています。）

石川さんのお陰で
リハ関連 9 団体での交流が実現

石川さんに感謝してやまないことは，当会の責務の一つとして，会員の地位向上がありますが，その重要な項目に診療報酬，介護報酬改定があります。先のMショックもその一つですが，これにおきましても，石川さんに「おんぶにだっこ」の状態だったと思います。リハ関連団体が機能する前は，当会も厚労省保険局医療課，老健局老人保健課等に個別に折衝していましたが，中々，要望が通らず忸怩たる思いを何回も致しました。そのような中で，石川さんのお声がけで，リハ関連5団体協議会が発足し，お互いの要望事項を出し合い，共通する事項は，団体として要望活動を行うようになりました。これはその後，水間先生，栗原先生に引き継がれ，現在ではリハ関連9団体として平時から交流が行われ，数々の要望が実現しております。

風のようにやってきて，
風のように去っていく

訪問リハについても話をさせてください。「風のようにやってきて，風のように去っていく」，覚えていらっしゃるでしょうか。このフレーズは大きな影響を与えたと思います。しかし，その真意は「しっかりしろ，訪問リハに従事するセラピスト」ということだったのでしょう。その思いを強く感じましたのは，日本訪問リハビリテーション協会の10周年記念式典での石川さんの祝辞でした。内容は「協会はもっと自覚をもって，何倍もの努力をしなさい。まだまだ不十分である」と，愛情をもって話されていました。現在，その会の監事の立場で理事会に出席していますが，いつも，石川さんだったらどんな判断やコメントと出されるであろうかと思いながら参加しています。しかしながら学会，研修会，認定制度の創設等の活動を見ていますと，石川さんの熱き思いは後輩に受け継がれていると感じています。

最後に，繰り返しになりますが，石川さんのご尽力で医療の構造が変わり，また，数々の機会でのお言葉で，多くの作業療法士が救われ，全国津々浦々の病院，施設に働いております。このような環境をつくっていただきました石川さんに，何回目か分かりませんが，本当に感謝の言葉を送り，結びとさせていただきます。本当に，本当に有難うございました。

3. 日本言語聴覚士協会と石川誠さんとの関わり

リハの理念への思いの強さ，私たちの求めるテーマです

深浦順一（日本言語聴覚士協会会長）

リハビリテーション医療関連団体の活動の中で

石川誠さんが2021年5月24日にお亡くなりになってから，石川さんを偲ぶ文章を幾つかの会報に記してきました。その際に，あいまいであった記憶をたどりながら，そして残っている資料を見直して書いてきました。

日本言語聴覚士協会と石川さんの強いつながりができたのは，やはり2006年診療報酬改定に向けた取組からでした。2005年11月にリハビリテーション（以下リハと略）医療に携わる日本リハ医学会（江藤文夫理事長），日本リハ病院・施設協会（浜村明徳会長），日本理学療法士協会（中屋久長会長），日本作業療法士協会（杉原素子会長），日本言語聴覚士協会（深浦）の5団体が集い，1回目の会議を開催し，5団体共同の要望書を作成しました。その要望書作成とその後のリハ医療関連5団体協議会の結成に石川さんは中心的な役割を果たされました。現在，この協議会は構成団体を9団体に拡大した全国リハビリテーション医療関連団体協議会として活動を行っています。

石川さんは，この協議会の中で報酬改定の際に中心的役割を果たされました。特に医療課や老人保健課に要望の趣旨を十分に理解していただくために事前協議を行ってきましたが，そのような体制がとれたのは石川さんの力だと思います。協議会の報酬対策委員会では，リーダーとして各団体の意見を要望書としてまとめ，厚生労働省の担当者との協議を進めてこられました。患者，利用者へのリハの提供が適正，適切に行われるようにという両者共通の願いの中で熱く議論した場であったと思います。

リハビリテーションにかける思い

このように報酬改定における役割の大きさで石川さんを語ることが多いかと思いますが，リハの理念に対する思いの強さを感じることがよくありました。協議会の中でも，報酬の議論だけでなくリハの理念をみんなで共有しようという提案をよくされてこられました。この理念追求とその実現が石川さんの大きな原点であり，初台リハ病院，在宅総合ケアセンター元浅草，在宅総合ケアセンター成城，船橋市立リハ病院などで回復期リハから地域リハまでを担う地域の拠点作りに奮闘され，訪問診療にも熱意を持って取り組んでこられた原動力だったと感じています。ご自分が行っている訪問診療について楽しそうにお話しなさる石川さんのお顔を忘れることができません。あるべきリハの姿，今後の方向性については残された私たちが今後も追い求めていくテーマであり，より良きリハを提供していくことで，石川さんの思いに少しでも応えていきたいと思っています。

リハビリテーション３協会への思い

石川さんはリハ提供において多職種協働のチームアプローチの推進を強調されていました。言語聴覚士，理学療法士，作業療法士の協

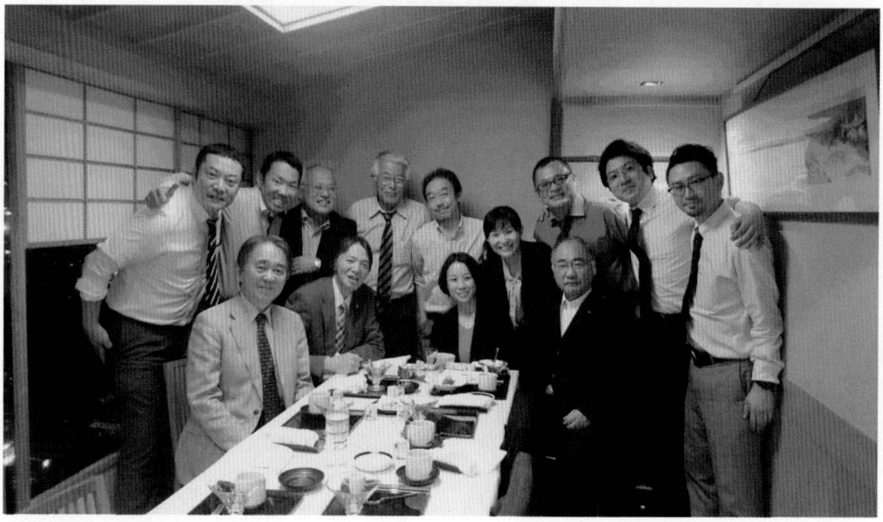

PT，OT，ST 3 協会で開催した地域リハ・ケアフォーラム前日の懇親会（2008 年 2 月，於京都）

力関係の構築についても常に気にかけてもらいました。2008 年 2 月に京都で日本理学療法士協会，日本作業療法士協会，日本言語聴覚士協会の 3 協会主催で開催した地域リハ・ケアフォーラムで講演していただいた時のことが思い出されます。その前日の懇親会の席で「理学療法士，作業療法士，言語聴覚士の 3 協会が共同してこのように事業を進めていることを以前は考えられなかった。本当に良かった。」と嬉しそうに話されました。その後も半田理学療法士協会前会長や中村作業療法士協会会長と私がご一緒させていただいた時は，いつも同様のことを言われていました。その後も様々な機会にご一緒して多くのことを学ばせていただきました。2014 年 10 月の輝生会研究大会で半田前会長，中村会長とともにお話をさせていただき，その後の懇親会での楽しい時間を過ごさせていただきました。写真は終了後に皆さん方と楽しく語らった懇親会の様子です。2017 年度には回復期リハ病棟協会の PTOTST 研修会で 3 回ほどご一緒させていただき「先達に学ぶリハビリテーションマインド」というテーマでお話を聞かせていただきました。先生のリハへの思いをお聞きして，改めて気が引き締まる思いでした。

おわりに

2021 年 6 月 10 日には第 58 回日本リハビリテーション医学会における私の専門職特別講演の司会の労を取っていただく予定でした。私の講演に対してご批評を受けたかったと今も強く思っているところです。本当に残念でした。石川さんからのこれまでのご指導に感謝申し上げ，その思いを後進にも伝えていきたいと思います。どうもありがとうございました。これからも天国から見守ってください。

4. 日本訪問リハビリテーション協会との関わり

人を語り，人を巻き込みながら大きなうねりを作る

宮田昌司（日本訪問リハビリテーション協会会長）

昨年（2021 年）の日本訪問リハビリテーション協会学術大会が最後の肉声による講演になったことは関係者では周知のことと思います。病床にありながら，講演録音（輝生会の職員の方々の手厚いサポートがあったと聞いています。）が行われ，大会当日に披露されたことは私にとっても万感の思いをもって受け止めることとなりました。

私と石川さん

石川さんと，「どのような関係をなのか」を述べなければ，この拙文の理解が進まないと思いますので，少しだけ説明いたします。

30 年程前のことだと記憶しています。私は玉川病院に籍を置き，長谷川幹医師とともに，脳卒中後遺症のリハビリテーション（以下リハと略）と在宅へ帰った後の生活について地域の多職種の方々ともに関わりを模索する活動をしていました。

時を前後して，リハを主軸にした，全国の 8 病院で合同研究発表会を行っておりました。そこで初めて石川さんや伊藤隆夫氏・森本栄氏を知ることとなりました。

幾度かの交流のあと，長谷川医師から「石川組と合流することになりそうだ」と聞かされ，非常に興奮したのを憶えています。当時私は，一般病院にいながらも在宅医療に興味があり，自治体の訪問指導事業，知人の診療所の訪問診療を休日に手伝うなど，自身の方向性を固めつつあるところでした。おおげさでなく，これは「リハの世界で何かが起こる」と思ったものです。まもなく，玉川病院を辞して参加したのが桜新町リハ・クリニックです。

訪問リハ研究会前夜と発足時

桜新町リハ・クリニックで血気盛んだった私は訪問リハの勉強会組織を作りたいと思い，伊藤氏や友人他に声をかけ，「とうきょう訪問リハ研究会」を立ちあげました。1998 年のことです。その時，に石川さん，長谷川氏にも記念講演をお願いし，都内で 70 名ほどの療法士が集まったのを憶えています。その後年 2 回ほどの研修会を開催してその時は盛り上りを見せるのですが，不完全燃焼のような感じも持っておりました。

そのような私を横目で見ながら，期も熟したと思われたのでしょう，石川さん自身が多くの人に声かけをして，2002 年に全国訪問リハビリテーション研究会を立ち上げました。

決して療法士だけの組織ではなく医師や看護師を理事に入れチームの中の訪問リハビリテーションを意識した組織づくりを最初から考えていたのだと思います。初代会長は石川さんその人でした。

発展のきっかけ

その後数年は，会員数も伸びず，やや低調な活動で推移しましたが，石川さんの掛け声で，基本的な技術や知識を備えたテキスト本を作

り，それを基に研修パッケージを携え全国巡回することになりました。編集と発行は青海社・工藤氏が引き受けてくださり，当時の伊藤会長以下，理事を中心に執筆しました。普及のために軸になる本が必要だと考えたのでしょう。石川さんは実行の際に，細かいところはおっしゃられませんが，重要な目標は到達するまで，何度も口にして繰り返し聞かされたことも印象に残っています。

軸ができたとなると，普及啓発のための仕掛け・実行が必要です。私は当時事務局長でしたので，これを実行していく役割となりました。

テキストをひっさげ，全国各地でわれわれの考えを広める研修会を企画します。石川さんは先頭にたって基調講演を引き受けてくれました。最終的に3年間で40回ほど企画した研修会，ほぼすべてで講演してくださいました。研修後は各地のセラピストと飲み明かし，賛同者の輪を広めていきました。時代も要求していたのでしょう。人と語り，人を巻き込みながら大きなうねりを作る。目標を決めて自身が汗をかき，必ず形にしていく。それが石川誠さんです。気がついた時には，私もその大きな渦に巻き込まれておりました。

協会運営について

研修会・学会を行うたびに会員が増えていきますが，イベントを行うだけでは，協会の意義は果たされません。途中から常務理事を拝命していた私は訪問リハの普及・啓発しか頭になく，協会がどのような社会的責任をもっているか，運営をどうするかについては，意識が薄かった覚えがあります。

石川さんは折に触れ，協会幹部に檄をとばします。「資金を調達しなければ目的を持った活動はできない」，「幹部が汗をかけ」，「データを集めてものを言え」，「研修は年24回ぐらい企画しろ」一つ一つに意味があるのですが，親に怒られる子どものようなものでそんなこと言っても無理だよな・・・というのが正直な実感でした。

石川さんの目指していたもの

石川さんと当協会について，いまだに誤解しておられる方もいるように思います。一部で，「訪問リハの発展を妨げている」という声もありました，本当に面と向かってディスカッションをしたうえでそう言っているのか・・・噂とその断面を切り取っただけで批判しているだけのように思えてなりません。とても残念なことだと，今なお思っています。

実際はどのように考えておられたのか，本人でないとわかりませんが，在宅ケアに関してリハ医療が果たす役割が重要であり，その整備として訪問リハや通所リハを重要視していたことは間違いありません。また，利用者を支えるボランティア活動を否定していたわけではありませんが，プロの専門職として在宅ケア・チームがどの地域にも当たり前のように存在することを夢見ていたはずだ，と私は思っています。

おわりに

私が，世の中的にはまだまだ「ひよっこ」である頃に，学会・研修会後に気後れして先に帰ってしまう私に，携帯電話で「今どこだ，すぐ来いよ」と声掛けをして人に引き合わせてくださったことは一度や二度ではありません。また，酒席で協会運営がうまくいかないことを愚痴のように訴えたところ，「心配するな，時代がつぶさせないよ」そして時には，石川さんへのメールで「訪問看護振興財団（後の訪問看護財団）のような訪問リハ組織を作りたい」と大それたことを書いた時も「いつか本当にそれが必要になる時代がきっと来る」と返信してくださり，気持ちを奮い立たせた覚えがあります。

訃報の１週間ほど前に，かなり厳しい状態であることを人づてに聞き，思い余って氏の携帯番号に連絡を試み，ご本人が病床で受話してくださいました。「具合悪いとお聞きしました。」「ああ，大会に行けそうもないんだよ。悪いけどよろしく頼む・・・。」それが，私との最後の会話でした。

私のことをどのようにみていただいていたかはわかりませんが，本当にお世話になりました。

石川さんは，公正さをもって強い意志で前に進むこと，身をもって協会に示してくださりました。その心に応えられるよう力を尽くしてまいります。

第７章

石川誠さんのハーフタイムの過ごし方

虎の門時代から障がい者スキーの普及に尽力し，スキー友の会コスモスの創設に関わります。その経験もあり，後に石川さんは輝生会で輝生会クロスカントリーを立ち上げます。当初数十名の参加者が最終で障がい者，支援者合わせて100名を超える参加者規模に拡大しています。多くの若い職員が参加し，クロスカントリーに参加した障がい者のスキーの動きに驚き，刺激を受けていました。

石川さんは60歳半ばでアユ釣りに目覚めます。何事にも真剣に取り組む石川さん，天性の運動神経も加わり見る見る腕前を上げます。釣り仲間の河野医師から同伴したエピソードや，どれほどの腕前だったかを書き残していただいています。

最終章は，石川誠令夫人の石川陽子さんにご主人がどのような旅立ちを迎えられたのか書き残していただきました。ご一読いただければ幸いです。

（構成：輝生会　森本　榮・池田吉隆）

Contents

1. スキー友の会「コスモス」の活動

年１回，４日間のスキー合宿が 35 年続く

証言：橋詰　謙（大阪大学医学系研究科招聘教員）

コスモスの船出

あれは1985年の初冬だっただろうか。私が勤務していた東京都老人総合研究所リハビリテーション医学部運動研究室に虎の門病院・分院にお勤めだった石川先生が来られ，「橋詰，お前はスキーできるよな？　私の患者のＫさん（右片麻痺。元長野県のスキーの国体選手。初代コスモス会長）がスキーに行ってきたと言うんだ。他にも何名かやりたいという患者（以下，メンバーと呼ぶ）がいるので，手伝いに来てくれないか？」。これが「コスモス」の設立でした。このコスモスというチーム名は，「秋桜（春に散った桜をもう一度咲かせよう）」と「大宇宙」をイメージしています。「まあ雪を見て，温泉に入ってくるだけでも良いから」と。片麻痺の人がスキーなんかできるの？。私自身，スキーを始めたばかりで，人をサポートすることなんてできるのか？　何をすれば良いのか？　まったく分からぬことだらけの，今思えば何とも無謀に見える船出でした。

初めての越後湯沢の経験

年が明け，スキー客がほとんどいない越後湯沢のスキー場に立ったのは，Ｋさんの他にＹさん，Ｓさん，Ｓちゃんのメンバー４名（Ｓちゃんのみ女性）。サポートスタッフ（以下，スタッフと呼ぶ）は理学療法士（PT）１名，看護師など数名。石川先生が最もスキーが上手でした。各メンバーにスタッフが２名ずつ付き添って滑りました。Ｋさんと Ｓさんは少し転倒しながらも滑っていましたが，Ｙさんと Ｓちゃんはターンのたびに転倒していました。スタッフの役割は転倒したメンバーを立たせるだけの肉体労働。スキー技術に関する知識を持ち合わせている人もおらず，ましてやサポート方法など皆目見当もつかないので仕方がありませんでした。まさかこの会が 35 年余り持続すると考えた人は誰もいなかったと思われます。

この年，石川先生は高知・近森病院に移られ，またしばらくしてからは初台リハビリテーション病院の立ち上げなどに着手されていたので，コスモスへの参加は10回記念の北海道・トマムキャンプや 35 回目の会（2020 年）などまばらになりました。石川先生の代わりには虎の門病院の土田昌一先生や中沢英樹先生が 10 回ほど参加され，いろいろなアイディアを授けていただきました。

２回目からはちょっとしたリハ病院の陣容になった

２回目からはメンバーが少しずつ増え，最大では 10 名ほどとなり，トータルでは 40 名の方が参加しました。30回以上も参加しているメンバーもいます。メンバーは日常生活が自立していてスキーを楽しみたい人で，麻痺が軽度で独歩が可能，発症前にスキー経験があるなどが参加の条件となっています。

スタッフにもリハ専門医，PT，OT（作業療法士），看護師などが続々と参加するようにな

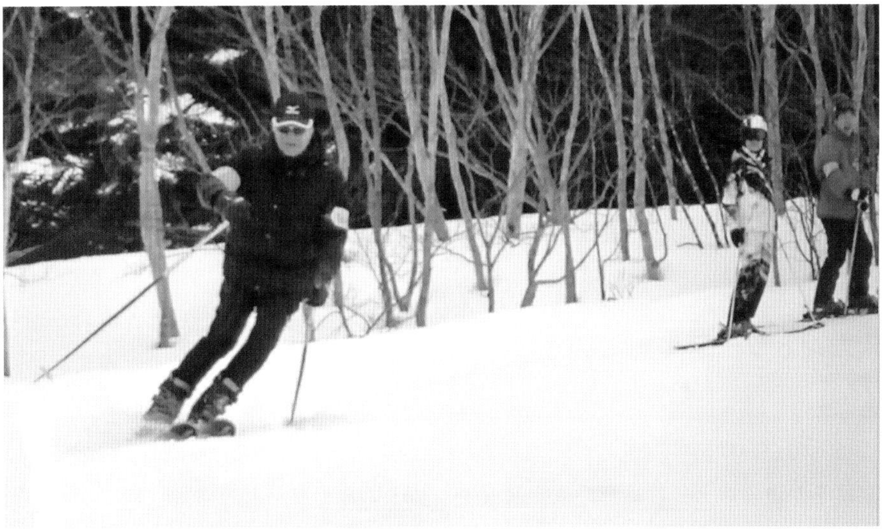

2020 年 2 月 14 日新潟県かぐらスキー場にて：サポーターの脚前を向上させるスタッフトレーニングでの石川誠氏の華麗なパラレルターン。

り，ちょっとしたリハビリテーション病院のような陣容になりました。スタッフは毎年30名以上が参加しています。サポートではいろいろなことができるようになりました。滑走時にオーバースピードになったり転倒を回避するために，両方の板の先端をネジ止めして開くのを防ぐ。腰や足首にザイルを巻き後方から引っ張りながら滑る。お腹の前で水平にした洗濯棒を両手で握ってもらい，両側に配置したスタッフがスピードや方向をコントロールするなどを考案しました。障害がある人向けには，ストックの先に小さな板を取り付けた「アウトリガー」を用いて滑る方法などもありますが，私たちは通常のスキー板で滑ることにしています。

静かに流れる石川イズムがスタッフの QOL を高める

私はもう一人のスタッフ（阿部勉氏：PT）とともに全日本スキー連盟の公認指導員となり，安全で楽しいスキー技術を伝授しています。またコスモスでは夜の宴会も楽しみです。カラオケ，エッサッサ（スタッフの日本体育大学卒業生の指導により若手が行なう演舞），マツケンサンバ，ビンゴ大会で盛り上がります。

35 年間，年一度，木曜の夜から日曜の昼までのスキー合宿を欠かさずやってきました（2021 年と 2022 年はコロナでお休み）。最初はあくまでリハビリテーションの一環として始めたと思いますが，次第にいろいろなメンバーやスタッフが集まり，いろいろな種が蒔かれて花が咲いています。小さい頃に年に一度のコスモスで出会ったスタッフの子どもたちが，大人になってまた来てくれるようになったり，会の運営に参加してくれるようになりました。石川先生はこんなことまでを見越して始めたわけではないでしょうが，どこか石川イズムは流れています。そしてメンバーとスタッフの QOL（人生の質）を静かに高めています。

2020 年 2 月，石川先生は越後湯沢で開催された35回目の会に来られ，ゲレンデにも立たれました。もしかしたら，お別れに来られたのかもしれません。夜の宴会を楽しみながら，「橋詰，コスモスは良い会になったな。ありがとう」と静かに褒めていただきました。

2. クロスカントリースキーを通して

結束，繋がり，気づき，おもてなしを学ぶ

証言：澤潟昌樹（輝生会本部生活期支援局，作業療法士）

クロスカントリースキーという仕掛け

石川さんは「障がいは個性。視力が低下している人が眼鏡をかけるのと，片麻痺の人が装具を使用することは何も変わらない。眼鏡を掛けている人が障がい者と呼ばれないのと同じような世の中になるのが理想だよな。」と常々話していました。

患者と治療者という関係性しか知らない若い職員に対して，「人と人」との付き合いが体感できる機会を創出する，また一般的にも経験者の少ない活動に障がいを有する方がチャレンジし，自信をつけることを目的にクロスカントリースキーツアー（以下，クロカン）を発案しました。

当初クロカンの参加条件は当事者のみ，家族等の付き添いは制限されていました。われわれが単にスキーの援助だけをするのではなく，2泊3日の間，同室で寝食を共に過ごす中で，多くの学びを得るための仕掛けだったのだと思います。

クロスカントリースキーを利用した結束と伝承

当初3年間はクロカンで当事者を支援するための技術を習得するため，職員のみでツアーが開催されました（**図1**）。表向きの目的は技術力向上，裏の目的は職員の親睦でした。役職者から入職間もない職員まで様々な層が参加し，酒を飲みながら語り合うことのできる貴重な時間がありました（**図2**）。こういった場で私を含めた参加者は，直接石川さんから「差別のない社会の実現」，「チームで関わることが何よりも大事」等，多くの想いを聞き，胸を熱くしました。この場を共有した者は，この想いを胸に刻み結束し，その後もクロカンだけでなく，業務の中でもマインドを伝承していく役割を担うことになりました。

クロスカントリースキーを通した繋がり・広がり

石川さんはこの活動を通して，広がりを大切にしていました。2009年の初開催の時から，輝生会の職員だけではなく，関連の方々の参加があり，翌年から徐々に他病院からの参加も頂き，結果愛知県，石川県，富山県，広島県と全国から仲間が集い，総勢100名を超える規模の活動になりました。参加職種も医師，看護師，介護福祉士，セラピスト，ソーシャルワーカー，栄養士，調理師，事務員，関連業者と多岐に渡り，職種の垣根を越えて，全国に同じ想いを持った仲間が増えるようにという石川さんの狙いがありました。

クロスカントリースキーのルールから見えるねらい

石川さんのクロカンでの信念，それはスタッフが当事者の方々を支援するという大枠はありますが，困っている人がいたら，周りの人が助けるというごく当たり前のことでした。クロカンの場面では，初めて参加するスタッフがス

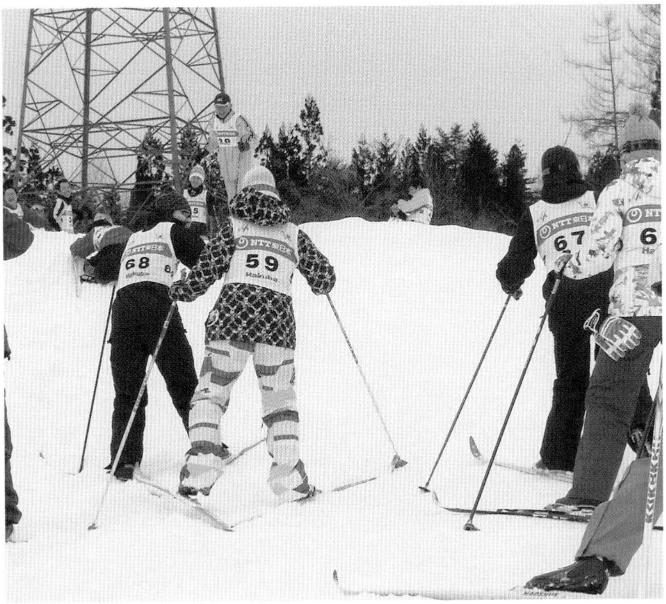

図１　まず当事者を支援するために，職員の技術習得のため３年をかけた

キー板を履く際に困っていると，何度も参加している当事者の方が履き方を教える・手伝うといった光景が普通でした。また初めての練習も全員同じメニューで開始します。ここでも困っている人がいたら，経験者がそっと支援する，そのような風土が養われていきました。社会の中で薄れていた当たり前のことを当たり前に実践することへの気付きを促す狙いがあったのでしょう。

クロスカントリスキーでのおもてなし

石川さんはクロカンに参加される方々をもてなすことにも時間と労力を掛けていました。その最たるものは「鮪」です。マグロを１匹丸ごと調達し，皆がクロカンをしている最中に調理師の加園・高山両氏がその場で捌き，皆に振る舞っていました。更にオオタ商会倉田氏こだわりの「卵焼き」を添えてクロカン名物のマグロ丼が完成です（**図３**）。マグロ丼目当てにクロカンに参加していた方がいるほど格別な味でした。この他にも，美味しいお酒を準備するだけでなく，コンサートやトークショーを企画する等，とにかく参加者，特に当事者の方が，勇気を持ってクロカンに参加して良かったと思える場になるよう企画していました。私自身，石川さんの人間性を目の当たりにしたこと，それは利用する宿舎やスキー場が，当事者の方々が利用するにあたり問題がないか，人数はどの程度収容できるのか等，初めて利用する場所には必ず下見に行かれていたことです。石川さんは事前に下見に行ったことはわれわれには言いませんでした。後日，この事実を知らされた時に綿密な計画をたて，参加者が安心して楽しめる準備に妥協しない，石川さんの人間性を見せて頂いたように思います。

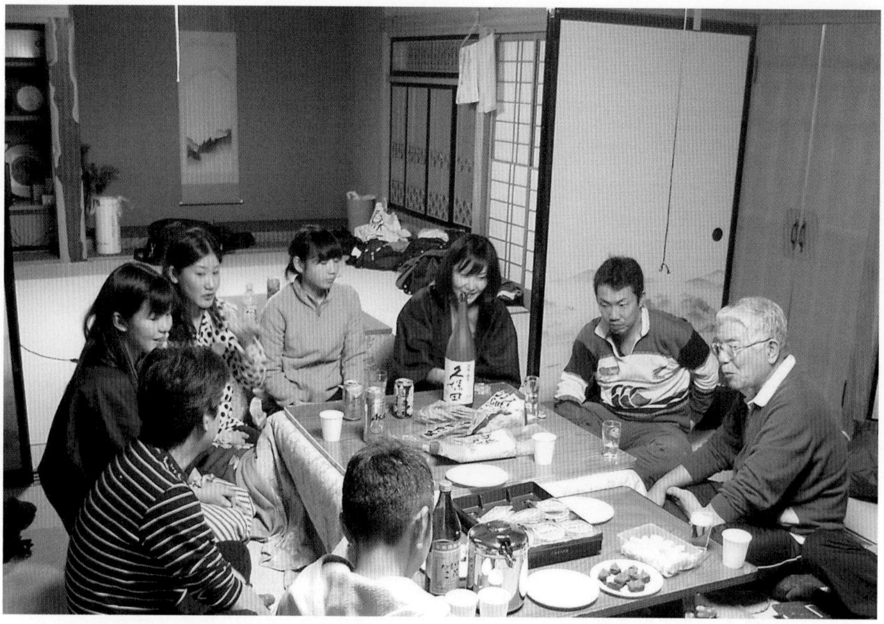

図２　役職者から入職間もない職員までもが，語り合える貴重な時間でもある

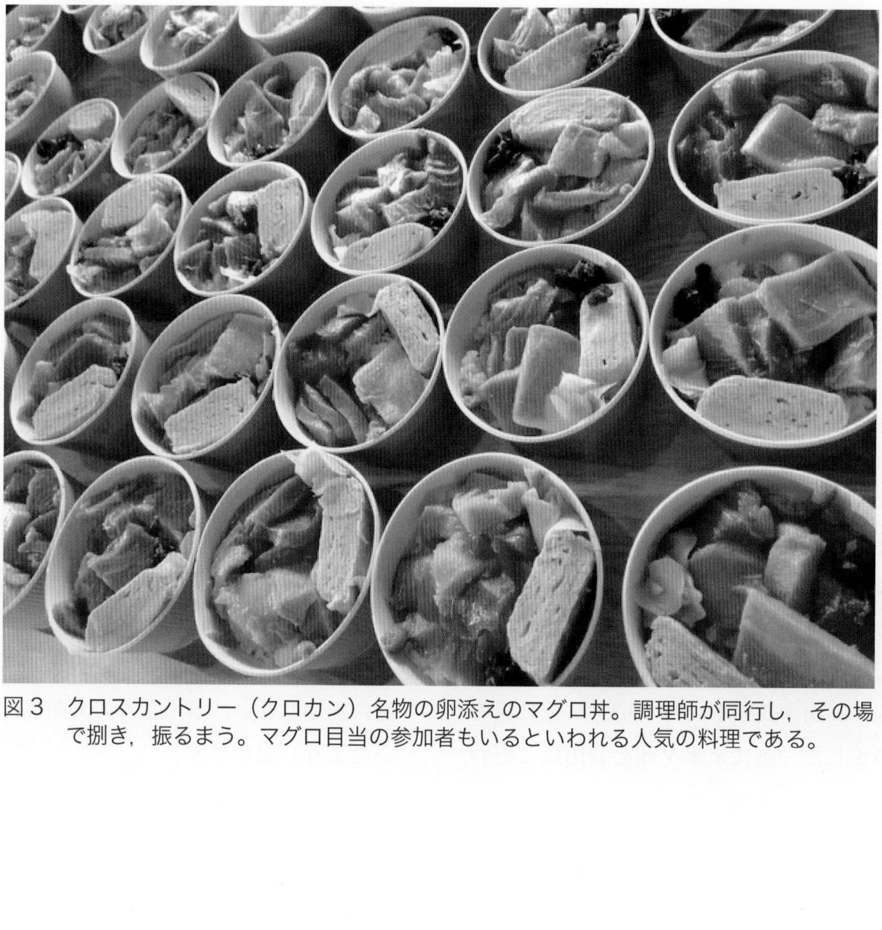

図３　クロスカントリー（クロカン）名物の卵添えのマグロ丼。調理師が同行し，その場で捌き，振るまう。マグロ目当の参加者もいるといわれる人気の料理である。

3. 鮎（アユ）釣り名人

恒例の高知遠征・弟子２人

証言：河野光宏（こうのINRクリニック院長/元輝生会）

鮎釣りの電話

毎年５月になると決まって電話がかかってきます。

「石川ぁです。どう，元気にやってる？　６月○日に行くからさ，今年は安田川でやるから。じゃ佐野先生（高知県の弟子の一人）にも言っとくのでよろしく！」

いつもこの声を聞くと，今年もまたアユの季節が来たんだなぁと嬉しくなります。

川魚の鮎は海から上ってきて，高知県では６月１日に鮎釣りが一斉に解禁となります。この魚は川底の石の表面に生えている苔を主食としており，川によって水質や苔質が違うため，鮎は川ごとに独自の味や香りや風味を持っています。高知県では四万十川が有名ですが，石川先生は特に県東部の安田川の鮎を絶賛していました。鮎の全国味比べ大会で常に上位に入る川です。また聞くところによると，先生は美味しい鮎を求めて青森県まで鮎釣りに行っていたそうです。

高知在住時代　鮎釣りとは無縁

先生が近森リハビリ病院で働いている時は，とても釣りに行く暇などはなかったと思います。私が近森リハビリテーション病院（近森リハ病院と略，以下同じ）に入職したのは1996年ですが，その頃の先生は診療の傍ら毎週あちこちの学校・公共機関・病院に講義や講演に行ったり，厚労省に行ったり多忙を極めていました。ときどき酒宴で昔スタッフとキャンプに行った時に釣りをしたということを話されていましたが，高知にいる間はほとんど釣りには縁がなかったでしょう。

高知県に遠征釣行

2012年頃と思います，突然石川先生から「高知でどこか鮎釣りのいい場所知らない？」と電話があり

「えっ。先生鮎釣りするんですか？」と驚きました。

数ある魚釣りの中でも鮎釣りは特別です。「友釣り」という釣り方でとても難しくそれだけに奥深い妙技があるといわれています。早速，大学の後輩で同じ近森リハ病院で働いていた鮎釣りが好きな佐野良仁先生に相談すると，

「えっ。石川先生，友釣りするが？」とやはり同じような驚きよう。

そこで説明すると，河原に車が入りやすくて良型が釣れる大度ダム（仁淀川）の上流がよいでしょうということで無事釣行となりました。

それからは毎年恒例行事となり東京から高知まで自家用車を運転して来られ，２泊３日の鮎釣り遠征が始まりました。

鮎釣り名人

2018年６月の仁淀川下流での友釣りは圧巻でした。その年は渇水で水量が少なく不漁が続い

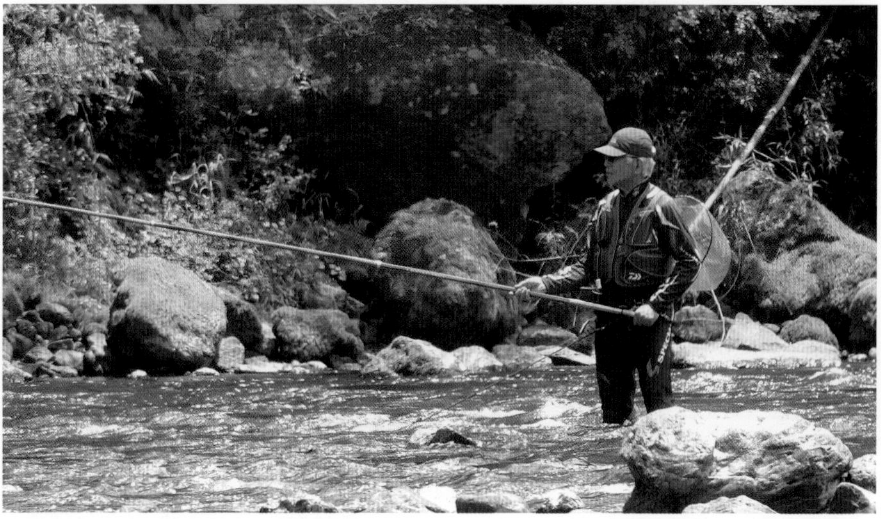
写真１　仁淀川での釣り姿（2018 年）

写真２　釣りの合間の一服

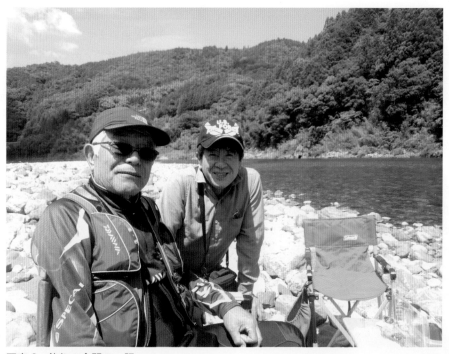

ているという噂でしたが，佐野先生が情報を得て仁淀川を選びました。私は得意のキャンプ仕様のテーブルとコンロを用意してコーヒーを沸かし，河原からのビデオ撮影です。石川先生はとても年齢と思えない腰の高さまで流れに入り，９ｍの長竿を操り，周りの釣り人（佐野先生も含め）誰も１匹も釣れないところ，１時間で３匹釣り上げました。

休憩で河原に上がりコーヒーを飲みながら「いやー今日は全然だめだね」満面の笑みでした。二人とも腕の上手さとあまりの若さに唖然としていました。

高知の最後の鮎釣り

2019年６月　梅雨。

「今年は安田川に行くから。じゃまたよろしくー！」と連絡がありました。

その日は3日前から大雨が降っており，「安田川アユおどる清流キャンプ場」に行く道路は一部土砂崩れのため迂回しなければ行けないほどでした。こんな天候で鮎は釣れるのだろうかと心配しながら，平日だったため私は診療が終わってから夕方出発し，現地に着いたのは20時頃でした。キャンプ場の中でひと際目立つ外国製の大型キャンピングカーがあり，先生は奥さんと炭火を囲んでいました。どうやら佐野先生は一日中釣って帰ったあとのようです。

「よく来れたねー。さ，鮎食べてよ！」と，この天候の中よく釣れましたねと感嘆しながら炭火で焼いた安田川の最高の鮎をいただきました。

奥さんの手作り料理や玉ねぎのホイル焼きなどを食べながら，いつものように診療がどうとか私が浅草や船橋で働いていた時のことを捲し立てるように話すと，心なしかいつもより無口だなと思いましたが，ニコニコと笑みを浮かべて聞いて下さいました。例年なら

「それはこうだからさ，こうやるんだよ・・・。」と近森リハ研修医時代から叱咤されていたように，どう諭されるか楽しみにしていたのですが。

翌年は新型コロナ感染のため，この年が高知での最後の鮎釣りとなりました。

師から教わった言葉

最後に私が研修医から一人前の医師になるまで石川先生から教わった言葉を記させて頂きたいと思います。それぞれの言葉は今も心の中にあり，くじけそうになった時いつも励ましてくれる宝のような言葉です。石川魂は一生忘れません。先生ありがとうございました。

（格言集）

・俺たちと一緒に日本の医療を変えよう。高知から日本を変えるんだ。
　俺たちはこれからの医療を担う現代の坂本龍馬なんだよ。

・知識ない，技術ない，経験ない！今お前が勝負できるのは熱意だけなんだ！

・主治医てのはな，頭のてっぺんから足の先まですべて把握してなきゃいけねえんだ！

・お前の教科書は病棟にいる患者だろ！

・アマチュアってのは成功したことだけを覚えてるんだ。
　プロってのはな，失敗したことをずっと覚えてるんだ！

・いいことしてたらさ，今は芽が出なくたって，いつかきっとみんなが来てくれるんだよ。前進あるのみさ。

4. 明日のために余力を残さない出し惜しみのない人生を生きた人

証言：石川陽子（石川誠氏令夫人）

人生のゴールを知った時の夫の表情は，落ち着いて穏やかで優しかった

2018年夏，肺がんが見つかり肺の一部を切除し，その後4か月間化学療法を続けました。その頃の私の日記を読み返すと，我慢強いはずの石川が副作用の辛さを口にし，普段は声を荒げたり，ましてやいきなり怒ることなど一度もなかった人が，些細なことを強い語調で私にぶつけたことなどが書いてありました。さすがの石川も楽観できない病気にかかったことで内心は大きく動揺していたことを思い出しました。この肺がん治療を経験したことで，1年半後の胃がんの受け止め方が石川にとって大きく違ったのではないかと今振り返ると感じます。

胃がんのことを初めて私に話したのがいつだったのか，最初はどう切り出したのか覚えていません。ただ石川の表情が落ち着いていて穏やかだったから，私は肺がんの時と同じように「半年ほど治療をしてあとは一病息災で過ごせばいいのね」くらいに考えていました。病気の話は短く終わって一呼吸おいて「今日さ，帰りの電車の中で『これからは一日一日を大事に過ごそう』と思ったよ」と付け加えました。私は深く考えず，何と応えたらいいのかわからないままにしてしまったことを後々まで悔やみました。病気の深刻さから人生のゴールが遠くないことを実感した結論が「一日一日を大事に」という言葉の重さとなったことをその時は理解していませんでした。その言葉どおり，石川の生きた時間は無茶をしてでも無駄な日は一日もなかったと思います。

抗がん剤治療を初めてから買ったキャンピングカーでたてた計画

数年前から石川には買いたいキャンピングカーがありました。「4WDだから走りが力強いんだよ」「今度のは小さい（全長7.3 mが6.7 mになるだけ）から陽子でも運転できるよ」と説得されましたが，もう免許を返納してもいい年齢になって新しいキャンピングカーなどいらない！と反対していました。そんな時胃がんが見つかり，自分から「(買い替えは）もう無理だね」と言った時とても気の毒に思ったのですが，抗がん剤治療を始めてしばらくすると「思ったより副作用が辛くないからやっぱり車，買う！新しい車で来年の鮎釣りに行くことをモチベーションにするから」と。反対などできるはずはなく，私も「じゃ桜前線に合わせて九州から北上しよう！」と思いっきり大きなプランを提案しました。立てた計画は春～夏～秋に北海道から九州までキャンピングカーで23回，その合間に乗用車で蓼科の別荘に7回。旅程表には走行距離，走行時間を書き込み，キャンプ場や釣り場の電話番号と予約したかどうかのチェック欄まで設けた綿密なものでした。鮎釣りは11回，そのほかに蓼科湖でワカサギ釣りをする予定も2回入っていました。

キャンピングカーのトランク部分に積み込む56種類の荷物をリスト化し，それらをトランクのどこに積み込むか数センチ単位の緻密なレイ

アウト図を作ってありました。軍手や雑巾まで収納場所が決めてありました。

命を永らえるのでなく今を生きることに使う

それほど楽しみにしていたキャンピングカーですが，届いた３月頃から食欲がなくなり始めました。旅行中に車の中で「肝臓の転移も大きくなってきてるんだよ，ほらここ触ってみ」とけろりとおなかを見せたことがありました。悲観的なことや後ろ向きな話は最後まで一度もしなかったし，私もそれに付き合う覚悟はしていたものの，温泉に入っているときに倒れたらどうしようとか，運転中に意識がなくなったらこの大きな車をどうやって止めたらいいのかと不安だらけになり「もう家に帰ろう」といったら「家に帰っても病気が治るわけじゃないよ。食欲がでるわけじゃないんだよ」と迷いもなく言い返されてそのまま旅行を続けました。限られたエネルギーを，命を長らえることに使うのではなく今を生きることに使い果たそうとしていたのは石川の生き様そのものでした。

命よりも大切にした人との約束

旅行は計画の６番目，秩父～南アルプスのキャンプ場に３泊４日で出かけたのが最後となりました。それでも４月末の病院受診の帰りに「ちょっと釣り道具屋さんに寄ってよ。竿の修理ができたって」にはびっくりさせられました。その日，主治医から胆管にステントを入れる手術を勧められ，今日から入院するように言われたのに「とりあえず今日は帰ります」と聞き入れず竿のことは忘れないのですから。

５月に入り体調がさらに悪化し，救急外来で輸血をしてなんとか顔色に血の気がもどったときも，主治医が入院を勧めても「今日は帰ります」と聞き入れませんでした。その一週間後に

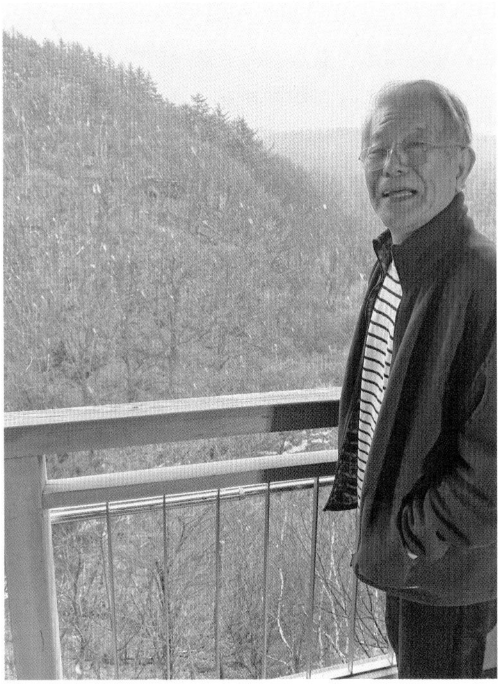

2020年４月の蓼科の別荘にて，季節はずれの降雪の歓迎に心なごむ

「再度胆管にステントを入れる手術をするためにこのまま入院してください。手術は明日します」と言われた時も，石川は週明けにしてほしいと交渉しました。主治医の表情からはそんな悠長な時間がないというのがよくわかりましたが，石川が今日入院したくない理由もわかっていました。翌日に石川に会いにきてくれる人との約束があったのでそれを断りたくなかったのです。結局約束は諦めましたが，その日は帰宅し翌日あらためて病院に向かいました。病院のお世話にはなったけれど決して病人にはならなかったことは，「病院らしくない病院を作りたい」といっていたことと繋がりました。

人並外れた辛抱強さ，我慢強さのお陰で最後まで自宅で過ごせた

今思えば，体重は私より軽くなり，頻繁に病院を行き来したり手術を受けても改善しない状況をもっと深刻に受け止めて，これまで一緒に

いられたことに感謝の一言くらい伝えたかった。深刻に思わなかったのは，いつも石川は大きなピンチも「ぎりぎりセーフ」で潜り抜けてきた人生で，「ぎりぎりアウト」ということはなかった（失敬な！僕は努力してセーフにしたんだよと怒られそうですが）。あったのかもしれないけれどピンチでも慌てる様子を決して見せず，私の知らぬ間にピンチを乗り越え，過ぎた後は何事もなかったかのように次の仕事に向かって進んできたので，今回もきっとぎりぎりＶ字回復するものだと思っていました。看取りどころか看病の経験もない私が最期まで自宅で一緒に過ごせて，慌てることなく見送れたのは，石川の人並外れた辛抱強さ，我慢強さのおかげでした。自分の不安や弱音を口にしなかったから私はきっとＶ字回復すると信じ続けられました。１週後には近隣の川で鮎漁が解禁になるのでそしたら河原まででも連れて行ってあげようと考えていました。親しい人には「今月いっぱいだろう」と覚悟を伝えていたことを亡くなったあとで知りました。

遺品整理をしていて，新品の釣り道具やウェアなどがひと揃い出てきました。釣り針や仕掛けの準備も万端の整え，明日にでも釣りができる状態でした。今ある力をすべて注ぎ込む姿は仕事も趣味も全く変わらず，明日のために余力を残しておこうとか，このくらいでいいかと出し惜しみをしないところは亡くなるまでかわりませんでした。

一足先にあちらに行って，今頃は大勢の神様に囲まれて「後から大勢の仲間が来ますんでよろしくお願いいたします」と膝をついてお酌してまわっている光景が浮かんでくるようです。いつも先を見据えて「何事も段取り八分だよ」と言ってましたから。

鼎談

わが国のリハビリテーション界に残した石川誠さんの功績と宿題

浜村明徳（小倉リハビリテーション病院名誉院長）
森本　榮（輝生会理事長補佐/元近森リハビリテーション病院）
司会　澤村誠志（兵庫県立総合リハビリテーションセンター顧問・名誉院長）

澤村（司会）　今回石川誠さんと長い間懇意にさせていただいた者たちで，石川さんのわが国のリハビリテーション医療に果した功績を明らかにして，その栄誉をたたえたいと編集委員会を作り，本書の出版を企画したところ，想像をはるかに超えるかたがたからご賛同をいただき，玉稿をいただくことができました。監修を担当した私と浜村明徳さんと，35年以上ずっと近くで右腕として石川さんを支えてこられた森本榮さんとで，締めくくりとしてわれわれも思いのたけを語り合いたいと思います。

第1節　石川さんとの「出会い」

うちの院長，土曜，日曜は自転車で往診します

澤村　まずはみなさんそれぞれの石川さんとの出会いからはじめましょう。私は平成3年（1991年）のことです。私がセンター長を務める兵庫県立総合リハビリテーションセンター（以下兵庫リハセンターと略）で理学療法士をされていた，森本榮さんが故郷の高知にある近森リハビリテーション病院（以下近森リハ病院と略）に転職されておられましたが，突然，私を訪ねて来られ，「うちの石川誠院長は，土曜，日曜日の休みに自転車で往診をしています」と話されたのです。私は新しい事業や研究などをされている人物の話をお聞きすると，国内外を問わず，休暇をとってすぐに飛んでいく習性があります。その時も翌週すぐに，森本さんにお会いし，石川誠さん（以下石川さんと略）を紹介していただきました。

森本さん，あなたが突然私のところに来られて，石川さんと貴重な出会いの機会を作っていただいたことにはすごく感謝しておりますが，その時の私を石川さんに是非合わせたいというあなたの気持ちをお聞かせください。

森本　私はもともと高知の人間で，兵庫リハセンターに10年お世話になり，もっと勤めていたかったのですが，父の病気もあったので，この際Uターンして兵庫リハセンターで勉強したものを故郷で生かそうと思っていました。そんな時に近森病院に勤めていた同級生から帰ってこいと誘いがあって，実は1年前に一度近森病院を見学に行っているんです。その時はこの病院ではとてもやっていけないと思いお断りしました。まだ石川さんはいらっしゃいませんでした。

そしたら翌年また彼から誘いがありました。石川さんといういいドクターがいるので会って

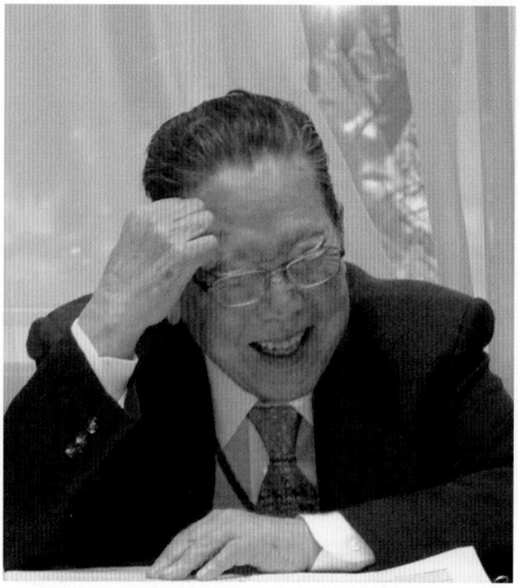

澤村誠志氏　民間の病院で，理想的なチームアプローチしておられる石川さんに驚嘆された思い出を語る

みないかということでしたのでお会いしました。近くのスナックで結構飲んで話して，私は直感でものを決めるほうなので，この人はいい人だと思って働くことにしました。

澤村　働き始めてどんなでしたか。

森本　いやーカルチャーショックを受けました。兵庫リハセンターにいた時はリハビリテーション（以下リハと略）はPT，OT，STが花形でしたが，近森病院（当時）に行ったら，病棟に配属され看護師，介護福祉士とPT，OTが一緒にやっているのです。一時期はカルチヤーの違いに大分へこみました。でもやっているうち，だんだん石川さんのいいところが分かってきました。周りからは「森本はあの医者とは合わないから」と他の病院を紹介してくれる人もいましたが，せっかく決めたのだからと思って我慢して続けているうちに，石川さんが患者さんのお宅へ往診するする姿などを見ていて，こっちが本物ではないかと思うようになりました。

それで友達の結婚式があった時に，澤村先生とお会いするチャンスがあったので，自分が高知でちゃんとやっていることを説明したいのと，近森リハ病院のことを知ってもらいたい気持ちもあったわけです。私は澤村先生以外にすばらしい先生を知りませんでしたし，怒られたこともありましたが，一番信頼している先生だからお話しできたのです。

その後は傍観していただけですが，もうどんどんいろんなことが進んでいった感じです。

石川さんの詳細な経営分析に驚嘆

澤村　私の石川さんに初めてお会いした時の印象を話します。石川さんが新設の近森リハ病院の院長をされて2年を経過していましたが，まず目についたのは看護師，介護福祉士，セラピストを中心とする職員が一丸になって経営改善というゴールに目がけて走っておられる姿でした。自分の給料は，自分の努力で稼ぐのだという意識が職員一人一人の誇らしげな行動からうかがわれました。

なかでも，とくに私が驚嘆したことは，石川さんがご自分でリハ病院の情報を集められ，診療報酬の詳細なデータに基づいて的確なリハ病院の経営分析をされておられたことでした。

患者中心の兵庫県立のリハセンターの実現に完全看護をはじめ微力を尽くしてきた私は，それまで，現行の診療報酬ではリハ医療は赤字にしかならない，まして，建設費や備品購入費がかさむ民間病院では，財政的に運営ができるわけがないと信じていました。

しかし，石川さんが1989年に近森リハ病院を開設し，病院全体で段階的看護（PPC）とPT，OT，STの病棟配置を実践され，ナースステーションではなくスタッフステーションを作られ，理想的な多職種連携のチームアプローチをされておられる成果を目の当たりにして文句なしに脱帽の思いでした。

帰路に石川さんがくれた分厚い資料の暗示

澤村　病院からの帰路に，石川さんから近森リハ病院の経営についてのぶ厚い資料をいただきました。そこに記されていたのは，私の想像をはるかに超える詳細な診療報酬や病院経営などの資料でした。

私は，1990年日本リハビリテーション病院協会（以下リハ病院協会と略）の開設以来，副会長の私が主張する地域リハビリテーション（以下地域リハと略）をリハ病院協会の主題テーマとすることにご賛同をいただき，1993年から会長を務める用意をしていました。まず初めに考えたことは，地域リハの発展には地域で実践活動をしている副会長の選出でした。そこで，この石川誠という図抜けた人材を，「わが国の地域リハの将来に生かしたい，将来リハ病院協会を動かせるリーダーに抜擢したい」と即座に決断しました。そして，リハ病院協会の次期改選で理事に推薦し，同時に診療報酬等対策委員会を発足させ委員長をお願いしました。

そして，真っ先に頭に浮かんだのは，地域リハ活動に命をかけておられる浜村明徳さんです。長崎国立病院に勤められ離島の住民の地域リハをライフワークにされておられ，また，私の20回を超える海外地域リハ研修ツアーの仲間であり，地域リハに関する情熱は人一倍高いことをつねづね感じていました。

私の「勝利宣言」

澤村　私は，生き方の波長が同じ情熱あふれるこの2人を組ませると，リハ病院協会（1997年に「日本リハ病院・施設協会」と改称）の発展に光を見出せると確信しました。すぐに浜村さんと連絡を取り，石川さんを副会長としてお迎えしたいと相談しました。浜村さんの賛同をえたので，地域リハビリテーション研究会（以下地域リハ研究会と略）の生みの親であり，機能訓練事業の普及のために当時全国を飛び回っておられた大田仁史さんにも副会長をお願いすれば（1997年に実現），三人でご一緒にリハ病院協会をリードしてくれるものと信じていました（浜村さんは長崎国立病院に勤めていては規定により副会長になれず，1998年に南小倉病院（当時）に移られた後の1999年に副会長が実現する）。

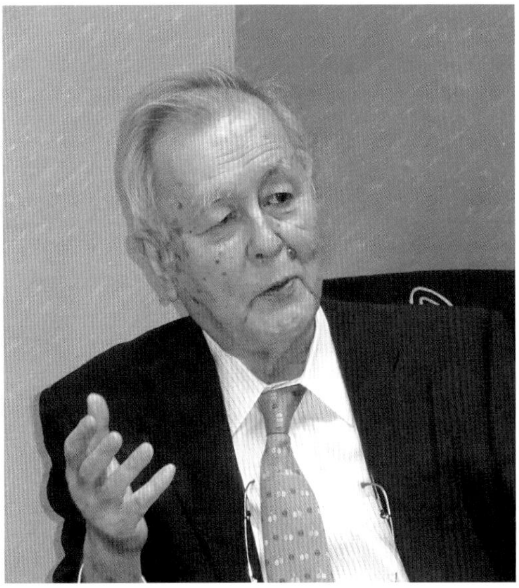
浜村明徳氏　石川さんとの出会いがなければ私の小倉の人生はなかった

浜村さんの快諾を得て，理事会で推薦し，石川さんの副会長は無事承認されました。その後お二人と会食をする機会がありましたが，その席で，浜村さんと石川副会長が，肩を組んで鳥羽一郎さんの「兄弟船」を楽しく歌っておられる姿を見て，目頭が熱くなったことを昨日のように覚えています。私の「勝利宣言」です。

石川さんとの出会いがなければ，小倉での人生はなかった

澤村　浜村さん，石川さんを副会長に推薦して

浜村さんと日本の地域リハを推進していただきたい，との私の要望を受けてのお気持ちはいかがでしたか。

浜村　先生に「高知にすごい男がいる，石川って男を知っているか」といわれ紹介されました。最初に会ったのは，旧東京ステーションホテルの狭い会議室だったと記憶しています。何かの研究事業の集まりだったと思います。私が長崎にいた時期であり，1992年の神戸の日本リハビリテーション医学会（以下リハ医学会と略）の前ですから，おそらく1991年頃だと思いますが定かではありません。狭い部屋で私は窓を背に，石川さんは斜め前，入口の近くにいたと思います。私が何か大きな声を出して国を批判していたらしく，石川さんもチャレンジしていることがあって，それでたちまち意気投合して，交流は深まっていきました。

それからは私も高知に出かけ，石川さんも長崎に来てくれて，お互いの仲間を含めて語り合いました。関係が深まって，3年くらいたった頃だったと思いますが，会うたびに，酒の席で石川さんは「国立病院を辞めたら」というようになりました。共通の友達である小山秀夫（元国立病院管理研究所部長）さんも加わり，責め立てられました。

お誘いの気持ちはよく理解できましたが，私も長崎には仲間があり，止められたりもして，まだやり残したこともあって簡単にはぬけられず，一度は正式に断ったのですが，また蒸し返して勧めてくれました。

一度断った後，私のおかれた状況に変化がありました。第一にリハは政策医療であり国の活動といわれていたのが外されて一般医療になったたこと，第二に厚生労働省（以下厚労省と略）の不祥事が原因で地域活動に厳しい制限が加えられたこと，第三に介護保険の創設が決まり，国立での活動が難しくなるなどがありました。結局1998年50歳の時，小倉に赴任しましたが，石川さんとの出会いがなければ小倉の人生はなかったと思います。

小倉に移ってからは「助さん格さん」

浜村　われわれ二人は，簡単にいえば澤村教です。おやじみたいな感覚もあるし，澤村先生のお仕事を尊敬もしていました。自分たちで先生を水戸黄門にたとえ，二人で「助さん格さん」と呼びあっていました。

失敗もありました。二人が協会の副会長の時ですがわれわれ二人が勝手になにかをしでかし，澤村先生に謝りに二人で神戸に行ったことがありました。駅前のクラウンプラザホテルのロビーです。お会いすると「おい飯食いに行くぞ」と，お叱りの話は一切ありませんでした。

ここに写真（**写真1**）を持参しました。ネクタイで，鉢巻を澤村先生にさせています。1992年が神戸のリハ医学会でしたから，多分打ち上げの宴会ではなかったかと思います。それからは二人で「兄弟船」（**写真2**）を歌うようになり，『兄弟船』は二人の定番になりました。

壇上から降りてくる石川さんにハグ

浜村　強烈に印象に残っているのは1992年リハ医学会のシンポジウムですね。石川さんの発表された在宅訪問活動の数が半端でなく，誰もまねできない数字でした。また在宅医療の3本柱として①24時間体制の往診，②緊急一時入院，③訪問看護を挙げていました。圧倒的な実践をもとにした，医療の立場からの地域リハ活動の的確な課題整理に感銘したわれわれの仲間が，壇上から降りでくる石川さんにハグをしていました。確かに中身，実績もすごかったけれど，人間としての輝きというか，それがバンバン伝わってきました。こういう人生を変えるような邂逅には一生のうちに早々起きないと思い

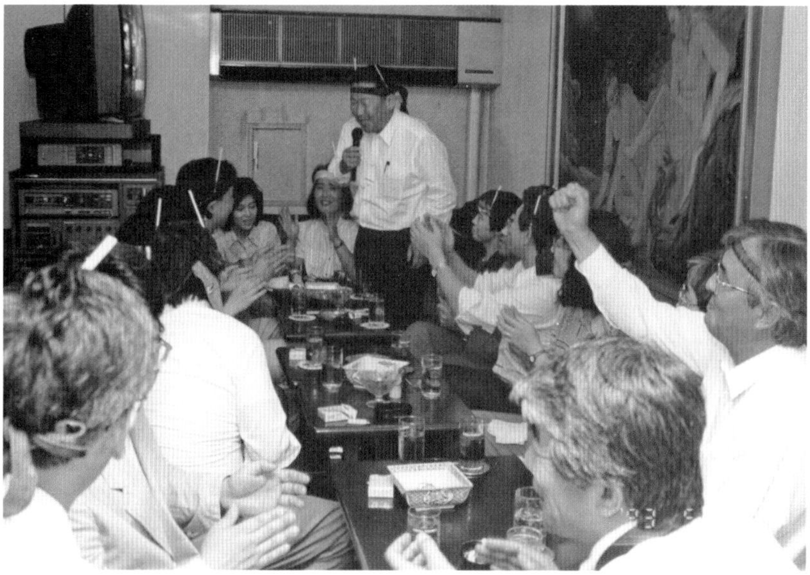

写真１　リハ医学後の打ち上げで，ネクタイを鉢巻にして割り箸をを立てて歌う澤村学会長

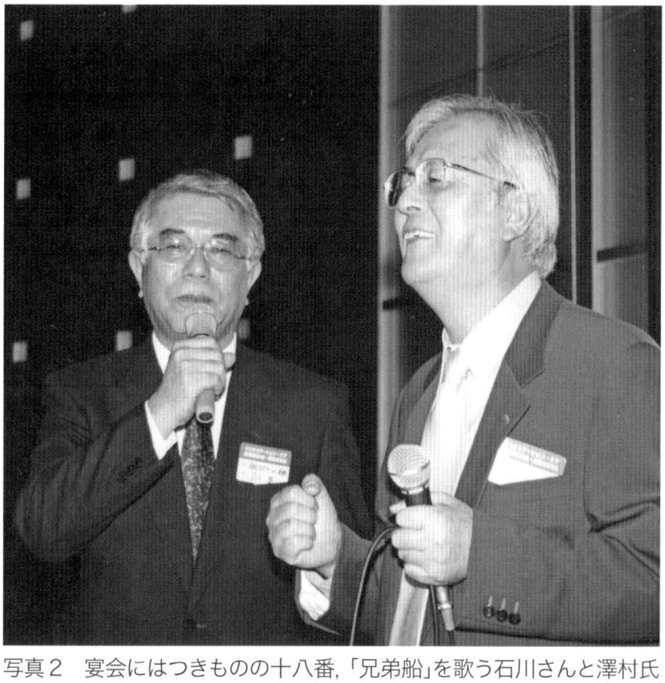

写真２　宴会にはつきものの十八番，「兄弟船」を歌う石川さんと澤村氏

ます。

澤村　1992 年は，私は神戸で「地域リハ」を主題とした日本リハ医学会の会長を務めました。当時，リハ医学会は，医師以外の参加に制限を設けていましたが，地域リハの実施には，医師のみならず，セラピストなどコーメディカルの職種とのチームワークが命です。そこで，理事会の許可を受けずに，ポスターセッションに多くのコーメディカルの発表を歓迎し強行しました。学術レベルが落ちるとの批判もありました

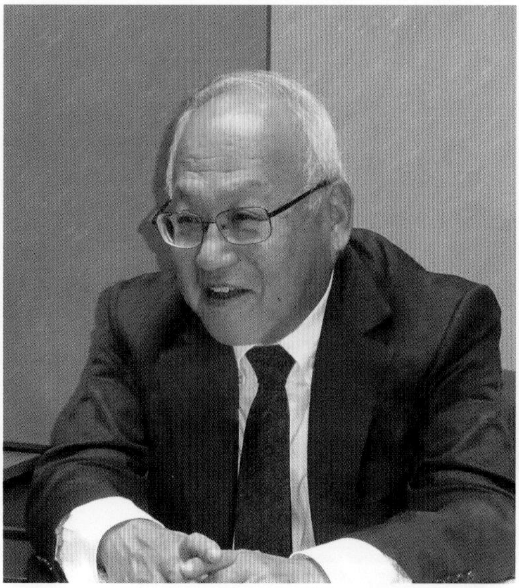

森本榮氏　リハのよさをわかってもらうにはものが必要だと，徹底したデータの整理を皆でやりました。

が，次の理事会で議題として取り上げられることもなく，結局終わってみれば高い評価をいただきました。

1970年に設立されたISPO（国際義肢装具協会）では義肢装具士，リハエンジニアなどが会長職を務めることが多くありました。学会といえども，地域で生活されている障害者を中心とした活動を目指すべきだと思います。

浜村　先ほど話がありました澤村先生の主催された海外研修ツアーですが1988年から参加しています。いろいろ学びましたが特にリーダーとしてのありよう，外国人に対しても堂々と意見をおっしゃるし，参加者への気配りなどを澤村先生のふるまいから学びました。外国でまとめをしろといわれて，うまくできるはずがありません。気にいらないとまとめなおしでした。良い勉強になりました。

このツアーに多くの仲間を誘いましたが，1994年には石川さん，森本さんも参加していただきました。

困ったら石川さん頼み

浜村　リハ病院・施設協会のほうは私が2003年に澤村先生から会長を引き継ぎました。小倉リハビテーション病院（以下小倉リハ病院と略）の院長になってまもない国立病院育ちであり，1993年から副会長を引き受けていた石川さんが当然会長になるべきだと言いましたが，石川さんは「俺は回リハ（回復期リハビリテーション病棟協議会の略，以下同じ）を育てる。浜村がやるべきだ，俺は支える」と聞きませんでした。その後も，診療報酬改定の提案は石川さんにお願いしました，たまに愚痴を言うと「いやになったか」「浜村ならできると思ったから」と気遣ってくれました，石川さんの繊細な性格，思いやりに元気を取り戻したものでした。

また単に数字に強いだけでなく，澤村先生の方針である「会員になっていることのメリットが必要」というご指示に添う診療報酬改定時の提案書づくりは誰にもできず，石川さんに任せきりでした。

3・11 東日本大震災の救援対策本部も初台リハで

浜村　そんな時2011年の3月11日未曽有の東日本大震災に見舞われました。急遽初台リハビリテーション病院（以下初台リハ病院と略）の一室を借り，それまで診療報酬について協議していたリハ医学会，PT，OT，STの3協会に呼びかけました。しかしこれだけでは支援は覚束ないということになり，全国回復期リハビリテーション協議会，全国老人デイケア連絡協議会，全国訪問リハビリテーション研究会，全国地域リハビリテーション支援事業連絡協議会・全国地域リハビリテーション研究会，日本介護支援専門員協会などに要請し，「東日本大震災リハ支援関連10団体」として，対策本部合同事務局を初台リハ病院に置かせていただき，代表を浜村が受け，対策本部長を石川さんにお願いし，協議を重ね5月初めより本格的に支援活動を開始しました。これも困った時の石川さん頼みでした。

ぶちぎれた正月も関係のないデータ収集作業

澤村　診療報酬対策委員会の委員長をお願いした石川さんは，早速近森関係のデータだけではなく，リハ病院協会に属する全国のリハ病院を対象とした，様々の調査の立案から結果のまとめを，近森リハ病院のスタッフだった，森本榮さんと伊藤隆夫さんとで進めていただき，特に1995年からは毎年リハ病院協会加盟の全国399病院を対象に病院運営実態調査をされ，石川さんにより情報開示をされています。

森本さんその時のリハ病院協会のアンケート集計の処理などに，大変ご苦労をおかけしたと聞いておりますが，石川さんとの思い出をお話しください。

森本　「リハビリテーション医療のありかた(その1)」ですべての会員にアンケートをとった結果の集計です。実際の原稿がなくなってしまって残念ですが，1ページ1ページ集計の結果を表に打ち込んでいく作業をしていまして，当時ワープロが出はじめた頃でしたが。数字を罫線の上に打ち込んでいったのです。あらかた終わったので，石川さん「これでどうでしょうか」とお聞きましたところ，どうやら罫線と数字の間隔が気に入らないらしく，見栄えが悪いので石川さんが「全角を半角に打ち直す」と言われました。その日は大晦日ですよ。私もぶちきれて自分のとりかかった仕事は最後までやりますから，今日は帰りたいといいました。

結局正月元旦だけは1日休んで，2日3日と夜遅くまでやって1個1個数字と罫線を直しましたが，たった半角を直すのに，見栄えが悪いとこだわりがある几帳面な人です。それだけデータ収集には魂がこもっていました。これが現在の回復期リハビリテーション病棟協会（以下回リハ協会と略）の調査につながっているわけです。調査は最初から継続してやらなければ意味がないというビジョンをもって始められていたことがわかって，勉強になったところですね。

徹底した情報開示が信頼関係を形成

澤村　そのデータが回復期リハ病棟の創設の時のモデルになったといわれていますね。

森本　その頃は厚労省の役人の方がしょっちゅう近森モデルということで見学に来ておられました。厚労省の方に必ず説明をされていました。石川さんが言われていたのは，厚労省にはリハはいいということはわかるけれどもなにをしているのかわからない。どうすれば見えるようになるのかに力を注いでいました。説明するにはものが必要だということで，それが今日に繋がっているように思います。

澤村　石川さんの情報開示という原則が，厚労省のお役人の信頼関係を作るのに大事だったんですね。

森本　当時私はまだ理学療法室の室長でしたから，課長クラスでしたが，石川さんは試算表(経営指標)を全部示しました。「今これくらいの赤字，減価償却前はこれだけ黒字」という具合です。「減価償却前ってどういうことや」なんの話をしてるのか最初はわかりません，だんだんわかってくるのですが，そういうことを皆の前で開示していました。数字を見せないと人はついてこないというのが，石川さんのやり方だった。本当にいい勉強をさせてもらったと思っています。職員に対しても情報開示をしていました。現在まで変わりません。

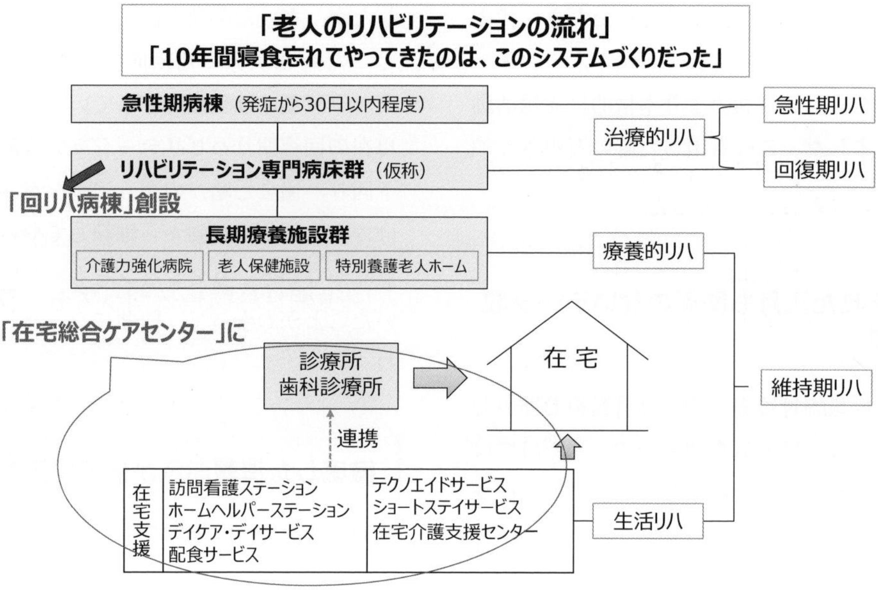

（石川誠，河本のぞみ：夢にかけた男たち─ある地域リハの軌跡．三輪書店，1998 年より）

真のチーム医療を目のあたりに見た

澤村　話を戻しますが，最初に近森リハ病院をお訪ねして感じたのは，まさに感動でした。なにもかも私が目指していた理想にかなうものばかりでした。

第一に真のチーム医療を目の当たりにしたと思いました。近森リハ病院も開設当初は，病棟看護と PT，OT，ST が隔絶していたそうですが，石川さんは大きな改革を実行されました。まず，ナースステーションは，看護師だけではなく，医師，介護福祉士，PT，OT，ST，ケースワーカー，薬剤師などすべてのスタッフに利用運営できるように名称をスタッフステーションに変え，そして，全職員のユニフォームを統一された。石川さんの行動力に度肝を抜かれた感じがいたしました。さらに，セラピストに土曜，祝日勤務制をとり，朝晩の病棟での ADL 訓練に，PT，OT，ST が参加して，看護と介護福祉士とチームを組んで，活動していることに感激しました。加えて，PT，OT，ST がお互いに「先生」と呼び合っていたのを，医師を含めて全員がお互いに「さん」と呼ぶようにしていたこと。これは現実には，わが国では医師の指示権が強く，とても難しいことだと思います。私は，多職種で構成されている ISPO（国際義肢装具協会）で，理事会に 20 年にわたり出席していましたが，皆 first name で呼び合っていました。Seishi と呼ばれるほうが真の友達になったような感じがしておりました。

第２節　在宅総合ケアへの思い

10年間寝食を忘れてやってきたのはこのシステム作りだった

澤村　もう一つ，石川さんが近森リハ病院で創設された，急性期から回復期リハ病棟の退院後の高齢者や障害のある人々に対して，近森リハ病院に生活期リハケアの拠点として「在宅総合ケアセンター」を併設されたことに注目したいと思います。住み慣れた在宅で，一生安心して暮らし続けたい。この地域リハの理念を具現化して目に見える形として，訪問リハ，訪問看護，外来診療所，通所リハ，ホームヘルプステーション，老健施設（30床）などの総合リハケアの拠点を構築されたことです。

その後，石川さんが去られた後，残念ながら廃止になりました。しかし，石川さんはこの近森の「総合ケアセンターちかもり」の経験を生かして，地域密着型の拠点づくりに対する熱い思いを，リハ砂漠の東京で開花させ，平成10年(1998年）浅草に「たいとう診療所（のちに「在宅総合ケアセンター元浅草」へ発展）という通所，訪問リハ，在宅療養を通じて，生活期，終末期の人間の尊厳を求めて，診療所を中心として，在宅総合ケアの拠点を作られました。

石川さんはこの在宅総合ケアセンターの拠点というメッセージを具体的な実践を通じて，私達や厚労省に示したかったと思います。浜村さんどうでしょうか。

浜村　「在宅総合ケアセンター」というのは近森時代に書いた「リハビリテーションのあり方(その1)」の図（図１）で完成していて，おそらくはそれが東京でも様々に発展したのだと思います。近森時代の「夢にかけた男たち　ある地域リハの軌跡」(石川誠，河本のぞみ著）に「10年間寝食を忘れてやってきたのはこのシステム作りだった」と述べていますが。この言葉がある意味で近森リハ病院の集大成ですよね。

回復期リハ病棟を創っても，支えるセンターなければ機能しない

浜村　この時代に回リハをやれば家に帰れるだろうというのはわかっていた。でも在宅生活を支えるセンターがなければ回復期リハ病棟を作っただけではダメだということが石川さんの中ではわかっていた。それがこの図になったと，私は理解しています。そういった意味で「在宅総合ケアセンター」は非常に大事な機能で，多分これからもこういうイメージで在宅生活を支えるセンターができれば有効に機能するということは論をまたない。ここで大事なのが診療所機能です。24時間往診と訪問看護ですね。これは診療所がらみの話です。

チームなっていなくては意味がない

浜村　そういうことを一括してやることのメリットがどこにあるかというと，「目標の共有」がきちんとできる。「目標の変更」や「役割分担」がしやすい。それともう一つは「終末期」まで支援できる機能を持っているということ。確かにそうなんだけれどまず医者がいないとできない。24時間やれる医者がなかなかいません。小倉では「地域リハセンター」として通所リハ，訪問リハ，訪問看護ステーション，ケアマネジメントセンター，テクノエイドセンターで構成しています。医者と介護がいないリハにシフトすると「サービスの包括性」が担保できません。「在宅総合ケアセンター」とは似て非なるもので，これが問題であることはわかってい

ました。今年調査したところ，コロナ禍でも連携はしているのですが，「方針の確認，共有」が中心となっていました。全国の状況も同様かもしれません。各々の在宅サービスは，連携はしているけれどチームにはなっていない可能性があります。

生活期から終末期における横の連携の非効率性。サービスの詰めの悪さ，

浜村　「在宅総合ケアセンター」は病院ではないし，全部やろうとしても簡単ではないですし，それからやはり経営的な問題もあります。地域のサービスがチームになりうるのか，立場も違うし，それぞれ所属の考えも違う，そういう人たちの地域の連携が本当にチームを作れるのでしょうか？　でも作れないと結局今のレベルから脱出できないというのが私の考えです。

　したがって総合的にやれることのすばらしさははっきりしていますが，これを在宅でやるとなるとちょっと知恵を出さないと簡単にいかない。それを石川さんはよくやった。今は黒字かもしれないけれど，最初のうちはけっこう苦しかったろうなと思います。

森本　結局ドクターの問題です。志が高くて寝ずに仕事してくれていましたが，10年たったらもうボロボロになってしまう。

浜村　そうでしょうね。だって石川さんだからあんなタフなことができたけれど。つまり生活期のサービスはバラバラに提供され，地域における多職種連携，つまり生活期のサービスの横の連携，効率性やサービスの質を高めることが課題と思っております。

　澤村先生の言われるように「在宅総合ケアセンター」は素晴らしく，優位性はその通りですが，多くの施設の現状はわれわれに近く，解決の道筋も容易ではありませんが，挑んでみるしかないと思います。

澤村　数年前に，石川さんから東京で講演を頼まれ，夕食後8時ごろホテルに帰ろうとしましたが，石川さんが，これから在宅総合ケアセンターの拠点である「たいとう診療所」に帰り，自転車で往診に行くとのことで「今夜はこれで失礼します」との言葉に，近森リハ病院でおやりになったことをまさに初心を忘れないで続けられていて，在宅療養の尊厳の保障を思い起こし感動しました。16年の間に5つの地域総合ケアの拠点を育てられ，1200人のスタッフを育成した実績をあげられた後も，在宅療養診療所活動への参加を通じて具体的に私たちに地域リハの生活期，終末期ケアの在り方を示そうとのメッセージを残そうとしておられたと思いますが，どうでしょうか？

森本　同じ志をもったある程度の数のドクターがまとまってタッグを組んで協力してやっていかないとなかなか難しいです。浜村先生がおっしゃったようにリハに区切ってやるとできるかもしれません。石川さんも言っていましたが総合ケアセンターの意味は深く，事業難易度は高いと言うことです。リハをやることでつまりリハのマインドを伝えていくということなら可能かもしれません。

浜村　たしかに森本さんがおっしゃったようにすればできるかもしれないし，われわれも目指してやってきましたが，チームになることは難しいです。デイサービスではこうで，訪問サービスではこうだということでは，介護保険のコストを無駄にしているかもしれません。基本的には，チームとなる連携システムを制度化することが必要ではないかと思います。

第３節　日本リハ病院・施設協会，回復期リハ病棟協会での功績

石川さんの舞は誰もまねできない見事な廊下トンビの舞いだった

澤村　診療報酬等対策委員会の委員長に就任された石川さんにお願いしたことがあります。医療保険の診療報酬，介護保険の介護報酬の改革にリーダーシップを発揮して欲しいこと，そのため厚労省の官僚の皆さんのなかで廊下トンビの役を果たしてほしいとお願いしました。

これは，40 数年前になろうかと思いますが，私が神戸で日本義肢装具研究会を設立して，義肢装具の関係する多くの法的な課題を抱え厚生省を初めとして，各省庁との交渉を開始しました。加倉井周一先生（元東大リハ科教授）とともに，日本リハ医学会と日本整形外科学会の義肢装具委員長を歴任していた時に，厚生省の廊下をトンビのように飛び回り，厚生省の専門官にお会いして義肢装具の実態資料を提供することによって信頼関係が徐々に生まれ，義肢装具に関係する教育，評価，国家資格，標準化，価格，JIS 用語などの結論を出しました。この度重なる政府（厚労省社会援護局）の過分の御支援を得て，1989 年アジアで初めての ISPO（国際義肢装具協会）主催の第 6 回世界大会を神戸で開催し，無事大役を果たすことができたことを覚えていたからです。

「地域リハビリテーションと私」（CBR 刊）という私が出版した本の中で，石川さんは「澤村先生の手の平の上で踊った」と語っておられますが，「誰も真似できないような見事な廊下トンビの舞い」でした。

石川さんは，近森リハ病院ですでに「医は算術」と割り切って，努力をつみかさね情報を分析され，患者さんにとってベストのリハ病院の経営という喉から手の出るほど欲しがった資料を，厚労省の研修に来ておられたお役人に渡されました。

その情報開示がその後の厚労省の方々と石川さんとの信頼関係を構築し，上京してもその関係が継続され，わが国のリハ医療の改善に大きく寄与され，回復期リハ病棟に結び付いたことは，石川さんの大きな功績です。

そこで厚労省の官僚と語られたわが国の健康，保健，医療や福祉政策が，その後の私どもの協会に数々の福音をもたらしました。その代表な例は，「回復期リハ病棟の創設」でした。

「地域リハ推進マニュアル」の作成のいきさつ

澤村　その前に回復期リハ病棟創設の前段になるのですが，厚生省が2000 年介護保険の導入に際して，前置主義としてリハ医療を置きたい。しかし，厚生省は，各都道府県にはリハ医療サービスに大きな較差が認められる。この較差をできるだけ縮小したいので，各都道府県に対する地域リハシステムの構築プランの促進策を検討してくれないかとの依頼が，私どものリハ病院・施設協会にきました。私が取り組んだ兵庫県における地域リハシステム案を提出したところ，この会長案では，とうてい各都道府県に通達文章にはなっていないと一蹴されました。そこで，浜村，石川両副会長にお願いして，老人保健課と 3 日間徹夜で作成を行い，仕上げてくれました。

後で考えてみると，厚労省が示された介護保険における「リハ前置主義」を実施するためにはリハ専門病棟が必要だとの石川さんの主張につながりました。これに合わせて，リハ病院・施設協会が「特定入院料として回復期リハ病棟

の新設を要望」しました。このようにして，入院期間の短縮を目指している世界に，リハ医療を３カ月も行う回復期リハ病棟ができたわけです。大変なご苦労をおかけしました浜村さんにその当時のお話をお願いします。

浜村　私は1998年4月に長崎から小倉に赴任しました。赴任先の組織の改革という大仕事が待っていましたが，リハ病院・施設協会は厚労省から「地域リハ推進マニュアル」の作成の研究事業を請け負っていました。原型としての兵庫県のがすでにありましたが，澤村会長のお話ではそのままでは厚労省は受け付けない，新たな新機軸を出さなくてはならないとのことでした。当時は介護保険制度前でリハサービスは乏しく，兵庫県のシステムと1991年にリハ病院協会が策定した「地域リハの定義」を参考にしながら，機能訓練事業を手掛かりにリハの普及啓発をするしかありませんでした。何度も厚労省からダメダシされながら，48時間の徹夜作業で何とかまとめることができ，これが地域リハの最初のシステムとなり，翌1999年に発表され，42都道府県で取り組んでもらうことができました。ひとえに「問題・課題を見抜き，要点を整理する能力」に人一倍卓越した，石川さんの能力のお陰で役割を果たすことできたと感謝しています。このマニュアルは20年ぶりに改訂されるまで，地域リハの推進に寄与したものと思っています。

「回復期リハビリテーション病棟」の誕生のいきさつ

澤村　介護保険が始まる前年度の日本リハ病院・施設協会の理事会に，私の横に座った石川さんが，回復期のリハを目的とした病院を設立したいが，名称を「回復期リハ病棟」としていいですか，目標とする病床数は人口10万当たりで60床，計６万床でいいですかと，突然聞いてこられました。

現在９万床になっておりますが，その時，石川さんの自信にあふれた表情を見て，水面下で厚生官僚の皆さんとの十分な情報の交換をすまされていると直感しました。浜村さん，続きはぜひあなたがお話しください。

浜村　「回復期リハ病棟の創設」についての石川さんの貢献については少しくわしくお話しさせてください。

当時リハ関係は厚労省の老人保健課でした。1995年頃からわが国のリハの発展には「リハ治療の拠点が必要である」ことを再三老健課にお願いしていました。そのリーダーが石川さんでした。その頃われわれ二人は「リハ医学会の社会保険の委員会」に所属していました。石川さんは当時の仕組みだった「リハ専門病床群」という名称で，試案を社保委員会に提出していましたが取り上げられませんでした。リハ病院・施設協会は単独で国に創設をお願いしました。

流れを変えた介護保険のリハ前置主義という考え方

浜村　こんな状況ですからリハ治療拠点設置への理解は四面楚歌の状態ではありましたが，介護保険でリハ前置主義という考え方が前面に打ち出され，リハの重要性を理解していただける環境が徐々に埋められてきました。加えて石川さんの情熱に，厚労省担当課長の理解がえられるようになり，機運が高まってきました。流れが変わってきたのは介護保険の１年くらい前だったと思います。石川さんから電話があり「創設は間違いないが，基本料に大分差がある」といってきました。私は「今回は制度を作ることだ，金はどうにでもなる」と励ましました。結果誕生したわけですが，３本柱の「ADLの向上，寝たきりの防止，家庭復帰」は機能訓練だけにとらわれず，これからのリハ医療のあり方を整理した石川さんの先見性が表れたまとめだと思います。そして在宅復帰率が取り上げられて，報酬におけるアウトカム指標の先駆けになったと考えます。

なぜ，回復期リハ病棟が誕生したか

浜村　そこで，石川さんの功績として，私なりに創設できた経過や成果等を整理してみます。

まず，澤村先生の見識と石川さんの情熱が第一です。時代が超高齢社会に向かおうとしている時，臨床の現場から実践に基づいた提案をしていたことが布石になったことは間違いありません。このことがなければ，「リハ前置主義」と「回復期リハ」の構想が結びつくことはなかったと考えます。

次に，介護保険における「リハ前置主義」の登場であり，時代が後押ししてくれたと考えざるを得ません。結果論としては，千載一遇のチャンスだったのではないでしょうか。

そして，当時の担当課長をはじめ関係者が近森リハ病院を訪問され，石川さんからは語り合ったと聞いておりました。何よりも，彼らの理解を得たことが大きかったと思っています。

なぜ，日本の各地で定着できたか

浜村　全国の回復期リハ病棟は約 9 万床とされ，20 年間に全国各地で取り組まれるようになっています。そこで，なぜこのように発展したかですが，ここもいくつかの要素があったと思います。

まずは，特徴・役割が明確な回復期リハ病棟の制度設計になっていたことです。具体的には，先ほど述べた明確な目標，そして急性期からも慢性期からも取り組みが可能な制度になっていたことなどです。

次に，厚生労働省の推進姿勢です。報酬改定のたびに，現場にとっては厳しい改定が行われましたが，回復期リハ病棟は拡充されてきました。一口で言えば，「小さく生まれ，大きく育った」と言っても良いでしょう。

加えて，石川さんを中心とした回復期リハ協会における質の向上を目的とした組織活動も発展に大きく寄与したと思います。石川さんは，全国を飛び回りながら，ひとえに質の向上が大事であり，それを見失うと見捨てられる日が来ると語っていました。ひたすら，時代のニーズを担いきる回復期リハのあり様を願っていたのではないでしょうか。

もう一つは，PT・OT・ST の養成が進み，療法士は 2000 年から 6.7 倍に増加，回復期リハ病棟に必要なリハ専門職を確保できるようになったことも発展を支える要因になりました。

創設後の展開，回復期リハ病棟と地域医療構想

結果として，全国で「○○リハ病院」が数多く誕生し，多くの医療機関が回復期リハ病棟を開設しました。これまで私は，「石川さんがいたから，日本のリハは変わった」と発言してきましたが，もっと大きな功績，医療体制の変革にも影響する契機をつくったとも考えています。回復期リハ病棟創設前，「急性期，回復期（亜急性期），維持期（慢性期）」というステージ分けは，なんとなく支持がされていたように思いますが，回復期の内容は明確でなかったのではないでしょうか。

しかし，現在取り組まれている地域医療構想では，急性期機能に次ぐ回復期機能が明確にされ，「回復期」という名称が使われています。「回復期」という名称は回復期リハに始まったわけですが，地域包括ケア病棟を含めた急性期に続く名称として，わが国の地域医療システムの中で位置づけられています。

もし，回復期リハ病棟が創設され定着していなければ，わが国独特の分類である「回復期」はなかったかもしれませんし，現在の地域医療構想とは異なる構想になった可能性もありましょう。

このように考えますと，石川さんの功績は，「わが国の医療体制のあり方」にまで影響を与えたと考えています。

第４節　石川さんリハ砂漠の東京へ進出

澤村　ページ数も限られておりますので，個々の拠点の活動内容についてはこれからも多数の研究が出ると思いますので，ここでは，石川さんの行動の基盤になったような思想，考え方に焦点を絞ってお話会いをさせていただき，最後に共著者の皆さんと同じように，「私にとっての石川さん」について語っていただき，鼎談を終わりたいと思います。

石川さんのリハ・マインドの源泉はミケルソンのノーマライゼーション—人間の尊厳の保持，差別と偏見の撤廃

澤村　石川さんのリハ・マインドは，1959年デンマークのバンクミケルソンのノーマライゼーションに始まった人間の尊厳を保持し，差別と偏見の撤廃を根幹に置いた，障害を持つ方々を支援する実践活動とその心がリハ・マインドだと考えられ，そのお考えに基づいて地域リハ活動を始められました。私も1960年から兵庫県下の身体障害者の巡回に参加し重度の障害のある方がたの自宅訪問を重ね，医療・社会力，教育，仕事，まちづくりなど総合的なリハセンターの建設にかかりました。55年前です。

石川さんの地域リハの究極の夢は，このリハ・マインドをもって，中学校区に多様な医療・介護サービスを24時間一元的に提供する拠点「在宅総合ケアセンター」の設立にあったと思います。その理由は，わが国の生活期，終末期におけるサービスの中身が，①かかりつけ医による往診，②訪問看護ステーション。③訪問リハ，④訪問介護・居宅サービス業が，バラバラに行われ，連携が不足していることによります。

ノーマライゼーションの究極の夢—在宅総合ケアセンターへの挑戦

澤村　これ対して石川さんは，医療系（外来診療・往診・訪問診療，訪問リハ，通所看護，通所リハ，入院リハ），介護系（訪問介護，訪問入浴介護，生活支援，通所介護，短期入所），テクノエイド（福祉用具，住宅改修）を，365日24時間ケアを行っている地域在宅総合ケアセンターを，元浅草（2003年）と成城（2004年）に開所し，実践経験を積んでおられる，その図抜けた行動力，企画力に改めて感謝したいと思います。

この石川さんの驚くべき実践力を，地域リハ推進活動支援事業に活用して，厚労省によるリハ職の市町村への派遣推進事業に生かす研究を進めている私どもは，石川さんがすでにその総合拠点として在宅総合ケアセンターという実践をされておられることを見習いたいと思います。

行政，医師会，住民協働のリハ活動拠点の依頼に満面の笑み

澤村　しかしこれまで初台リハ病院をはじめ，ことごとく地元医師会の反対を受けるという

苦々しい経験もされました。それが2006年の病院協会の年の理事会の後に今までにお目にかかったことない満面の笑みを浮かべて，私のところにこられました。

初台リハ病院の素晴らしい活動が評価され，今回船橋市の指定管理を受け，市立リハビリテーション病院の運営を依頼されたことの石川さんからの報告でした。船橋医師会のラブコールも背景にあったと思います。

日本医師会も新型コロナウイルス感染症の流行によって，コロナ罹患者の軽症者が60万人も在宅療養をされ，突然の重症化の不安を抱えて，かかりつけ医の存在そのものに疑問をもたれた住民が少なくありませんでした。かかりつけ医に対する批判が高まる中で，令和４年４月20日に，日本医師会中川俊男前会長により，国民の信頼にこたえるかかりつけ医の役割機能の明確化を宣言されたことを高く評価したいと思います。地域包括ケアシステムの中で，24時間365日安心して相談，受診できるように地域の医師同士で連携する体制をとると明言しておられます。

残された課題は在宅総合ケアセンター設置とかかりつけ医の教育。研修

澤村　地域リハを担当されている日本医師会江澤和彦常務理事も日常の診療として①何でも相談できる全人的な生活背景の把握，②保健，社会的機能として地域住民との信頼関係の構築，③保健，福祉，介護関係者との連携，その人らしい暮らしの実現，④穏やかな大往生を創造すること，「尊厳の保障」こそが，医師会の目指す地域リハの最大の使命であると今後の方針を示しておられます。

問題は，浜村さん，森本さんが危惧されているように，在宅医療に参加してくれる医師の確保に関する具体策の提示，かかりつけ医の教育（総合診療医を含む）と研修の充実と，拠点として石川さんの実践してこられた在宅総合ケアセンターの設置，とくに多職種協働の中核となるかかりつけ医の獲得・配置・拠点設置の具体策です。長年地域リハを主題として取り組んできた日本リハ病院・施設協会が，リーダーシップを発揮されて，日本医師会，厚労省，リハ医学会，プライマリ・ケア連合学会と協働で，具体策を検討することを望みたいと思っています。

船橋市の住民主体のリハ活動はこれからの格好の都市型モデル

浜村　「船橋在宅医療ひまわりネットワーク」の「地域リハ推進委員会のニュース」を見ると，地域リハへの理解が深まっていて，石川さんは多くの関係者から慕われていたようです。「地域リハの一つのモデルを構築」しようとして，病院関係者だけでなく行政，医師会，介護関連施設のメンバーとの連携に力を注いでいたそうです。そして「このモデルは，東京における，初台リハ病院を中心とした区南西部の地域活動にも広がり始めたところとあります。船橋における地域リハは順調に発展しつつあったのでしょうが，まだ志半ばだったと思います。どんなことも現状で満足する人ではなかったから次の一手に何を考えていたか。だから前述した新しい「地域リハ推進マニュアル」作りの親委員会に石川さんをお願いしたのですが，叶いませんでした。

法人内外の人材育成

浜村　石川さんといえば，彼ほど教育，育成に力を入れた人を私は知りません。教育に時間とお金を費やしていましたが，実は将来を見込んで投資をしていたのだと思います。まず，輝生会に他の医療法人では例のない法人内の教育専

任の「人材育成局」があります。人を育てて重要なポストに配置して力を発揮していただく，予期しないことが起きても対応できる力になり，石川さんご自身が身を粉にして構築した事業を発展させ繋いでいく，一番効果的な力であることを熟知された，先見性の表れ，有効な投資なのだと思います。

「回リハのマネジャー研修」も同様です。年3週間のマネジャー研修は他の組織には例のない研修体制であり，「育成こそが回リハの将来を握る」とする彼の言葉を忘れません。宿泊費，交通費，研修費は地方から参加する会員には決して安くありません，それでも継続されているということは，多くの会員の支持が得られ，成果に繋がっているからだと思います。

「セラピストマネジャー研修」に関わってきましたが，多くの卒業生が石川さんの思いを受けて各病院のリーダーとして活躍されておられると思います。そのほか全国を回ってリハや回復期リハの質の向上やスタッフのありようを説いて回っていました。誰にもまねのできないことではないでしょうか。

澤村　確かに一法人で収入に無関係の30人の専任のスタッフを注入するリーダーシップ力は素晴らしいですね。

教育研修局（現在人材育成局）を設置し，スタッフの研修を最重要視されたことは，結果として人材育成による徹底したチームワークの形成であったことを学びました。

地域リハの神髄は Twin Track Approach

澤村　石川さんは，障害は個性であり，障害を有する当事者が，その人らしく輝いて暮らすことの出来る世の中になるよう，リハという切り口から活動を実践する。そのような地域・社会が実現できるよう，1人ではなく，チームを作り「One for all, All for one」の精神で，目先の利益にとらわれず，社会的に正しくフェアに仲間と共にチャレンジすること。当事者・地域のためではなく，当事者・地域と共に歩む精神が大切。そのためには，①障害者への直接アプローチと共に，②地域社会へのアプローチの2つのアプローチが必須（Twin Track Approach）であり，これには，生活期に従事するスタッフの働きが重要ですとされています。しかも，船橋，元浅草を例に挙げるまでもなく，石川さん自身が率先して，地域の住民，役所，医師会，地域包括センターなどに飛び込んで連携の輪を作ろうとされていたこと，それも石川さんがリーダーとしてでなく，黒子に徹しておられた私には欠けている謙虚な心に，石川さんに文句なしに頭を下げたい。

森本さん。石川さんのこのような障害者に対する態度と共に地域で包括ケア支援の輪を創るTwin Track Approachを再三に経験されていると思いますが，少し説明していただけますか。

森本　石川さんが3年くらい前から急に言い出したのだと思います。誰かいい始めた人がいるのではないでしょうか？

浜村　CBR（Community Based Rehabilitation 地域リハビリテーション）からCBID（Community Based Inclusive Development　地域の包摂性を高める活動）に変わってきたことが関係しているかもしれません。障害を持っている「人」から重点が「地域」に移ってきたのではないかと私は思っています。

森本　われわれも直接的なサービスと地域へのサービス，地域起こしのようなサービスを並行して活動する建付けになっています。その地域にある病院であれば当然その地域の急性期や慢性期病院から教育機関，さまざまなものとの連携をもっと深めていきなさい。それによって地域を変えていく，その二つの仕組みをきちっと頭に入れておきなさいと言われてやっています。

その一つのモデルとして在宅総合ケアセンター元浅草は，台東区のちょうど中央の位置で，台東区の中で診療所を中心にしながら直接的なアプローチを行います。直接的なアプローチ以外に地域リハ広域支援センターの一つの役割をするし，あるいは台東区のいろいろな行事に参加しながら，地域に根を張っていくという活動を合わせてやっています。

当然初台も，渋谷区との関係，あるいは成城は世田谷区との関係を中心に，まずは意識をしてどんどんやっていくというのが，石川さんの基本的なわれわれに対するメッセージでした。

十分できているかというと，まだまだ不十分なところもあるのですが，

第５節 「人間石川誠」を語る

黒子に徹した石川さん

澤村 それでは石川さんの実績についてはこの辺にして，本書のタイトル「人間石川誠」に移っていきたいと思います。

森本 私が石川さんの活動を見ていると，先ほどもいいましたが，黒子に徹するというんですかね，表にあまり出ないのです。表に出ないで，周りにさせるというのが石川さんのスタンスだったのではないかなと思います。船橋市の場合も地域リハ協議会を作って，みんなが盛り上がるように持って行って，このやり方がいいとなって医師会を中心に全体で作る。その組織体はまさに石川さんが作ったもので，それが踏襲されて大きくなっていく。ハンドリングのうまさは天下一品だったのではないかと思います。われわれ職員も躍らせられていた面もありますから。

澤村先生がどれだけご存じかわかりませんが，石川さんの講演が幹部クラスにあるんですが，最初にリハの父で澤村先生の写真が出てきて，地域医療は若月先生，こういう人がいることを覚えておけというのがいつもの講演の初めでした。

計り知れない人間の大きさ

澤村 石川さんが，東京進出のために財政援助をお願いしたセコムの布施達朗常務がおっしゃっていたように，リハ施設の経営は本来利益を多く望めないので，セコムとしては乗り気がしなかった。ところが石川さんのものすごい先見力，行動力，人間力により，セコムの飯田亮代表の心を動かし，初台リハ病院はじめ多くのリハ施設を作り上げることができた。

私も同感で，石川さんの計り知れない人間の大きさを知ったことが度々ありました。しかし，その反面決して偉大な功績を前には出さない謙虚な態度にしばしば感心させられることがありました。長年ご苦労を重ねて，回復期リハ病棟を作り上げたお礼を石川さんに言ったところ，「私は先生の指示に従ったまでのことです」という返事が返ってきました。

浜村 澤村教の二人として言えば，それは先生から授かった考え方です。石川さんがここに座っていても同じことを言うでしょう。われわれが出会った理由もそういうことが共鳴して意気投合したと思います。1961年に在宅訪問で年間3000件更生相談所の仕事としてされていて，それでも飽き足らずに土曜，日曜にまで自宅訪問なさっていたというのが先生の薫陶なわけです。それをわれわれが受け止めて，ただ，石川

表 1-a　石川氏のリハビリテーション・マインド（2019,11,8　セラマネ研修会資料より）

「人間の尊厳」を保持し，「差別と偏見」の撤廃を図ることを根拠に置くマインド 1.「障がい者への直接的アプローチ」 2.「コミュニティーへの働きかけ」 上記の 2 つのアプローチが必須＝Twin Track Approach
1. 正しさを追求する精神　（社会的にフェアに） 2. チャレンジ精神　（保守的にならず挑戦的に） 3. 損得抜きの精神　（目先の利益にとらわれない） 4. 障害を有する人々に共に歩む精神 5. チームアプローチ　（One for All,　All for One）

表 1-b　浜村氏の「リハビリテーション・マインド」（2019,11,8　セラマネ研修会資料より）

1. 障害のある人（当事者）中心であること 2. 多職種協働・チーム医療・地域連携を積極的に実践すること 3. フィールドワークからニーズを掴み，community basedに活動すること

さんがどうアレンジしたかというのは難しいですけれど。

Twin Track Approach という言葉を使うように，なんでもおしゃれでないと気がすまないこだわりの人ですから。なんだよく見てみたら，障害のある人を中心にちゃんと支えあって地域に根づけとおしゃったのは先生ではないですか。森本さんにどう見えたか判断してもらえればいいですけれど，近森リハからの石川さんの連綿とした思いもあるし，生き様ですね，そこまで言えると思います。それがやっと後輩たちに伝える時期に病気になった。自分がやってきたことを総括して，一つは徹底的に障害のある人の立場に立ってリハをしたらということと，もう一つは地域づくりをすべしということ，そこに繋がったのだろうと言うのが，私のまとめになります。それが奇しくもまあ料理の仕方は違うけれど，日比谷高校卒業でおしゃれで，数字に強い人と，鹿児島の桜島で生まれて田舎者だった浜村の違いかもしれませんけど。私にはあんなおしゃれなまとめはできませんよ。あれが彼の能力でもあるというのはそのとおりですけれど，教えてくださったのは先生ですよ。

澤村　過大評価をいただきありがとうございます。

石川さんとの最後の仕事

澤村　最後に浜村さん，森本さん，お二人にとっての「石川誠」という人物像を忌憚なく語っていただきたいと思います。

浜村　思い出はきりがないので，石川さんとの最後の仕事，最後に会った日についてお話して終わりたいと思います。

回復期リハ・セラピストマネジャー研修にわれわれはおそらく10年間「リハビリテーション・マインド」の講義と「なんでも質問」を担当してきました。実は2019年のこの時間が最後の仕事，最後に会った日になりました。終わってから，事務局のかたがたを含めて，比較的長い時間談笑しました。なぜか昔話を事務局の皆さんに伝えるかのような会話が続きました。私の帰る時間が近づき「じゃ，また」と立ち上がった時の石川さんの表情がなぜか頭から離れません。何とも言えない顔が今でも思い出されます。石川さんはいつも忙しい人で，先に帰ることが多かったのですが，この時は私が先でした。それが最後でした。私は病気のことを知りませんでした。

人の人生は出会いの繰り返しですが，人生を左右する出会いは数少ない。石川さんと出会って私の人生は変わった。今，小倉にいるのも，石川さんの勧めです。今手に取っていますが，2019年の石川さんの講義資料を見ると，二人は結局同じようなことを考えていたように思います。「違う」と言われるかもしれませんが。二人のあの日（2019年11月8日，回復期リハ・セラピストマネジャー研修，「リハビリテーション・マインド」）の講義資料（表1a，b）を併記させていただきます。

いつも先を見ていた人

森本　私にとっての石川さんは終止一貫して，義理と人情に厚いのと義を重んじる人でした。これはもう徹底しています。澤村先生，浜村先生にも義理を感じておられました。人情は厚いですから。頼まれごとはやる。それが職員皆に伝わっているから，信頼度も高い。安心感がある人。安心感があって，明るい人。それがあるから私も30何年間，なんどか離れたいなと思うような場面もありましたし，自分の能力ではとうてい支えきれないなと思った場面もありましたが，私には能力がなくて末端でもいいから役に立つこともあるだろうと思いながらここまで来ました。本当は私が石川さんに送られて退職時に，「ありがとうございました」とお礼の言葉をいただいてやめるつもりでしたが，気がついたら石川さんの骨まで拾う羽目になって，自分では気持ちの整理がつけきれずにいるところでして，本当に石川さんにはいろいろなものを与えていただきました。亡くなって2年目ですが，まあよく先のことまで考えていたなと思います。今法人を支えている幹部を見るとすごい人材を残してくれました，コロナで病院も傾きかけましたが，幹部を中心に，石川イズムがあるメンバーが支えてくれたと思うと，先まで考えてくれていたなと，人材育成の成果を感じています。

澤村　みなさん本日はご多忙中のところ，鼎談「人間石川誠を語る」にご出席いただきありがとうございました。今回は回復期病棟創設までの比重をおいて，お話を伺いました。しかし，私はその後の石川さんの東京での類を見ない先見性，実行力，人間性に満ちた16年間の「在宅総合ケアセンター」の設立に向けた障害者のリハケアとともに地域の活動に注目したいと思います。たいとう診療所から始まり元浅草，成城などの拠点を改称し，名称を「在宅総合ケアセンター」と統一されたことに注目したいと思います。あと数年の余命があれば，自らの輝生会の基本理念のトップに「人間の尊厳の保障」を置き，急性期，回復期から生活期，終末期での実践経験を通じて，元浅草，成城のような「在宅総合ケアセンター」を地域の拠点として全国に広げ，一人でも多くの在宅障害者の「人間としての尊厳の保障」を目標にしたかったに相違ないと思います。

おわりに

この度，澤村先生と監修を仰せつかり，多くの皆様の賛同を得て，『人間石川誠を語る―証言で辿るリハ医石川さんの軌跡』と題する素晴らしい本が出来上がりました。40年余りにわたるリハビリテーション医療への取り組みとその変化が様々な立場から述べられており，証言に相応しい本になったと思っております。これまでの経過が分かると共に，後世に読み続けられる本書になったのではないでしょうか。

ご執筆下さいました皆様，構成を担当くださった森本榮様，池田吉隆様，そして，編集にご協力いただいた斉藤正身様，栗原正紀様，三橋尚志様，水間正澄様に心から感謝申し上げます。

そして，本書が世に送り出されたのは，出版人三輪敏と工藤良治さんが石川さんの足跡を記録に残すべしとする長期に亘る並々ならぬ決意があったからこそです。ご両人には心から敬意と謝意を表します。誠に，ありがとうございました。

皆様が述べて下さっていますように，石川さんはリハビリテーション医療の世界をものの見事に変革し，関わるものに自らの生きざまを通してリハビリテーションのあり様を伝え，疾風のごとく走り去っていきました。その功績たるや余人が真似できるようなものではございません。

「思い残すことは何もない」と語っていたと伝え聞きますが，令和3年，最後の年賀状には，「大変ご無沙汰しております。…望むことは，リハビリ業界の若手の頑張りです。少し心配しています」と書いています。

石川さんは若い方々へとしていますが，これは私へのメッセージでもあったのではとも感じます。澤村先生の紹介で「漁場に着けばやけに気の合う」兄弟鴎に出会い，それから30年，「真冬の海」でも「しけにはつよい兄貴」と兄弟船を走らせる幸運に恵まれました。今となっては呼んでも帰らぬ兄弟鴎，後期高齢者が舵を取る一艘になってしまいました。いつまでやれるか分かりませんが，石川さんの思いも乗せて漁に出続けたいと思っています。

勝手なこと言ってと苦笑いしている石川さんを想像しつつ，出版に当たってお世話になった全ての皆様に深く感謝しておわりとします。ありがとうございました。

2023年1月15日

小倉リハビリテーション病院名誉院長
浜 村 明 徳

人間石川誠を語る

証言で辿るリハビリテーション医　石川さんの軌跡

発　行　2023年2月25日
監　修　澤村誠志・浜村明徳
発行者　工藤良治
発行所　株式会社　青海社
〒113-0031　東京都文京区根津1-4-4 根津フェニックスビル
☎ 03-5832-6171　FAX03-5832-6172
印刷所　三報社印刷　株式会社

ISBN978-4-910548-06-7　C3047

Published by SEIKAISHA Ltd., 4-4, Nezu 1 chome, Bunkyo-ku, TOKYO.